LEHRBUCH FÜR HEILPRAKTIKER

Prüfungsrelevante Grundlagen aus den Fachbereichen

Neurologie, Psychiatrie, Augenheilkunde, HNO, Orthopädie, Dermatologie, Labor, Gesetzeskunde

Dr. med. Dr. phil. Hartmut Hildebrand (Hrsg.)

bearbeitet von:

H. Hildebrand, S. Kaiser, C. Kandetzki, I. Laubenthal, D. Lovric

Kreativität & Wissen

1997

Die Erkenntnisse der Medizin unterliegen laufendem Wandel: neue Diagnostikmethoden, neue Forschungsergebnisse und neue klinische Erfahrungen erweitern ständig unser medizinisches Wissen. Dies mögen unsere Leser bedenken, wenn sie im medizinischen Bereich tätig sind und Verantwortung für Patienten übernehmen.
Wir haben große Sorgfalt darauf verwandt, daß unsere Angaben dem aktuellen Wissensstand bei Fertigstellung des Werkes entsprechen. Wir bitten unsere Leser, uns alle etwa auffallenden Ungenauigkeiten mitzuteilen.
Korrekturhinweise, Verbesserungsvorschläge und Ergänzungen sind willkommen!
Anschrift des Herausgebers:
Kreativität & Wissen, z. Hd. Dr. Dr. Hildebrand, Friedrichstr. 11, 74372 Sersheim

Geschützte Warennamen (Warenzeichen) sind nicht immer besonders kenntlich gemacht. Fehlt der Vermerk ®, so kann daraus nicht geschlossen werden, daß es sich um einen freien Warennamen handele.

DANKSAGUNG
Für konstruktive Kritik bedanken wir uns bei den vielen ausgezeichneten Dozenten von "Team Dr. Dr. Hildebrand", bei unseren zahlreichen Schülern und bei den Teilnehmern unserer Pauk-, Intensiv- und Prüfungsvorbereitungskurse.

2., überarbeitete Auflage 1997

ISBN 3-931865-07-X

Petra Hildebrand, Verlag Kreativität & Wissen, Sersheim

Druck und Verarbeitung: pep, pocket edition printing gmbh, Darmstadt

Ihr Weg zum Erfolg: Bücher und Karteikarten von Kreativität & Wissen

Unser Verlag ist auf Bücher für die **Ausbildung zum Heilpraktiker** und auf Bücher und Karteikarten zur **Vorbereitung auf die amtsärztliche Überprüfung für Heilpraktiker** spezialisiert.

Bitte fordern Sie unseren Gesamtprospekt an!
Wir informieren Sie laufend über unsere Neuerscheinungen!

Petra Hildebrand
Verlag **Kreativität & Wissen**
Friedrichstr. 11
D-74372 Sersheim
Tel.: 07042-830286
Fax: 07042-830287

Bestellung

1. über den Buchhandel (Standardbuchnummer ISBN 3-931865-07-X)
2. **mit Verrechnungsscheck** über DM 66.- (inkl. Porto und Verpackung. An: Kreativität & Wissen, Friedrichstr. 11, D-74372 Sersheim) bitte zusätzliche Absenderangabe auf der Scheckrückseite! Schnellster Weg!!
3. per Bankeinzug (bitte Einzugsermächtigung zur einmaligen Abbuchung des Betrages beifügen).
   Bankleitzahl, Kontonummer und Bank
4. Bei Nachnahmeversand: zuzüglich DM 12.-

Achtung:
Die vollständige deutliche Absenderangabe ist unbedingt erforderlich.
Die Bücher werden in der Regel jährlich aktualisiert.
Bitte erkundigen Sie sich ggf. nach den aktuellen Preisen.

Inhaltsverzeichnis

Abbildungsverzeichnis

NEUROLOGIE

GRUNDLAGEN

ALLGEMEINES

Das Nervensystem (NS) dient der Nachrichtenübermittlung und dem Informationswechsel zwischen

- einzelnen Organen,
- und Organismus und Umwelt.

Es empfängt Reize aus der inneren oder äußeren Umwelt, wertet sie aus und ermöglicht angemessene, koordinierte Reaktionen in den verschiedenen Zielorganen. Es ist die übergeordnete Zentrale zur Steuerung und Koordinierung aller Lebensvorgänge. Es wird nach anatomischen und funktionellen Gesichtspunkten eingeteilt:

ANATOMISCHE EINTEILUNG DES NERVENSYSTEM

Anatomisch wird das Zentralnervensystem eingeteilt in:

- Zentralnervensystem (Gehirn und Rückenmark)
  Es gliedert sich in eine graue und eine weiße Hirnsubstanz, wobei die graue die Zellkörper der Nervenzellen, die weiße nur deren Fortsätze („Leitungsbahnen", Axone) enthält. Innerhalb des Schädels bzw. des knöchernen Wirbelkanals ist das Zentralnervensystems vom Hirn- bzw. Rückenmarkswasser, dem Liquor cerebrospinalis, umgeben.
- Peripheres Nervensystem
  (alles Nervengewebe außerhalb von Gehirn und Rückenmark: die Nerven von Rumpf, Kopf und Extremitäten; Ganglien)

FUNKTIONELLE EINTEILUNG DES NERVENSYSTEMS

Funktionell wird das Nervensystem eingeteilt in das:

- Somatische (zerebrospinale, animalische) Nervensystem: Das somatische Nervensystem dient der bewußten Wahrnehmung, der willkürlichen Bewegung und der bewußten Nachrichtenübermittlung. Nach einem grundsätzlichen Funktionsprinzip gliedert sich das somatische Nervensystem in einen
  - motorischen Anteil, der die Tätigkeit der Muskulatur steuert und in einen
  - sensiblen Anteil, der alle Reize und Informationen die von außen oder vom Körperinnern bzw. von den Sinnesorganen (Auge, Ohr usw.) aufgenommen werden, verarbeitet.

  Diese funktionelle Einteilung spiegelt sich auch in den Nervenzellen wieder:
  - Die Nervenfasern der einen Zellgruppe ziehen vom ZNS weg. Sie senden Signale von der Zentrale zur Peripherie. Sie werden als efferente motorische Nervenzellen (Efferenzen) bezeichnet.
  - Die Nervenfasern der anderen Zellgruppe ziehen zum ZNS hin. Sie vermitteln Signale von der Peripherie zum ZNS. Sie werden als afferente sensible Nervenzellen (Afferenzen) bezeichnet.
- Autonome (viszerale, vegetative) Nervensystem: Das autonome Nervensystem verbindet in einem diffusen Nervennetz alle Eingeweide, Blutgefäße und Drüsen und versorgt sie sensibel und motorisch. Es ist für die Aufrechterhaltung des „inneren Körpermilieus" verantwortlich. Die Tätigkeit des vegetativen Nervensystems läuft unbewußt ab. Es ist mit dem Willen nicht beeinflußbar, d. h. unwillkürlich. Es zerfällt in zwei sich antagonistisch (gegensätzlich) verhaltende Anteile:
  - Sympathikus: der Sympathikus hat seinen Ursprung im Brust- und Lendenmark (thorakolumbal)
  - Parasympathikus: der Parasympathikus innerviert als Anteil des N. oculomotorius (III. Hirnnerv) das Auge, als Anteil des N. vagus (X. Hirnnerv) die Eingeweide und als N. pelvinus Dickdarm, Blase und Genitale (kraniobulbärer und lumbosakraler Anteil des vegetativen Nervensystems).

Zwischen diesen beiden Extremen liegt der Bereich der Sensomotorik. Hier überwiegen reflektorische Schaltungen, wobei das Rückenmark als wichtigstes Schalt- und Verarbeitungszentrum anzusehen ist.

ANATOMISCHE GRUNDLAGEN

HISTOLOGIE

Das Nervensystem besteht aus zwei Arten von Zellen:

- Nervenzelle (Neuron): Sie ist die eigentliche Funktionseinheit des Nervensystems.
- Gliazelle: Gliazellen bilden die Markscheiden um die Axone, haben Stütz-, Ernährungs- und Phagozytenfunktion. Sie bilden die Blut-Hirnschranke und kleiden die inneren Liqorräume aus.

NERVENZELLE, NEURON

Das ZNS besteht aus vielen Milliarden Nervenzellen. Eine Nervenzelle besteht aus

- einem Zellkörper (Soma, Perikaryon) und
- zwei Arten von Fortsätzen:
  - den Dendriten, die die Erregung empfangen und zum Zellkörper leiten und
  - dem Axon (Neurit), welches vom Zellkörper wegführt und die Erregung weiterleitet. Das Axon ist von einer Hülle, der Markscheide (Myelinscheide) umgeben. Das Axon endet in Verzweigungen mit kolbenförmigen Auftreibungen (boutons). Sie bildet zusammen mit der nachgeschalteten Struktur (z. B. einem weiteren Neuron, einer Drüsen- oder Muskelzelle) Schaltstellen, die als Synapsen bezeichnet werden.

In den Synapsen erfolgt die Erregungsübertragung von einer Struktur auf die nachfolgende. Von den bioelektrischen Strömen im Axon wird ein chemischer Überträgerstoff (z. B. Noradrenalin, Azetylcholin) aus kleinen Bläschen (Vesikeln) in den synaptischen Spalt freigesetzt. Dieser diffundiert durch den synaptischen Spalt, bindet sich an einen Rezeptor der postsynaptischen Membran und leitet so die Erregung auf die nachgeschaltete Struktur über. Durch enzymatischen Abbau bzw. durch Wiederaufnahme in die präsynaptischen Vesikel werden die Neurotransmitter wieder aus dem synaptischen Spalt entfernt.

Abb. 1 Nervenzelle (Neuron)

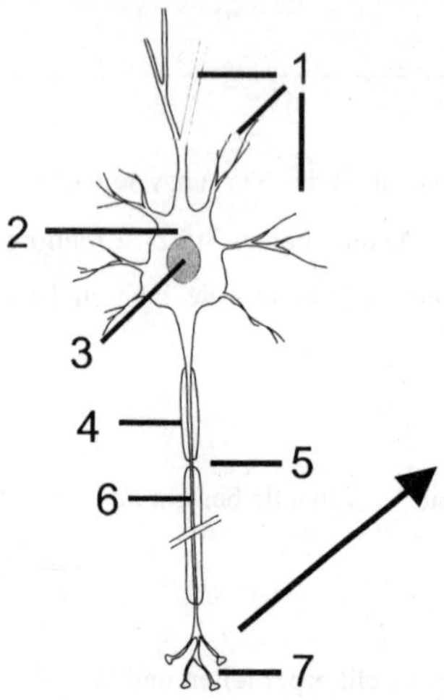

1. **Dendrit**
2. **Zellkörper** (Soma)
3. **Zellkern** (Nucleus)
4. **Markscheide**
5. **Ranvier-Schnürring**
6. **Axon** (Neurit)
7. **Endknöpfchen**

Abb. 2 Synapse

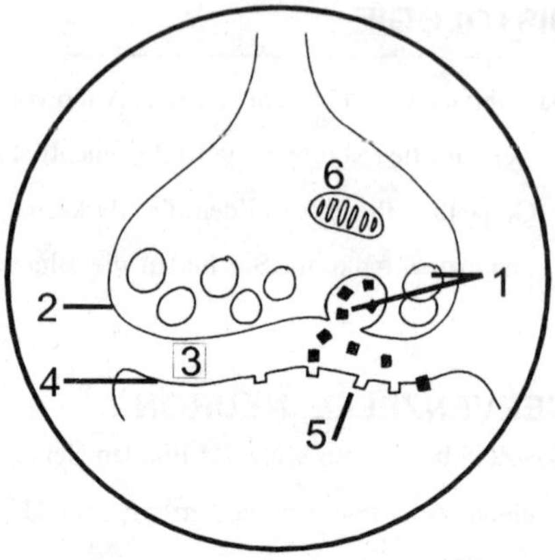

1. **Synaptische Bläschen** (Vesiculae) mit Neurotransmitter (wird in synaptischen Spalt entleert)
2. **Präsynaptische Membran**
3. **Synaptischer Spalt**
4. **Postsynaptische Membran**
5. **Rezeptor** an der postsynaptischen Membran
6. **Mitochondrien**

HIRNHÄUTE

Gehirn und Rückenmark werden gegen Gewalteinwirkungen geschützt durch:

- Schädelkapsel bzw. Wirbelsäule
- bindegewebige Häute (Hirnhäute = Meningen; Rückenmarkshäute)
- Hirn- bzw. Rückenmarkswasser (Liquor cerebrospinalis)

Abb. 3 **Hirnhäute** (Schema)

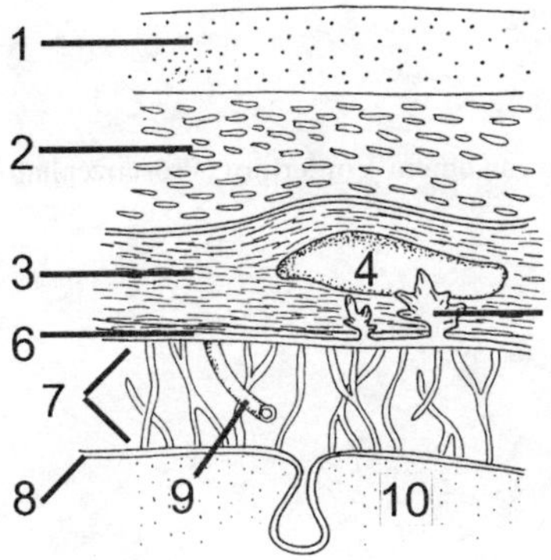

1. **Kopfschwarte**
2. **Schädelknochen**
3. **Dura mater** (harte Hirnhaut)
4. **Venöser Blutleiter** (Sinus)
5. **Arachnoidalzotte**
6. **Arachnoidea** (Spinngewebshaut)
7. **Subarachnoidalraum**
8. **Pia mater** (weiche Hirnhaut)
9. **Arterielles Gefäß**
10. **Gehirn**

Abb. 4 **Epiduralraum, Subduralraum, Subarachnoidalraum**

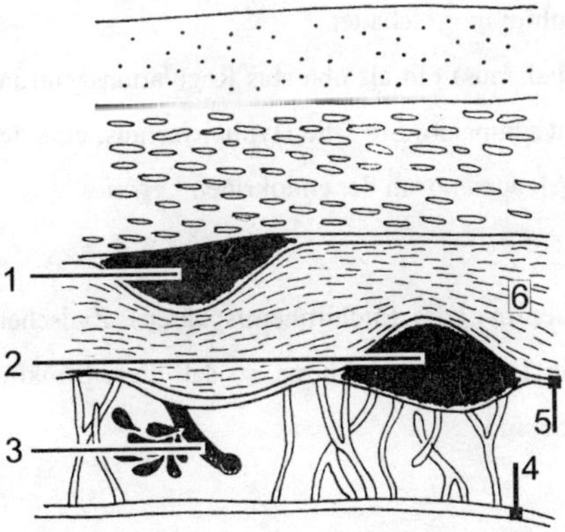

1. **Epiduralraum** (Blutung)
2. **Subduralraum** (Blutung)
3. **Subarachnoidalraum** (arterielle Blutung
4. **Pia mater** (weiche Hirnhaut)
5. **Arachnoidea** (Spinngewebshaut)
6. **Dura mater** (harte Hirnhaut)

GEHIRN, RÜCKENMARK UND PERIPHERE NERVEN

Das animalische Nervensystem läßt sich grob untergliedern in:

- Gehirn (Enzephalon)
- Rückenmark (Medulla spinalis)
- Periphere Nerven (Hirnnerven I-XII; 31 Spinalnerven)

GEHIRN (ENZEPHALON)

Man unterscheidet einen Hirnstamm (Truncus cerebri) von einem Vorderhirn (Prosenzephalon).

VORDERHIRN

Das Vorderhirn gliedert sich in:

1. Zwischenhirn (Dienzephalon)
2. Endhirn (Telenzephalon oder Zerebrum)

Zwischenhirn

Im Zwischenhirn findet sich die große, letzte Schaltstelle fast aller zum Endhirn aufsteigenden Bahnen. Diese Schaltstelle (Thalamus-Kerngebiet) wird deshalb auch als "Tor zum Bewußtsein" (Bewußtsein = Endhirnrinde) bezeichnet. Durch Verbindungen mit der motorischen Hirnrinde, mit den Kerngebieten der unwillkürlichen Motorik (extrapyramidalmotorisches System) und dem Kleinhirn wirkt das Zwischenhirn außerdem koordinierend und abstufend auf alle Bewegungsabläufe.

Die Sehbahn und die Hörbahn werden im Zwischenhirn umgeschaltet.

Die unterste Etage des Zwischenhirns (sog. Hypothalamus) gilt als oberstes Regulationszentrum des vegetativen Nervensystems. Hier stülpt sich mit schmalem Stiel die Hypophyse aus, eine der wichtigsten Hormondrüsen und das übergeordnete Steuerzentrum der endokrinen Organe.

Endhirn

Das Endhirn bildet die beiden Hemisphären (Großhirn- oder Endhirnhemisphären). Zwischen diesen Hemisphären liegt das Zwischenhirn und ein Teil des Stammhirns, so daß diese Strukturen bei einer Seitenansicht des Gehirn nicht zu sehen sind.

Abb. 5 Medianschnitt durch das Gehirn

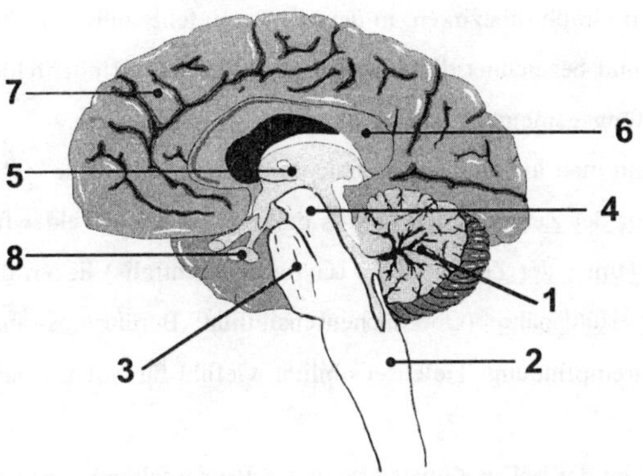

1) **Kleinhirn** (Cerebellum)
2) **Verlängertes Mark** (Medulla oblongata)
3) **Brücke** (Pons)
4) **Mittelhirn** (Mesenzephalon)
5) **Zwischenhirn** (Dienzephalon)
6) **Balken** (Corpus callosum)
7) **Endhirnhemisphäre**
8) **Hypophyse**

Endhirn

Die Hemisphären des Endhirns werden in Hirnlappen gegliedert:

a) Stirnlappen (Lobus frontalis, Frontallappen)

b) Scheitellappen (Lobus parietalis, Parietallappen, paarig)

c) Schläfenlappen (Lobus temporalis, Temporallappen, paarig)

d) Hinterhauptslappen (Lobus occipitalis, Okzipitallappen)

Die Oberfläche des Endhirns besteht aus Furchen (Sulci) und Windungen (Gyri).

Wichtige Furchen: Zentralfurche und Seitenfurche.

Abb. 6 Die Hirnlappen der Endhirnhemisphäre

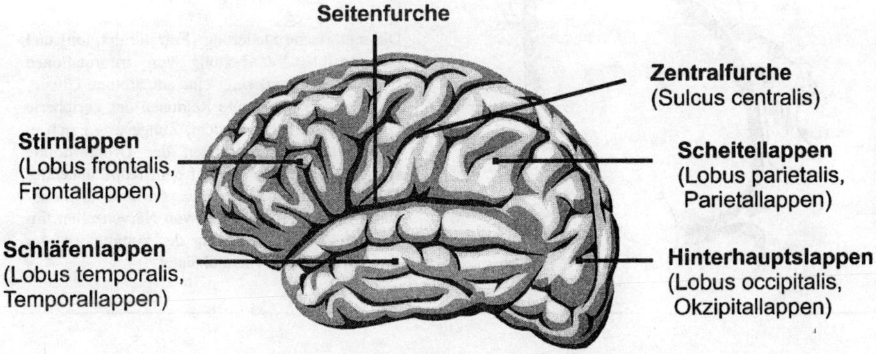

Rindenfelder

Die Großhirnrinde enthält alle wichtigen übergeordneten Befehlszentralen und Wahrnehmungsfelder. Man kennt eine ganze Reihe von Großhirnbezirken, in denen man Befehlsstellen für bestimmte Funktionen lokalisieren kann und bezeichnet diese als Rindenfelder. Die Rindenfelder sind in der Regel untereinander zu Leistungsgemeinschaften verbunden.

Die Funktionen dieser Rindenfelder kann man in einer Art "Landkarte der Hirnoberfläche" relativ genau abgrenzen. So liegen z. B. vor der Zentralfurche (Gyrus praecentralis) alle Felder für die willkürliche Bewegung (Motorik). Hinter der Zentralfurche (Gyrus postcentralis) liegen die Signalzentralen für die bewußte Körperfühlspähre (Oberflächensensibilität: Berührungs- und Tastsinn, Druck-, Schmerz-, Temperaturempfindung; Tiefensensibilität: Gefühl für Muskelspannung, Gelenkstellung usw).

Dabei finden sich Motorik und Sensibilität der linken Körperseite in den Rindenfeldern der rechten Hemisphäre, die der rechten Körperseite in der linken. Bestimmte, definierbare Regionen des Hirnmantels sind für ganz bestimmte Körperregionen (Gesicht, Hand, Bein usw.) zuständig. So führt ein Ausfall in den für das Bein zuständigen Rindengebieten der linken Hemisphäre zu einer Lähmung des rechten Beins.

Einige übergeordnete Zentren (z. B. Sprach-, Rechen-, Lese- und Schreibzentrum) sind nur auf einer Seite des Großhirn, der sog. dominanten Hemisphäre ausgebildet. (Diese dominante Hemisphäre ist beim Rechtshänder meist links, beim Linkshänder meist rechts.)

Abb. 7 Somatotope Gliederung der Rindenfelder der Großhirnrinde

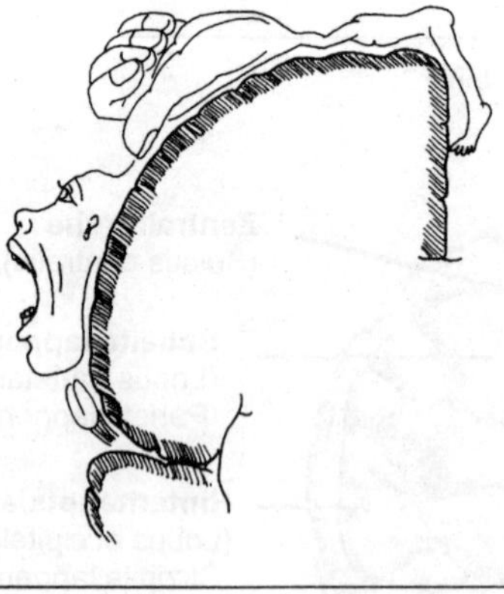

Die motorische Steuerung (Präzentralregion) und die sensible Verarbeitung von Informationen (Postzentralregion) zeigt eine somatotope Gliederung, bei der bestimmte Regionen der Peripherie (z. B. Extremitäten, Gesicht, Zunge usw.) sich in ganz bestimmten Regionen der Großhirnrinde spiegeln. Es ensteht ein auf dem Kopf stehendes Männchen (motorischer bzw. sensibler „Homunculus"). Die größte Anzahl von Nervenzellen findet sich für die Steuerung der Feinmotorik der Hand und der Gesichtsmukulatur.

Alle Regungen, die von der Großhirnrinde ausgehen und alle Wahrnehmungen, die ihr aus der Peripherie zugehen, werden auf bestimmten Leitungsbahnen (weiße Substanz!) fortgeleitet und zugeführt. Die Signale passieren hierbei eine Vielzahl von tiefer gelegenen Schaltstellen (graue Hirnkerne = Nervenzellgruppen), die, sowohl im Großhirn, als auch im Zwischenhirn und Hirnstamm, in die weiße Hirnmasse der Leitungsbahnen eingebaut sind.

Diese in der Tiefe des Hirns gelegenen Kerne sind wichtige Zentren der Motorik (unwillkürliche Koordination der motorischen Bewegungen = extrapyramidalmotorisches System) und Schaltstellen für die sensiblen und sensorischen Impulse, die aus der Peripherie kommen.

HIRNSTAMM

Der Hirnstamm setzt sich zusammen aus:

1. verlängertem Mark (Medulla oblongata)
2. Brücke (Pons)
3. Mittelhirn (Mesenzephalon)
4. Kleinhirn (Zerebellum)

Exkurs: Bei einigen Autoren wird das Kleinhirn nicht zum Hirnstamm gezählt. Bei diesen umfaßt der Hirnstamm nur Medulla oblongata, Pons und Mesenzephalon. Medulla oblongata und Pons werden auch als Rhombenzephalon, Pons und Zerebellum auch als Metenzephalon bezeichnet.

Im Hirnstamm liegen Zentren für viele automatisch ablaufende unwillkürliche Lebensvorgänge (Stellreflexe, Haltereflexe, Herz-, Kreislauf- und Atemzentren, Raumorientierung usw.)

Hier finden sich außerdem die Kerngebiete für die zwölf Hirnnerven. Das Kleinhirn (Zerebellum) dient der Koordination und Feinabstimmung der Körperbewegungen und der Regulierung des Muskeltonus.

HIRN- BZW. RÜCKENMARKSWASSER (LIQUOR CEREBROSPINALIS)

Das Zentralnervensystem (ZNS) ist allseitig von Flüssigkeit, dem Liquor cerebrospinalis, umgeben. Jedoch finden sich auch im Inneren des Gehirns Hohlräume (sog. Ventrikel), die mit Liquor gefüllt sind, so daß man innere und äußere Liquorräume unterscheiden kann.

Das Ventrikelsystem der inneren Liquorräume besteht aus vier Ventrikeln:

- den beiden Seitenventrikeln in den Endhirnhemisphären (I und II)
- dem III. Ventrikel des Zwischenhirns
- dem IV. Ventrikel im Stammhirn, im Bereich von Brücke, verlängertem Mark und Kleinhirn

Die Ventrikel stehen untereinander durch kleine Kanälchen in Verbindung. Der in den inneren Liquorräumen gebildete Liquor fließt durch kleine Öffnungen des vierten Ventrikels in den äußeren Liquorraum. (Der äußere Liquorraum entspricht dem Subarachnoidalraum der Hirnhäute, siehe oben.)

RÜCKENMARK

Das Rückenmark (Medulla spinalis) liegt im Kanal der Wirbelsäule (canalis spinalis), umgeben von den Rückenmarkshäuten und geschützt durch das Rückenmarkswasser (Liquor cerebrospinalis). Es reicht vom Hinterhauptsloch bis zur Höhe des 1.-2. Lendenwirbels, füllt also den Wirbelkanal nicht ganz bis unten aus. Das Rückenmark besteht aus Nervengewebe. Es ist Durchgangsort von Nervenbahnen, die vom Gehirn herab zum Rumpf und zu den Gliedmaßen führen (motorische Bahnen) und von aufwärts verlaufenden Bahnen, die sensible Impulse von der Peripherie zu den übergeordneten Zentralen leiten. Das Rückenmark ist außerdem die Umschaltstelle für unbewußt ablaufende nervöse Vorgänge, die als Reflexe bezeichnet werden.

Im Querschnitt finden sich in der Mitte des Rückenmarks Zellkernkomplexe („graue Substanz"). Diese sind von Axonen („weiße Substanz"; „Leitungsbahnen") umgeben. Die weiße Substanz läßt sich beidseits in Vorder-, Seiten- und Hinterstrang unterteilen. Die graue Substanz gliedert sich beidseits in Vorder- und Hinterhorn. Im Thorakalmark schiebt sich zwischen Vorder- und Hinterhorn noch das Seitenhorn.

Sensible und motorische Nervenzellen sind topografisch voneinander getrennt: Die Vorderhörner enthalten die motorischen, die Hinterhörner die sensiblen Neurone. Die beidseits von den Vorder- bzw. Hinterhörnern der grauen Substanz abgehenden Vorder- und Hinterwurzeln vereinigen sich zu den Spinalnerven. Diese ziehen durch die Zwischenwirbellöcher (Foramina intervertebralia = Öffnungen zwischen jeweils zwei benachbarten Wirbeln) der Wirbelsäule. Entsprechend der jeweils aus dem Rückenmark abgehenden Spinalnerven wird das Rückenmark in 8 Zervikal-, 12 Thorakal-, 5 Lumbal- und 5 Sakralsegmente unterteilt (siehe unten).

Exkurs: Vor dem Rückenmark liegen zwischen den Wirbelkörpern die Bandscheiben. Bei degenerativen Wirbelsäulenerkrankungen können Teile der Bandscheiben nach hinten in den Wirbelkanal austreten und die Wurzeln der Spinalnerven - evtl. auch das Rückenmark selbst - schädigen (Bandscheibenvorfall).

Abb. 8 Das Rückenmark (Querschnitt)

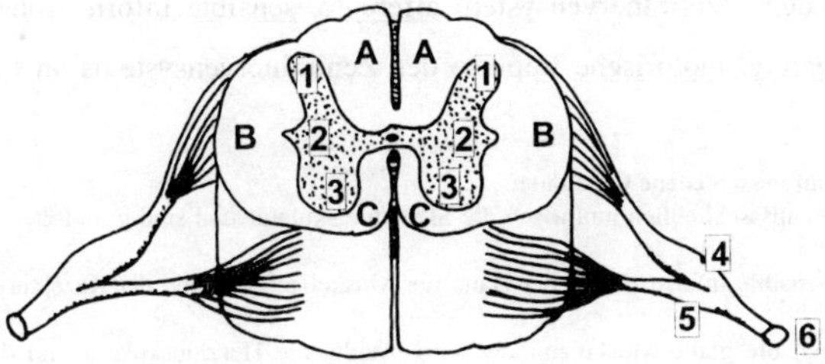

A Hinterstrang
B Seitenstrang
C Vorderstrang

1 Hinterhorn
2 Seitenhorn (thorakal)
3 Vorderhorn
4 Hintere Nervenwurzel (mit Spinalganglion)
5 Vordere Nervenwurzel
6 Spinalnerv

EINIGE WICHTIGE RÜCKENMARKSBAHNEN

Abb. 9 Wichtige Rückenmarksbahnen (Querschnitt)

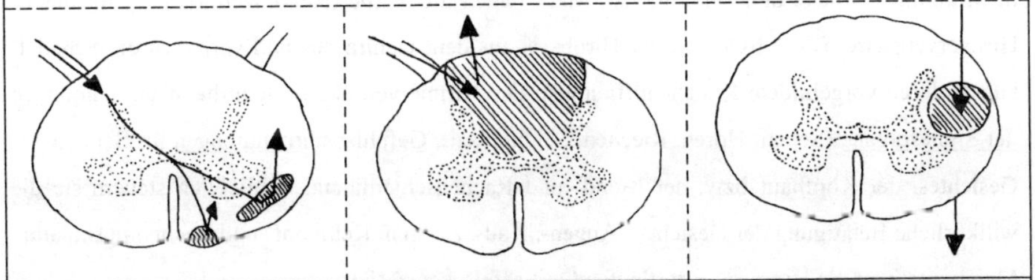

Vorderseitenstrangbahnen	**Hinterstrangbahnen**	**Pyramidenbahn**
Temperatur- und Schmerzempfindung	Tastempfindung, Stellung von Extremität u. Körper	Bahn für die Willkürmotorik

PERIPHERE NERVEN, HIRNNERVEN UND RÜCKENMARKSNERVEN

ALLGEMEINES

Das periphere Nervensystem leitet dem Zentralnervensystem afferente, sensible Informationen aus der Peripherie zu und gibt efferente, motorische Impulse des Zentralnervensystems an Erfolgsorgane weiter.

Die Fasern der peripheren Nerven haben fünf verschiedene Qualitäten:

1. Somatomotorische Fasern: sie versorgen aussschließlich motorisch die Skelettmuskulatur und sind grundsätzlich willkürlich innervierbar.
2. Somatosensible Fasern: sie vermitteln sensible Informationen der Haut, der Muskelspindeln und der Rezeptoren in den Gelenkkapseln und Sehnen.
3. Viszeromotorische Fasern: sie versorgen die glatte Muskulatur der Eingeweide, die Herzmuskulatur und die Drüsen mit sympathischen und parasympathischen Impulsen. Sie sind grundsätzlich nicht willkürlich innervierbar.
4. Viszerosensible Fasern: sie leiten Impulse aus den Eingeweiden und Blutgefäßen zum ZNS (z. B. Sauerstoffgehalt des Blutes, Blutdruck). Sie gelangen normalerweise nicht zum Bewußtsein (Ausnahme: Schmerzempfindungen aus den Eingeweiden).
5. Sensorische Fasern: sie werden von manchen Autoren aus der Gruppe der somato- und viszerosensiblen Fasern abgetrennt: Sie kommen nur in den Hirnnerven vor. Sie leiten die Impulse aller Sinnesorgane (Netzhaut, Innenohr, Riechschleimhaut, Geschmack; Ausnahme: Haut)

Ein Nerv kann mehrere oder nur eine dieser Faserqualitäten führen (gemischter, rein sensibler oder rein motorischer Nerv).

HIRNNERVEN I-XII

In Mittelhirn, Brücke und verlängertem Mark liegen die Kerne (Nervenzellgruppen) für die 12 Hirnnervenpaare. Diese treten an der Hirnbasis aus dem Gehirn aus und verlassen die Schädelkapsel durch vorgebildete Knochenöffnungen. Die Hirnnerven übermitteln die Wahrnehmungen der Sinnesorgane (Sehen, Hören, Riechen, Schmecken), Gefühlswahrnehmungen im Bereich des Gesichtes, der Kopfhaut bzw. der Mund- und Rachenschleimhaut. Schließlich steuern sie die willkürliche Betätigung der Gesichts-, Augen-, Kau-, Zungen, Kehlkopf- und Rachenmuskulatur. Man bezeichnet die Hirnnerven fortlaufend mit römischen Ziffern:

I. N. olfactorius (= Riechnerv): kommt vom Riechepithel der Nase, zieht zum Riechkolben und von dort zu übergeordneten Großhirnzentralen.

II. N. opticus (= Sehnerv): kommt vom Auge, kreuzt mit seinen Fasern zum Teil in der Sehnervenkreuzung (Chiasma opticum) und zieht dann zu Kerngebieten im Mittelhirn. Von dort geht die Sehbahn (oder Sehstrahlung) zur Sehrinde im Hinterhauptslappen.

III. N. oculomotorius (= Augen bewegender Nerv): versorgt motorisch 4 der 6 Augenmuskeln. (Ausnahmen: oberer schräger Augenmuskel und seitlich gerader Augenmuskel.) Er enthält außerdem parasympathische Nervenfasern für die glatte Muskulatur des Pupillenverengers und des Ziliarmuskels im Innern des Auges.

IV. N. trochlearis (= Rollnerv): versorgt motorisch den oberen schrägen Augenmuskel (Musc. obliquus bulbi superior).

V. N. trigeminus (= Drillingsnerv): gliedert sich in drei Äste, die getrennt aus dem Schädel austreten. Sie versorgen sensibel das Gesicht, den seitlichen Kopf, die Nasenhöhle, Augenregion und Mundhöhle, motorisch die Kaumuskeln.

VI. N. abducens (= abziehender Nerv): versorgt motorisch den seitlichen geraden Augenmuskel (Musc. rectus bulbi lateralis, zuständig für die Augenbewegung nach außen. Fällt er aus, schielt der Patient nach innen.)

VII. N. facialis (= Gesichtsnerv): versorgt motorisch die mimische Muskulatur des Gesichts. (Er führt zudem Nervenfasern für die Geschmackswahrnehmung und für die Tätigkeit der Tränendrüsen.)

VIII. N. statoacusticus oder vestibulocochlearis (= Gleichgewichts-Hörnerv): kommt vom Hör- und Gleichgewichtsorgan.

IX. N. glossopharyngeus (= Zungenschlund- oder Geschmacksnerv): leitet Geschmackseindrücke vom hinteren Zungendrittel, Schmerzempfindungen von Mundhöhle und Schlund. Innerviert einen Teil der Schlundmuskulatur.

X. N. vagus (= herumschweifender Nerv). Hauptnerv des parasympathischen Systems (zieht u. a. zu den Kreislauf-, Atmungs-, Verdauungsorganen). Er führt Fasern für die willkürliche Betätigung der Kehlkopfmuskulatur (N. recurrens) und bestimmter Schlundmuskeln.

XI. N. accessorius (= zusätzlicher Nerv): versorgt motorisch den Musc. sternocleidomastoideus und den Musc. trapezius.

XII. N. hypoglossus (= Zungennerv): versorgt motorisch die Zungenmuskulatur.

RÜCKENMARKSNERVEN

Rechts und links treten aus dem Rückenmark 31 (32) paarig angelegte Nervenwurzeln aus bzw. ein. Man unterscheidet einen vorne (ventral) und einen hinten (dorsal) aus dem Rückenmark abgehenden Anteil von Nervenfasern. Die vordere Wurzel leitet motorische Impulse von Gehirn und Rückenmark in die Peripherie. Die hintere Wurzel leitet sensible Wahrnehmungen aus der Peripherie zum Rückenmark und Gehirn. Die hintere Wurzel besitzt eine kleine Anschwellung das sog. Spinalganglion: hier liegen die Zellkerne der sensiblen Nervenfasern. Vorderwurzel und

Hinterwurzel vereinigen sich noch im Spinalkanal zum etwa 1 cm langen Spinal- oder Rückenmarksnerv.

Die insgesamt 31 aus dem Rückenmark austretenden Spinalnerven gliedern sich in 8 Hals-, 12 Brust-, 5 Lenden-, 5 Kreuzbein- und 1-2 Steißbeinnerven.

Jeder dieser Rückenmarksnerven enthält motorische, sensible und vegetative Leitungsbahnen. Er tritt durch die Zwischenwirbellöcher (Foramina intervertebralia) nach außen und teilt sich dann in mehrere Äste: ein dorsaler (hinterer) Ast versorgt die wirbelsäulennahe Rückenhaut sensibel und die Muskulatur des Musc. erector spinae motorisch. Ein ventraler (vorderer) Ast versorgt die übrige Haut des Rumpfes und der Gliedmaßen sensibel und Rumpf und Gliedmaßenmuskulatur motorisch. Ein Verbindungsast (Ramus communicans) führt sympathische Nervenanteile zu den Grenzstrangganglien des Sympathikus.

Die für Rumpf und Gliedmaßen bestimmten Äste der Rückenmarksnerven vereinigen sich zu Nervengeflechten (Plexus), aus denen dann die eigentlichen peripheren Nerven hervorgehen.

- Die Nerven des Halsgeflechtes (Plexus cervicalis) versorgen sensibel die Hals- und Schulterregion, motorisch die tiefen Halsmuskeln und das Zwerchfell (N. phrenicus).
- Aus dem Armgeflecht (Plexus brachialis) gehen u. a. folgende große Nerven zur Versorgung der oberen Extremität hervor:
  - der Speichennerv (N. radialis): er versorgt motorisch die Streckmuskeln des Ober- und des Unterarms, sowie sensibel große Hautbezirke der Streckseite ("Rückseite") von Arm und Hand.
  - der Ellennerv (N. ulnaris): er versorgt motorisch im wesentlichen die Beugemuskeln von Hand und Fingern, sensibel einige Flächen an der Kleinfingerseite der Hand.
  - der Mittelnerv (N. medianus) versorgt hauptsächlich die Beugemuskeln am Unterarm und Daumenballen sowie sensibel die Haut der daumenwärtigen (radialen) Handfläche.
  - der N. musculocutaneus versorgt die Beugemuskeln des Ellenbogengelenkes (Musc. biceps, Musc. brachialis, Musc. brachioradialis) und die Haut der Speichenseite (ulnar) des Unterarms.
- Das Lendengeflecht (Plexus lumbalis) versorgt motorisch neben den Bauchmuskeln durch seinen Schenkelnerv (N. femoralis) die Beuger des Hüftgelenks (Musc. iliopsoas) und die Strecker des Oberschenkels (Musc. quadriceps u. a). Der N. obturatorius aus dem Lendengeflecht versorgt motorisch die Adduktorenmuskulatur.
- Das Kreuzbeingeflecht (Plexus sacralis) versorgt die Hüftmuskeln (Mm. glutaei, Musc. tensor fasciae latae) und bildet den Ischiasnerv (N. ischiadicus), den größten Nerv des Körpers. Die-

ser zieht auf der Rückseite des Oberschenkels zur Kniekehle, dort teilt er sich in den Schienbeinnerv (N. tibialis) und den Wadenbeinnerv (N. peronaeus). Der Ischiasnerv versorgt alle Beuger auf der Rückseite des Oberschenkels und alle Muskeln des Unterschenkels und Fußes. Der Schienbeinnerv übernimmt dabei die motorische Versorgung der Oberschenkelbeuger und der oberflächlichen und tiefen Wadenmuskeln. Der Wadenbeinnerv versorgt alle Strecker auf der Vorderseite des Unterschenkels und des Fußrückens, außerdem die Peronaeusmuskeln. Neben den Muskelästen führen die Nerven auch sensible Zweige für die Versorgung der Haut.

REFLEXE

Def.:

Ein Reflex ist die stereotype (ständig gleich wiederkehrende) unwillkürliche Reaktion des Nervensystems auf einen Reiz. Zum Reflex gehört ein genau definierter Reflexbogen: Der Rezeptor nimmt den Reiz auf, leitet ihn über die afferente (zuführende) Nervenbahn über eine oder mehrere Schaltstelle(n) = Synapse(n) (monosynaptisch oder polysynaptisch) auf eine efferente (wegführende) Nervenbahn, die zum Erfolgsorgan führt. Klinisch sind drei Reflextypen von Bedeutung:

- Eigenreflexe
- Fremdreflexe
- Pathologische Reflexe

EIGENREFLEXE

Bei Muskeleigenreflexen ist Reizort (Rezeptor) und Erfolgsorgan, welches auf den Reiz antwortet, derselbe Muskel. Der Reflex wird auf Rückenmarks-oder Stammhirnhöhe nur einmal umgeschaltet (= monosynaptischer Reflexbogen). Ein typisches Beispiel ist der Patellarsehnen- oder Quadriceps-femoris-Reflex: Beim Schlag mit dem Reflexhammer auf die Sehne des Musc. quadriceps femoris antwortet dieser Muskel mit einer Verkürzung (Streckbewegung). (Der Schlag täuscht der Muskelspindel, dem Dehnungssrezeptor, eine plötzliche Beugung des Muskels vor.)
Reflexe werden stets seitenvergleichend geprüft. Gesteigerte, abgeschwächte, fehlende oder seitendifferent auslösbare Reflexe sind pathologisch. Ein wesentliches Kennzeichen der pathologisch gesteigerten Eigenreflexe ist auch die Verbreiterung der sog. reflexogenen Zone: Ist diese Zone verbreitert, so wird z. B. der Quadriceps-femoris-Reflex schon beim Schlag auf den proximalen Unterschenkel oder den distalen Oberschenkel ausgelöst.

KLONI

Kloni sind Ausdruck einer gesteigerten Eigenreflextätigkeit mit permanenter, unerschöpflicher (stets pathologisch) oder erschöpflicher Reflexfolge nach einmaligem Auslösen. Typische Kloni:

- Patellarklonus: zur Reflexauslösung wird am liegenden Patienten die, zwischen Daumen und Zeigefinger gefaßte, Kniescheibe (Patella) ruckartig nach distal geschoben. Ein evtl. vorhandener Klonus äußert sich durch selbständiges Hin- und Herbewegen der Patella.
- Fußklonus: zur Reflexauslösung wird bei leicht gebeugtem Knie der Fuß im Sprunggelenk ruckartig passiv dorsalflektiert („Fußspitzen werden Richtung Nase bewegt"). Es kommt zu sich wiederholenden Kontraktionen des Musc. suralis.

FREMDREFLEXE

Der Reizort (Rezeptor) der Fremdreflexe liegen meistens in der Haut. Die Erfolgsorgane sind meist die benachbarte Muskulatur. Der Reflex wird auf Rückenmarks- oder Stammhirnhöhe mehrmals umgeschaltet (= polysynaptischer Reflexbogen) und umgreift mehrere Rückenmarkssegmente. Ein typischer Fremdreflex ist z. B. der Kornealreflex: Reizort sind sensible Fasern in der Hornhaut. Über den N. trigeminus (V. Hirnnerv; afferenter Nerv) geht der Reflexbogen zum Stammhirn, wird dort mehrfach (polysynaptisch) auf den N. facials (VII. Hirnnerv; efferenter Nerv) umgeschaltet und führt zum Lidschluß über dem betroffenen Auge.

Weitere Fremdreflexe: Bauchhautreflex (Ausfall z. B. bei Multipler Sklerose), Kremasterreflex, Analreflex, Plantarreflex, Pupillenreflex, Würgereflex u. a.

PATHOLOGISCHE REFLEXE

Pathologische Reflexe sind Fremdreflexe, die normalerweise fehlen und nur bei Pyramidenbahnschädigungen vorkommen. Die Pyramidenbahn ist die wichtigste motorischen Hirnbahn, die die motorischen Impulse der Hirnrinde (vordere Zentralwindung, Gyrus praecentralis) zu den motorischen Vorderhornzellen im Rückenmark leitet.

Der wichtigste pathologische Reflex ist der Babinski-Reflex: Beim Bestreichen des äußeren Fußsohlenrandes kommt es zur Dorsalextension der Großzehe („Großzehe geht in Richtung Nase") bei gleichzeitigem Verharren aller anderen Zehen in Ausgangsstellung (die Zehen 2-5 können sich dabei auch fächerförmig spreizen). Das gleiche Phänomen zeigt sich auch beim kräftigen Bestreichen der Tibiakante (Oppenheim-Reflex) bzw. beim Kneten der Wadenmuskulatur (Gordon-Reflex).

NEUROLOGISCHE ERKRANKUNGEN (AUSWAHL)

KOPFSCHMERZEN

Ca. 10% aller Patienten in einer Allgemeinpraxis klagen über Kopfschmerzen. Die Ursachen für Kopfschmerzen sind vielfältig. Nahezu alle neurologischen und psychiatrischen Krankheiten sowie zahlreiche Erkrankungen aus nahezu allen medizinischen Fachgebieten können mit Kopfschmerzen einhergehen. Meist stellen Kopfschmerzen jedoch nur eine vorübergehende Störung des Allgemeinbefindens dar („vasomotorischer Kopfschmerz", ca. 90% der Kopfschmerzfälle). Jedoch gehen auch einige schwere, zum Teil lebensbedrohliche Krankheiten mit dem Symptom Kopfschmerz einher:

- Meningitis, Enzephalitis
- Intrakranielle Raumforderungen (z. B. Tumoren)
- Blutungen (z. B. Subarachnoidalblutung)
- Hydrozephalus („Wasserkopf")
- Hochdruckkrise (arterielle Hypertonie)
- Arteriitis temporalis Horton
- Hirnvenenthrombose (auch: Sinusthrombose)

Eine einfache und praktikable Einteilung der Kopfschmerzen bedient sich zunächst der orientierenden Einteilung in drei Kategorien:

- Anfallsartiger Kopfschmerz
- Diffuser Dauerkopfschmerz
- Lokalisierter Dauerkopfschmerz

Abb. 10 Differentialdiagnose des Kopfschmerzes
(nach Delank, Neurologie, Enke-Verlag)

anfallsartig

gefäßbedingt
- Migräne
- Horton-Syndrom
- Arteriitis temporalis
- Hochdruckkrisen

idiopathische Gesichtsneuralgien
- Trigeminusneuralgie
- Glossopharyngeusneuralgie
- seltenere Neuralgien

diffus

akuter Beginn
- intrazerebrale Blutung
- subarachnoidale Blutung
Sinusthrombose
- Liquorzirkulationsstörung
- Meningitis
- Enzephalitis
- Abszeß

schleichender Beginn
- vasomotorischer Kopfschmerz
- Hypertonie
- Herzinsuffizienz
- intrakranielle Raumforderung
- posttraumatisch
- medikament.- toxisch
- endogene Psychose
- psycho-vegetative Störungen

lokalisiert

lokalisierter Dauerkopfschmerz
- HWS-Krankheiten
- Augenkrankheiten
- HNO-Krankheiten
- Zahn- und Kieferkrankheiten

ANFALLSARTIGE KOPFSCHMERZEN

Def.:

Kopfschmerzen mit meist plötzlichem Beginn, unterschiedlicher Dauer (Minuten bis Tage) und mehr oder minder regelmäßiger Wiederkehr nach vorübergehender Schmerzfreiheit. Sie können diffus, halbseitig (Hemikranie) oder umschrieben (z. B. Schläfen-, Augen-, Gesichtsregion) sein.

MIGRÄNE

Def.:

episodischer Halbseitenkopfschmerz (Hemikranie)

Anfallsartige Kopfschmerzen, die wiederholt und meist streng halbseitig auftreten. Ca. 2% der Bevölkerung leiden unter Migräne. Betroffen sind meist Patienten in jungen oder mittleren Jahren, Frauen häufiger als Männer.

Ät.:

ungeklärt: es handelt sich wohl um ein Zusammenspiel vieler unterschiedlicher Faktoren. Diskutiert werden genetische, biochemische (Serotonin), vaskuläre (Gefäßverengung mit nachfolgender Gefäßerweiterung), neuronale und psychische Faktoren.

Kl.:

Im Ablauf eines Migräneanfalls sind oft vier Phasen zu erkennen:

- Prodromi (Früh- oder Warnsymptome): Hyper- oder Hypoaktivität, depressive Verstimmung, Heißhungergefühl
- Aura: komplexe neurologische Symptome können einem Anfall vorausgehen bzw. diesen begleiten z. B. Sehstörungen (Flimmerskotome), motorische oder sensible Störungen, Sprechstörungen u. a. Begleiten solche Erscheinungen eine Migräne, so spricht man von Migraine accompagnée.
- Kopfschmerzattacke: einseitig pulsierender Kopfschmerz, der sich bei körperlicher Aktivität verstärkt. Häufig mit Übelkeit, Erbrechen, Durchfall, Geräuschempfindlichkeit, Lichtempfindlichkeit und Herzfrequenzsteigerungen (Tachykardie).
- Anfallsende: nach einigen Stunden (bis max. 1-2 Tage) klingt der Anfall in einer allgemeinen Erschöpfung ab. Diese Phase zeichnet sich durch Schlafbedürfnis, verstärktes Durstgefühl und gesteigerten Harnfluß (Polyurie) aus.

Komplikationen und Sonderformen:

- Status migraenosus: eine Kopfschmerzattacke geht unmittelbar in eine andere über. Es resultiert eine Kopfschmerzphase, die länger als 72 Stunden andauert.
- Komplizierte Migräne: Bei dieser Migräneform kommt es zu Kopfschmerzanfällen mit anhaltenden neurologischen Störungen. Die neurologischen Störungen können das Kopfschmerzstadium um Stunden und Tage überdauern.
- Ophthalmische Migräne: akute Sehstörungen, u. U. auch ohne Kopfschmerzen

Dg.:

Anamnese, Klinik

Migraine accompagnée und komplizierte Migräne bedürfen zum Ausschluß einer hirnorganischen Grunderkrankung weiterer Diagnostik (EEG, Computertomogramm, Kernspin).

Th.:

Im Anfall:

- Ruhe, abgedunkelter Raum
- Medikamente: Schmerzmittel (Azetylsalizylsäure, Paracetamol), Ergotamin (nur bei schweren Kopfschmerzattacken, Mißbrauch häufig), Serotonin-Rezeptor-Antagonisten (Sumatriptan)

Zur Vorbeugung im Intervall:

- Änderung der Lebensführung (Führen eines Anfallkalenders, Alkohol- und Nikotinverzicht, Streßreduktion, Regelung des Schlaf-Wach-Rhythmus, weitgehender Schmerzmittelverzicht)
- Entspannungsübungen (autogenes Training, Biofeedback-Verfahren)
- Akupunktur
- psychologische Betreuung
- medikamentöse Prophylaxe (nur bei 2 oder mehr Anfällen pro Monat): Beta-Blocker, (Serotoninantagonisten, Amitriptylin, Dihydroergotamin)

BING-HORTON-SYNDROM

auch: Erythroprosopalgie, „cluster headaches", Horton-Syndrom

Def.:

Relativ seltenes Krankheitsbild mit halbseitig lokalisierten Kopfschmerzanfällen, die Minuten bis wenige Stunden andauern. Vor allem Männer sind betroffen.

Ät.:

unbekannt (Serotonin- und Histaminwechselwirkungen auf Gefäßwände? Hormone?)

Kl.:

- anfallsweiser, streng einseitiger, brennender oder bohrender Kopfschmerz in der Schläfen und Augenregion
- Alkohol und Nitropräparate können den Anfall auslösen
- Tränenfluß, Rötung des Auges und der schmerzenden Gesichtshälfte, „Nasenlaufen" (Rhinorrhoe), evtl. Miosis (enge Pupille)
- Wochenlange Phasen mit wiederholten Anfällen folgen Remissionsphasen, in denen der Patient monate- oder auch jahrelang beschwerdefrei ist.

Dg.:
Anamnese, Klinik
Th.:
medikamentös (Analgetika, Verapamil im Intervall)

ARTERIITIS TEMPORALIS

auch: Arteriitis cranialis, senile Riesenzellarteriitis, Horton-Riesenzellarteriitis, Horton-Magath-Brown-Syndrom

Def.:

Mit einer sehr hohen Blutsenkungsgeschwindigkeit (BSG) einhergehende, abakterielle, autoimmune Entzündung der Arteria temporalis (Schläfenarterie), aber auch der Arteria ophthalmica (führt zur Erblindung) und anderer intrakranieller Gefäße.

Ät.:

unklar, (autoimmun?)

Kl.:

- fast nur jenseits des 5. Lebensjahrzehntes auftretend
- allgemeines Krankheitsgefühl, hohe BSG (oft über 100 mm in der ersten Stunde)
- Kopfschmerz im Bereich der druckschmerzempfindlichen, hart-verdickten Schläfenarterie
- zunächst einseitig, später beidseitig
- in der Hälfte der (unbehandelten) Fälle Übergreifen auf die A. opthalmica mit rasch einsetzendem irreversiblen Sehverlust bis zur beidseiten Erblindung

Vorsicht! Wird häufig als Migräne verkannt (Erblindungsgefahr!) Plötzlicher Kopfschmerz und hohe Blutsenkungsreaktion bei älteren Menschen bedarf sofortiger Abklärung.

Dg.:

Anamnese, Klinik, Labor, Histologie aus der Temporalarterie (rasche Diagnostik ist wichtig!)

Th.:

Langzeit-Kortikoid-Therapie (merke: hier schützt Kortison vor beidseitiger Erblindung! Keine „therapeutischen Basteleien"!)

HOCHDRUCKKRISEN

Blutdruckkrisen bei arterieller Hypertonie können Ursache von diffusen, gelegentlich mit Übelkeit oder Verwirrtheit verbundenen Kopfschmerzattacken sein.

IDIOPATHISCHE GESICHTSNEURALGIEN

Def.:

Bei Gesichtsneuralgien handelt es sich um anfallsartige Schmerzen, die sich auf das Versorgungsgebiet eines bestimmten Nerven beschränken. Am häufigsten ist die Neuralgie des N. trigeminus, seltener sind Glossopharyngeus-, Fazialis- und einige weitere Gesichtsneuralgien.

TRIGEMINUSNEURALGIE

Def.:

Bei der Trigeminusneuralgie handelt es sich um anfallsartige, meist einseitige Schmerzen im Versorgungsgebiet des N. trigeminus, evtl. mit Kontraktionen der mimischen Gesichtsmuskulatur, Rötung des Gesichtes, Tränen- und Schweißsekretion.

Ät.:

mechanische Irritation des Nerven oder der Nervenwurzel, z. B. bei intrakraniellen Raumforderungen, Erkrankungen der Augen, Sinusitiden, Zahnerkrankungen, Kollagenosen, Stoffwechselkrankheiten, Vergiftungen, mechanischer Nervenschädigung u. a. mehr

Kl.:

- blitzartig einschießende, wenige Sekunden andauernde, einseitige, heftigste Schmerzattacken („Zahnarztbohrerschmerz"), vorzugsweise im Gebiet des II. oder III. Trigeminusastes (Wange, Oberlippe, Kinn, Unterlippe, Unterkiefer)
- Triggerzonen: freiwillige oder unfreiwillige Auslösung der Attacken an bestimmten Punkten des sensiblen Versorgungsgebietes des befallenen Nervenastes z. B. durch Berührung, Kälteeinwirkung, Kauen, Zungenbewegung, Öffnen des Mundes o. ä.

Dg.:

Anamnese, Klinik, Ursachensuche (vgl. Ät.)

Th.:

medikamentöser Behandlungsversuch (Carbamazepin), operative mikrochirurgische Dekompression der Trigeminuswurzel

DIFFUSE DAUERKOPFSCHMERZEN

Def.:

anhaltender, diffuser, im ganzen Kopfbereich lokalisierter Dauerkopfschmerz. Er kann schleichend u. U. mit wachsender Intensität beginnen oder aber akut oder perakut.

DAUERKOPFSCHMERZ MIT AKUTEM BEGINN

INTRAZEREBRALE BLUTUNG
siehe S. 58

SUBARACHNOIDALE BLUTUNG
siehe S. 59

SINUSTHROMBOSEN
siehe S. 61

LIQUORZIRKULATIONSSTÖRUNGEN
Auch Änderungen des Liquordrucks können zu Kopfschmerzen führen, z. B. nach diagnostischer Liquorentnahme oder bei Liquorüberdruck durch lokale Verlegung der normalen Liquorzirkulation (z. B. bei Tumoren oder entzündlichen Prozessen).

MENINGITIS UND ENZEPHALITIS
siehe S. 44

POSTTRAUMATISCHER KOPFSCHMERZ
Er gleicht im klinischen Bild dem häufigen vasomotorischen Kopfschmerz. Anamnestisch läßt sich ein Trauma eruieren. Auf längere Sicht eher abnehmende als zunehmende Schmerzsymptomatik.

DAUERKOPFSCHMERZ MIT SCHLEICHENDEM BEGINN

Dieser sich schleichend oder gar progredient entwickelnden Kopfschmerzform muß besondere Aufmerksamkeit gewidmet werden, besonders wenn sie bei Personen auftritt, die vorher selten Kopfschmerzen hatten. In diese Gruppe gehört der häufige vasomotorische Kopfschmerz genauso wie der Kopfschmerz bei intrakraniellen Raumforderungen (z. B. Tumoren.)

VASOMOTORISCHER KOPFSCHMERZ

auch: Cephalea vasomotorica

Def.:

weitaus häufigste chronische Kopfschmerzform, das typische „Kopfweh“

Ät.:

im einzelnen ungeklärt (Gefäßfaktoren, Hormone?)

Kl.:

- dumpf-drückender Kopfschmerz von erträglicher Intensität
- durch Bücken oder Pressen verstärkt
- unregelmäßig episodisch, evtl. auch länger anhaltend, ohne Tagesrhythmik
- evtl. abhängig von psychischen Belastungen
- keine neurologischen Ausfälle

Dg.:

Anamnese, Klinik

Th.:

Entspannungsübungen, Massagen (Gesichtsmassage, Lymphdrainage), lokale Wärme. Ausdrücklich zu warnen ist bei dieser Kopfschmerzform (und beim Spannungskopfschmerz) vor häufigem Gebrauch von Schmerzmitteln (vor allem phenacetin- oder kodeinhaltige).

SPANNUNGSKOPFSCHMERZ

Er wird häufig mit dem vasomotorischen Kopfschmerz gleichgestellt, jedoch kann man hier anamnestisch häufig physische oder psychische Streß-Situationen als auslösende Ursachen finden. Zur Diagnose und Therapie siehe: vasomotorischer Kopfschmerz.

BLUTHOCHDRUCK MIT GEFÄßSKLEROSE

Patienten mit langdauernder Hochdruckkrankheit und Gefäßsklerose klagen bisweilen über Kopfschmerzen. Typisch sind Hinterhauptskopfschmerzen in den frühen Morgenstunden.

HERZINSUFFIZIENZ

Patienten mit Herzinsuffizienz können über Kopfschmerzen klagen. Die medikamentöse Behandlung der Herzinsuffizienz bessert dann häufig auch die Kopfschmerzen.

INTRAKRANIELLE RAUMFORDERUNG

Der diffuse Dauerkopfschmerz, häufig mit kontinuierlicher Schmerzverstärkung, bei allen intrakraniellen Raumforderungen, ist häufig das wichtigste und früheste Symptom von Hirntumoren. Der Kopfschmerz ist weitgehend unabhängig von der Art des Tumors.

MEDIKAMENTÖS-TOXISCHE KOPFSCHMERZEN

Ergotamin - und phenacetinhaltige Kopfschmerztabletten, sowie ander Medikamentenabhängigkeiten können zu Kopfschmerzen führen. Meist stellen sich allmählich morgens nach dem Aufstehen diffus den ganzen Schädel überziehende Kopfschmerzen ein. Fragen nach regelmäßig eingenommenen Medikamenten gehören zur Anamnese bei jeder Kopfschmerzsymptomatik.

ENDOGENE PSYCHOSEN

Kopfschmerzen sind auch ein häufiges Begleitsymptom bei endogenen Psychosen. So werden von ca. 50% der Patienten mit Depressionen auch Kopfschmerzen angegeben.

PSYCHO-VEGETATIVE STÖRUNGEN

Viele allgemeine Empfindungsstörungen und Situationen mit psychischer Belastung gehen mit Kopfschmerzen einher.

LOKALISIERTE DAUERKOPFSCHMERZEN

Eng umschriebene Kopfschmerzen geben schon aufgrund der Lokalisation Hinweise auf die schmerzauslösende Ursache. Häufig führen die unten aufgeführten Erkrankungsgruppen zu erheblichen Schmerzausstrahlung in anatomisch entfernte Regionen, so daß sich differentialdiagnostische Schwierigkeiten ergeben können. Bei umschriebenen Kopfschmerzen sollte man denken an:

- Halswirbelsäulen-Erkrankungen
- Augenerkrankungen
- HNO-Erkrankungen
- Zahn- und Kiefererkrankungen

RAUMFORDERNDE INTRAKRANIELLE PROZESSE (HIRNTUMOREN)

Def.:

Als Hirntumoren werden raumfordernde intrakranielle Neubildungen (Neoplasien) bezeichnet, die von folgenden Strukturen ausgehen können:

- Hirnparenchym (Neurome)
- Interstitium (Glia) und umgebende Strukturen (Hirnhäute, Nervenscheiden, Hypophyse)
- Keimzell- und Mißbildungstumoren

Etwa 10% der Neubildungen sind Hirntumoren. Zwei Drittel der Hirntumoren sind gutartig.

Kl.:

Sowohl gutartige als auch bösartige intrakranielle Raumforderungen führen im klinischen Verlauf zu einem intrakraniellen Druckanstieg (Tumorwachstum, Hirnödementwicklung) und, je nach Art und Ort des Tumors, zu neurologischen Herdsymptomen:

- Kopfschmerzen (meist morgendlich, diffus)
- psychische Veränderungen (Reizbarkeit, Affektlabilität)
- Persönlichkeitsveränderungen: vor allem bei Tumorlokalisation im Frontalhirn
- epileptische Anfälle (Initialsymptom bei etwa 25% der Erkrankten. Merke: epileptische Anfälle, die sich nach dem 20 Lebensjahr einstellen, sind immer tumorverdächtig.
- neurologische Herdsymptome: Lähmungen (Paresen), Sehverschlechterung, Gesichtsfeldausfall, Schwindel, Ataxie (Störung der Koordination von Bewegungsabläufen), Gehörminderung (z. B. Akustikusneurinom)
- Hirndruck-Symptomatik: Kopfschmerz, Übelkeit, Erbrechen, Schwindel, psychische Veränderungen, evtl. Stauungspapille (ophthalmoskopisch), evtl. Mydriasis (N.-oculomotorius-Schädigung bei beginnender Mittelhirneinklemmung), später: Mittelhirneinklemmung mit Extremitätenlähmungen (zunächst einseitig, später beidseitig mit Lähmung aller Extremitäten (= Tetraplegie), „Streckkrämpfe“ mit Innenrotationsbewegungen der Arme, Störungen der Atem- und Kreislaufregulation mit Blutdruckanstieg und Bradykardie (sog. „Druckpuls“)

Dg.:

Anamnese, Klinik, EEG (Elektroenzephalogramm), Röntgenaufnahme des Schädels (Verkalkungen), Liquoruntersuchung, Computer- oder Kernspintomografie (CT, MRT), Angiografie, Hirnszintigrafie (PET = Positronen-Emissons-Tomografie)

Th.:

- Behandlung des Hirnödems (zur Vermeidung der Hirndrucksymptome)
- Operation: angestrebt wird stets die möglichst vollständige Resektion des Tumors.
- Bestrahlung: adjuvant (unterstützend) nach Operationen bzw. bei inoperablen Tumoren. Als Primärtherapie auch bei Astrozytomen (Grad I und II)
- Chemotherapie

Neuroepitheliale Tumoren	
- astrozytäre Tumoren (Astrozytome)	Lokalisation: Großhirn (seltener Mittelhirn und Brücke); Kl.: Beginn im mittleren Lebensalter, langsames Wachstum, chronischer Verlauf, initial häufig Krampfanfälle, später neurologische Herdsymptome und intrakranielle Druckerscheinungen, 10% entarten; Th.: möglichst vollständige operative Entfernung.
- Oligodendrogliome	Relativ gutartig, Lokalisation: Großhirn; Kl.: langsames Wachstum, oft initiale Krampfanfälle (35.-45. Lbsj.), Tumorblutungen (Bild einer Apoplexie), Verkalkungen; Th.: möglichst vollständige operative Entfernung
- Ependymome	Entstehen aus dem die Ventrikel auskleidenden Neuroepithel (Ependym), Tumor des Kindes- und Jugendalters; Kl.: wachsen verdrängend, zystisch, Verkalkungen, Verschluß-Hydrozephalus mit intrakranieller Drucksteigerung; Th.: Operation, Bestrahlung (strahlensensibelste Tumoren)
- Plexuspapillome	Entstehung aus den Plexus-chorioideus-Zellen (Seitenventrikel, 4. Ventrikel); Kl.: Überproduktion von Liquor, Hydrozephalus; Th.: Operation (schwierig, meist nur Teilerfolg)

- Pinealome (und Pinealis-Tumoren)	Kl.: Druck auf die sog. Vierhügelplatte mit vertikaler Blicklähmung, Konvergenzschwäche, evtl. fehlende Lichtreaktion der Pupillen, Verschlußhydrozephalus, psychische Auffälligkeiten (Anorexie, Hypogenitalismus)
- Glioblastome (multiforme) (Astrozytom Grad IV)	Häufigste und bösartigste Geschwülste des Großhirns, (5.-6. Lebensjahrzehnt), rasch fortschreitende Hirndrucksteigerung, Blutungen; Th.: operative Totalentfernung (gelingt selten); Prognose: Überlebenszeit Monate bis 2 Jahre
- Medulloblastome	Sehr bösartige Tumoren des Kindes- und Jugendalters (etwa 20% aller bösartiger kindlicher Tumoren). Lokalisation: Kleinhirn; Kl.: rasch fortschreitende Hirndrucksymptomatik, Kopfschmerzen, Erbrechen, Gang- und Standunsicherheit, Tod innerhalb weniger Monate
- Pilozytäre Astrozytome (früher: Spongioblastome)	Vorwiegend im Kindes- und Jugendalter. Lokalisation: Kleinhirn und Hirnstamm. Langsames Wachstum, oft noch operabel. Kl.: lange symptomlos, dann Hirndrucksymptome
Tumoren der Nervenscheiden	
- Neurinome	Größte klinische Bedeutung hat das Akustikusneurinom („Kleinhirnbrückenwinkeltumor"). Kl.: meist ältere Patienten, Beginn meist mit Ohrgeräuschen (Tinnitus) und einseitiger Hörminderung (Hypakusis), später Hirnnervensymptome (N. facialis, N. trigeminus, N. abducens), Hinterkopfschmerzen, Schwindel, Koordinationsstörungen, Nystagmus, Brechreiz; Th.: operative Tumorentfernung

- Neurofibrome	
- Neurofibrosarkome	
Tumoren der Meningen	
- Meningeome	Gutartigste Hirntumoren, gehen von den Hirnhäuten aus, wachsen verdrängend (nicht infiltrierend), bilden keine Metastasen, neigen zu Verkalkungen, Kl.: zwischen 40.-50. Lbj., je nach Tumorlokalisation z. B. epileptische Anfälle; Th.: radikale operative Entfernung; Prognose: Rezidivneigung
- Meningealsarkome	
Primär maligne Lymphome	Kl.: psychische Veränderungen, Hirndruckzeichen, neurologische Herdzeichen; Th.: Ganzhirnbestrahlung
Mißbildungstumoren	kongenitale Hamartome (= Angiome), erworbene Gefäßaussackungen (Aneurysmen), Gefäßtumoren (Hämangioblastome); Kl.: Hirnblutungen, epileptische Anfälle.
- Hämangioblastome	
- Kraniopharyngeome	Vor allem im Kindes- und Jugendalter, Kl.: durch Verdrängung z. B. Entwicklung eines Diabetes insipidus, Gesichtsfeldausfälle, Hydrozephalus; Th.: radikale operative Tumorentfernung oft nicht möglich, dann trotz unterstützender Strahlentherapie häufig Rezidive
- Epidermoid	
- Lipome	

Tumoren des Hypophysenvorderlappens	
- Hypophysenadenome	Es gibt hormonaktive und hormoninaktive Hypophysenvorderlappenadenome. • hormoninaktive (chromophobe): starke Wachstumstendenz; Kl.: Kopfschmerzen, Gesichtsfeldausfälle, Optikusatrophie durch Druck auf das Chiasma opticum, Symptome des Hormonausfalles (z. B. sekundärer Hypogonadismus) • hormonaktive: – Wachstumshormon-(GH-) produzierende (eosinophile) Adenome: Akromegalie, Gigantismus, Kopfschmerzen, Antriebsmangel, Depression u. a.; Th.: operativ – Adrenokortikotropes Hormon (ACTH) produzierende (basophile) Adenome: Mikroadenome ohne Verdrängung; Kl.: Cushing-Syndrom (Stammfettsucht, Hypertonie, Osteoporose, Striae, Vollmondgesicht u. a.), Einblutungen (sog. Hypophysenapoplexie); Th.: operativ – Prolaktin-produzierende Adenome (Prolaktinome), häufigste Adenome (40%), meist Mikroadenome ohne Verdrängung, Kl.: Infertilität, Galaktorrhoe, Amenorrhoe, Potenzstörungen, Th.: medikamentös bzw. operativ
- Hypophysenadenokarzinome	

Metastasen	
	Bei 10-20% aller extrakraniellen Tumoren kommt es zur Metastasierung ins Gehirn. Als Ausgangstumoren von Hirnmetastasen kommen vor allem in Betracht: • Bronchialkarzinome • Mammakarzinome • Hypernephrome • Melanosarkome Kl.: Kopfschmerzen, epileptische Anfälle, Herdsymptome je nach Lokalisation, Ataxie (bei Kleinhirnmetastasen), Orientierungs- und Bewußtseinsstörungen

DEGENERATIVE HIRNERKRANKUNGEN

MORBUS PARKINSON

auch: Paralysis agitans, Schüttellähmung

Def.:

Aufgrund einer Erkrankung bestimmter Gebiete des Mittelhirns kommt es beim M. Parkinson zur Störung extrapyramidalmotorischer Bahnen. Diese Bahnen steuern normalerweise die unwillkürlichen Muskelbewegungen und den Muskeltonus und sie modifizieren die Willkürmotorik (Pyramidenbahn). Ihr Ausfall führt zu Störungen der normalen Bewegungsabläufe. Etwa die Hälfte der Patienten zeigt auch eine Atrophie der Hirnrinde.

In Deutschland leiden ca. 200 000 Personen an dieser Erkrankung, Männer sind häufiger betroffen als Frauen, der Erkrankungsgipfel liegt zwischen dem (40.) 50. und 60. Lebensjahr.

Ät.:

- hereditär (erbliche Form), „echte“ Parkinson-Krankheit oder Paralysis agitans, autosomal-dominant (seltener rezessiv) vererbt, nur 60% der Anlageträger weisen Symptome auf (die Existenz eines erblichen Parkinson-Syndroms wird von einigen Autoren bestritten).
- postenzephalitisch (nach Hirnentzündungen)
- vaskulär (atherosklerotischer M. Parkinson) bzw. hypoxisch bei akuter Hirnmangeldurchblutung (Herzstillstand, Strangulation, Narkosezwischenfall)
- seltenere Ursachen
  - traumatisch (Boxer, auch: einmalig)
  - CO-, Mangan-, Quecksilber-, Methanol- und andere Vergiftungen
  - medikamentös (Neuroleptika, Flunarizin, Lithium)
  - Tumor
  - Polycythaemia vera
- idopathisch (Ursache unbekannt, weitaus häufigste Form, ca. 85%)

Pathogenese:

Prinzip: Dopaminmangel bei Azetylcholinüberschuß im Mittelhirn. Es kommt zu degenerativen Veränderungen melaninhaltiger Zellen des Mittelhirns (Substantia nigra) mit nachfolgendem Untergang hemmender, dopaminerger (Überträgerstoff: Dopamin) Mittelhirnbahnen. Durch den Dopaminmangel im Mittelhirn kommt es zu einem Übergewicht erregender, cholinerger Bahnen (Überträgerstoff: Azetylcholin) und die Feinsteuerung im extrapyramidalmotorischen System geht verloren. Es kommt zu Störungen in den Bewegungsabläufen.

Kl.:

- klassische Trias:
  - Rigor: als Ausdruck einer extrapyramidalmotorischen Erkrankung kommt es zu einem wechselnden Dehnungswiderstand der Muskulatur bei passiver Dehnung. Der Dehnungswiderstand kann während der Prüfung (z. B. Beugen des Unterarmes im Ellenbogengelenk) immer wieder ruckartig etwas nachlassen: „Zahnradphänomen“.
  - Akinese oder Hypokinesie: Bewegungsarmut sowohl der Willkürmotorik als auch der Ausdrucksbewegungen (Mimik) und Mitbewegungen
  - Ruhetremor (Zittern von Händen, Beinen, evtl. Kopf mit einer Frequenz von 4-7/s.) Unter Tremor versteht man die rhythmische Bewegung von Fingern, Händen, Füßen oder Kopf.
- Bradyphrenie (Verlangsamung aller seelischen Abläufe)

- starre, oft gebeugte Körperhaltung
- kleinschrittiger „trippelnder" Gang (Schwierigkeiten beim Abbremsen der Gangbewegungen)
- Mikrografie (kleine bzw. während des Schreibens kleiner werdende Schrift)
- Verarmung von Gestik und Mimik („Maskengesicht")
- „psychisches Kopfkissen" (in fortgeschrittenen Fällen liegen die Patienten bewegungslos auf dem Rücken, aufgrund der Tonuserhöhung ist der Kopf von der Unterlage abgehoben).
- vegetative Störungen
  - starker Speichelfluß (Hypersalivation)
  - „Salbengesicht" (durch starke Talgdrüsenabsonderung)
  - Tonuserhöhung der glatten Muskulatur von Magen, Darm und Harnblase mit Verstopfung (Obstipation) und Harnverhalt, Temperaturregulationsstörungen
- psychische Störungen: depressive Verstimmungen, symptomatische Psychosen (selten: organische Wesensänderung)
- Komplikationen: Parkinson-Krise mit hohem Fieber, Schweißausbrüchen und Kreislaufversagen, Demenz (wird in unterschiedlicher Ausprägung bei bis zu 30% der Patienten beobachtet, vor allem im Endstadium)

Dg.:

Anamnese, Klinik, PET (Positronen-Emissions-Tomogramm: ermöglicht eine Frühdiagnose), EEG (Verlangsamung), Liquor normal

Th.:

- Allgemeinmaßnahmen: krankengymnastische Behandlung (!), therapeutisches Schwimmen, ggf. logopädische Behandlung, Selbsthilfegruppen usw.
- Medikamente zum Abbau des Azetylcholinübergewichtes oder zur Dopaminanreicherung

Prg.:

Der Verlauf ist trotz Therapie langsam progredient. Die Ergebnisse der Langzeittherapie sind noch immer unbefriedigend.

ENTZÜNDLICHE PROZESSE UND ENTMARKUNGSKRANKHEITEN

MENINGITIDEN

MENINGOKOKKENMENINGITIS

Besonderheiten:

In Deutschland werden jährlich mindestens 2000 Fälle von bakterieller Meningitis gemeldet. Darunter sind etwa 800 Meningokokkeninfektionen (ca. 50% in der Altersgruppe 0-5 Jahre).

Meldepflicht:

Erkrankung und Tod

Erreger:

Neisseria meninigitidis (Meningokokken, gramnegative Kokkenbakterien)

Reservoir:

Der Mensch ist das einzige Erregerreservoir: Erkrankte und symptomlose Keimträger (5-10%, unter epidemischen Bedingungen bis 50%).

Übertragungsweg:

Tröpfcheninfektion

Inkubationszeit:

2-3 Tage

Klinik:

Gehäuftes Auftreten in den Winter- und Frühlingsmonaten. Unabhängig von der Art des Erregers beginnen Hirnhautentzündungen meist mit den Kardinalsymptomen:

- Fieber
- Kopfschmerz
- Nackensteifigkeit (Meningismus)
- Zeichen nach Brudzinski, Kernig und Lasègue sind positiv
  - Brudzinski-Zeichen: passive Kopfbeugung am Liegenden führt zur reflektorischen Beugung der Beine in den Kniegelenken (positiv bei Meningitis, Subarachnoidalblutung, evtl. bei Enzephalitis)
  - Kernig-Zeichen: Unmöglichkeit der aktiven Streckung des Beins im Kniegelenk, wenn der Patient sitzt oder das Bein in der Hüfte gebeugt ist (positiv bei meningealem Syndrom, Ischiassyndrom, Bandscheibenschaden).
  - Lasègue-Zeichen: bei Anheben des gestreckten Patientenbeines (dadurch Dehnung des N. ischiadicus) ausgelöster Schmerz in Gesäß und Oberschenkel der erkrankten Seite (positiv bei Bandscheibenvorfall, Ischiassyndrom und meningealem Syndrom).

Ebenfalls unabhängig vom Erreger treten weitere Symptome auf:

- Schläfrigkeit (Somnolenz), Aktivitätsverlust (Stupor), Erregungszustände (selten)
- Licht- und Geräuschempfindlichkeit
- Überstrecken des Kopfes und Lordose der Wirbelsäule (Opisthotonus)
- evtl. Hirnnervenlähmung, Hirndruck ↑, Lähmungen, Krampfanfälle, gesteigerte Reflexe

Bei Meningokokkenmeningitis zusätzlich:

- als Vorerkrankung oft Pharyngitis (bzw. Infekt, oder Sepsis)
- Hautsymptome (Erregermetastasen in Form von Petechien und hämorrhagischen Nekrosen)

Diagnose:

Anamnese, Klinik, mikroskopischer und kultureller Erregernachweis im Liquor oder im Blut

Therapie:

Antibiotikum so früh wie möglich

Prognose:

Unbehandelt beträgt die Letalität 85%, bei verzögerter Behandlung 10-15%, bei rechtzeitiger Behandlung unter 1%.

Vorbeugung:

Die aktive Impfung ist möglich. Chemoprophylaxe für Personen mit engem Kontakt zu Erkrankten (z. B. Familie) und zur Sanierung von symptomlosen Keimträgern.

ANDERE BAKTERIELLE MENINGITIDEN

Es gibt neben der Meningokokken-Meningitis noch eine Vielzahl durch andere Bakterien ausgelöste Meningitiden. Das klinische Bild der akuten bakteriellen Meningitiden ähnelt dem der Meningokokkenmeningitis (siehe oben).

LERNTEXT 1	HÄUFIGE BAKTERIELLE MENINGITISERREGER
Erreger	**Besonderheiten**
Neisseria meningitidis (Meningokokken) (≈ 20%)	siehe oben
Streptococcus pneumoniae (Streptokokken) (≈ 30%)	schwerer Verlauf (Letalität bis 30%), häufigste Form einer bakteriellen Meningitis im Alter über 40 Jahre, oft fortgeleitet von Streptokokken-Sinusitiden bzw. -otitiden
Haemophilus influenzae b (≈ 50%)	meist Kleinkinder zwischen 6 Monaten und 4 Jahren, respiratorische Infekte als Vorerkrankung, unbehandelt Letalität von fast 100%
Escherichia coli	Früh- und Neugeborene

Enterobakterien und Pseudomonas	Krankenhausinfektionen, bei Abwehrschwäche, Enterobakterium im Alter
Streptokokken der Gruppe B	Früh- und Neugeborene
Listeria monocytogenes	selten, alte Menschen, Abwehrgeschwächte, Neugeborene (intrauterine Infektion)
Meningitis tuberculosa	chronischer Verlauf, nach miliarer Streuung oder Durchbruch von Tuberkelbakterien
Luische Meningitis	Lues Stadium III: Progressive Paralyse = chronische, vorwiegend das Stirnhirn betreffende Enzephalomeningitis
Leptospiren-Meningitis	seröse Meningitis, fast regelmäßige Begleiterscheinung bei Leptospirose; bei leichten Leptospirosen (Fehlen hepatorenaler Schäden) meist führendes Symptom
Begleitmeningitiden (Brucellose, Tularämie u. a.)	s. o.

VIRUSMENINGOENZEPHALITIS

LERNTEXT 2	**HÄUFIGE VIRALE MENINGITISERREGER** (oft Mischbilder in Form von Meningoenzephalitiden)
Erreger	**Besonderheiten**
FSME	Frühsommermeningoenzephalitis
Masern-Virus	gefürchtete Masernenzephalomyelitis (im Gehirn kann kein Virus nachgewiesen werden), tritt bei jedem 1000. Erkrankten auf, Letalität bis 20%, Defektheilungen bis 30%
Mumps-Virus	Meningitis bei Mumps (Parotitis epidemica): in ca 25% d. F. gute Prognose (Meningoenzephalitis: schlechte Prognose, selten)
HI-Virus	40% aller symptomatisch HIV-Infizierten haben neurologische Symptome
Varicella-Zoster-Virus	seltene Komplikation bei Windpocken: Meningoenzephalitis (mit guter Prognose)
EPSTEIN-BARR-Virus	bei Mononukleose: meningeale Reizerscheinungen, selten Meningoenzephalitis
Zytomegalie-Virus	Bei immunsupprimierten Patienten kann es zur (Meningo-)Enzephalitis kommen.
Arbo-Viren (= Togaviren) z. B. Röteln	Röteln-Enzephalitis (1:6000 Erkrankungen), Letalität bis 20%
Coxsackie-Viren und ECHO-Viren	unspezifische, fieberhafte, grippeähnliche Erkrankungen, Lymphknotenschwellung, Myalgien, Myo- und Perikarditis, Meningitis, Exantheme
LCM = Lymphozytäres Choriomeningitis-Virus	grippeähnliche Erkrankungen, selten Meningitis oder Enzephalomyelitis (selten mit tödlichem Ausgang)

ÜBRIGE FORMEN

LERNTEXT 3	ÜBRIGE FORMEN VON MENINGITISERREGERN
Erreger	**Besonderheiten**
Amöben Naegleria fowleri Acanthamoeba	Protozoeninfektion, sehr selten, Amöbenmeningitis beim Baden in freien Gewässern (Süßwasserteiche, aber auch in beheizten Schwimmbadanlagen)
Candida albicans	Pilzmeningitis bei Abwehrgeschwächten
Cryptococcus neoformans Kryptokokkose (Pilz, Hefe)	Pilzmeningitis bei Abwehrgeschwächten z. B. HIV (AIDS)

NEUROLUES

Def.:

Als Neurolues werden alle Spätformen der Lues mit Beteiligung des zentralen Nervensystems bezeichnet. Der Krankheitsgipfel liegt im 5. Lebensjahrzehnt. Es werden drei Krankheitsbilder unterschieden.

- Lues cerebrospinalis (bei ca. 3% der Infizierten)
- Tabes dorsalis (bei ca. 3% der Infizierten)
- Progressive Paralyse (bei ca. 10% der Infizierten)

LUES CEREBROSPINALIS

Sie tritt schon in den ersten 5 Jahren (2-15 Jahre) nach Infektion auf. Chronische Meningoenzephalitis und Meningomyelitis. Kl.: Hirnnervensymptome, Sehverlust durch Entzündung des N. opticus, Augenmuskellähmungen, Hirndruckzeichen, Persönlichkeitsveränderungen, Querschnittssyndrome u. a.

TABES DORSALIS

Aufsteigender Entmarkungsprozeß der Hinterstränge des Rückenmarks (sensible Leitungsbahnen werden zerstört: Hinterstrangdegeneration). Kl.: lanzinierende („wie Lanzenstiche") Schmerzen, häufig im Gebiet des N. ischiadicus, ataktische Gangstörung, Sehstörungen mit Gesichtsfelddefekten, Sehverlust bis zur Erblindung durch Atrophie des N. opticus, Miktionsstörungen, schmerzlose Gelenkdeformitäten der Knie- und Sprunggelenke (tabische Arthropathie).

PROGRESSIVE PARALYSE

Chronische Enzephalopathie mit Nervenzelldegeneration und Markscheidenzerfall, Hirnatrophie fronto-temporal. Kl.: Hirnleistungsabfall, Demenz, Frühzeichen: „Silbenstolpern" (Artikulationsstörung), übersteigerte Mimik („mimisches Beben"), Psychose mit „luischem Größenwahn" (Megalomanie), epileptische Anfälle, reflektorische Pupillenstarre

MULTIPLE SKLEROSE (MS)

auch: Encephalitis disseminata, Encephalomyelitis disseminata, Charcot-Krankheit, Polysklerose

Def.:

Die Multiple Sklerose (MS) ist eine chronisch verlaufende, entzündliche Erkrankung mit multiplen, disseminierten Entmarkungsherden im Zentralnervensystem.

Epidemiologie:

Sie ist eine Krankheit der gemäßigten Zonen (je näher man in Richtung Äquator geht, um so seltener wird das Krankheitsbild) und eine der häufigsten Nervenerkrankungen in Mitteleuropa. (70-100/100000 Einwohner sind erkrankt.) Frauen erkranken häufiger als Männer, der Altersgipfel liegt zwischen dem 14. und 55. Lebensjahr (im Mittel 31 Jahre).

Ät.:

Die Ätiologie der MS ist unklar. Diskutiert werden:

- Virusinfektion: aufgrund des Nachweises von erhöhten Antikörpertitern (Masernvirus u. a.) wird eine lange Zeit latente (verborgene, versteckte) Virusinfektion als Teilursache für möglich gehalten („slow-virus-infection").
- Neuroallergie: Es gibt eindeutige Hinweise auf immunologische Fehlsteuerungen (Autoimmunreaktion gegen Hirnantigene).
- Genetik: Das Risiko einer Erkrankung ist bei Geschwistern 20 x größer als in der Durchschnittsbevölkerung. 25-50 % der eineiigen Zwillinge MS-Kranker sind ebenfalls erkrankt. Eine Häufung bestimmter HLA-(Histokompatibilitätsantigen-) Muster bei MS-Kranken wurde nachgewiesen.
- Myelinvulnerabilität: auch eine besondere Myelinvulnerabilität (Myelinscheide um die Hirnnerven) durch Störung des Myelinstoffwechsels wird als Voraussetzung für die Entstehung der MS diskutiert.

Zusammenfassung: Nach heutigem Stand der Kenntnisse handelt es sich bei der MS um eine Autoimmunerkrankung mit Bildung von Autoantikörpern gegen hirneigene Antigene, die bei Personen mit entsprechender genetischer Voraussetzung (Präposition) durch exogene Faktoren

(z. B. noch unbekannte Viren oder Bakterien) ausgelöst, aber erst viele Jahre später klinisch manifest werden.

Pathogenese:

Das Krankheitsbild führt zu multiplen Entmarkungsherden der weißen (vereinzelt auch der grauen) Substanz (= der Leitungsbahnen) des zentralen Nervensystems. Die Entmarkungsherde werden später durch Glia („Hirnbindegewebe") ersetzt, wodurch eine Verhärtung auftritt, die der Krankheit ihren Namen gegeben hat. Die entmarkten Nerven bleiben erhalten, die Nervenzellen selbst werden nicht in Mitleidenschaft gezogen.

Kl.:

Die MS kann nahezu jede zentralnervöse Erkrankung vortäuschen. Das disseminierte (über einen großen Bereich verstreute) neurologische Symptomenbild und der Verlauf in Schüben und Remissionen gelten letztlich als kennzeichnende Kriterien der Multiplen Sklerose.

Häufige Frühsymptome

- Neurits nervi optici (Optikusneuritis, Retrobulbärneuritis): meist einseitiges Schleiersehen, schmerzhafte Augenbewegung, zentraler Gesichtsfeldausfall
- Doppelbilder durch Augenmuskellähmungen
- Lähmungen oder Ataxien (Störung der Koordination von Bewegungsabläufen)
- Sensibilitätsstörungen (Hinterstrangschädigung)

Weitere Symptome

- Lähmung und Spastik durch Schädigung der Pyramidenbahn
- Blasenentleerungsstörungen (Harndrang, Inkontinenz, Restharn)
- Kleinhirnstörungen, Intensionstremor
- Nystagmus („Augenzittern")
- vegetative Störungen (Blasen-, Darm- und Sexualfunktion)
- Lähmungen des N. facialis, Trigeminusneuralgie (1,5%)
- Sprach- und Sprechstörungen, z. B. skandierende („abgehackte") Sprache
- selten: zerebrale Anfälle (2%)
- psychische Störungen: Euphorie, Dysphorie, Depression
- früher wurde die sog. Charcot-Trias als typisch für MS angesehen (wird ab und zu noch gefragt): Intensionstremor, Nystagmus, skandierende Sprache

Komplikationen:

- Harnwegsinfekte, Pyelonephritiden, Urosepsis durch Blasenentleerungsstörungen

Dg.:

Anamnese, Klinik, typischer pathologischer Liquorbefund, Ableitung evozierter Hirnpotentiale, Computertomografie und (besser) MRT (Magnetresonanztomografie = Kernspin)

Th.:

bis heute eigentlich unbehandelbare Krankheit. Symptomatische Behandlungsversuche mit immunsuppressiver Therapie (Glukokortikoide, Azathioprin, Interferone u. a).

(„Die Krankheit ist ein klassischer Tummelplatz für das Geschäft mit der Hoffnung. Auch dies hat, soweit nicht schädliche Substanzen verwandt werden, gelegentlich eine psychologisch zu begründende Berechtigung“. Johannes Dichgans, Hans-Christoph Diener in: Gross, Schölmerich, Gerok: Die Innere Medizin, Schattauer, 1994,1204)

Sinnvolle symptomatische Behandlungsmaßnahmen sind z. B. Krankengymnastik (!), antispastische Medikamente, Logopädie (bei Sprachstörungen), Selbsthilfegruppen (falls Patient dies wünscht), engmaschige Urinkontrolle und ggf. konsequente (antibiotische) Therapie von Harnwegsinfekten, Blasenkatheter bei Harnretention u. a.

Prognose:

20 Jahre nach Diagnosestellung leben noch 80% der Patienten, ca. 65% sind, wenn auch oft eingeschränkt, arbeitsfähig. Es werden vorwiegend schubförmig remittierende Verläufe (ca. 30%) von zunächst remittierenden, dann chronisch progredienten Krankheitsbildern (ca. 50%) unterschieden. Prognostisch am ungünstigsten sind primär chronisch progrediente Verläufe bei Patienten mit höherem Erkrankungsalter (ca. 20%).

TRAUMATISCHE HIRNSCHÄDIGUNGEN

Hirnschädigungen sind entweder gedeckt (die harte Hirnhaut ist intakt) oder offen (infolge einer Verletzung der harten Hirnhaut besteht eine Verbindung zwischen dem subduralen Raum und der Außenwelt).

Primäre Hirnverletzungen, die als unmittelbare Verletzungsfolge nach dem Trauma entstehen, werden von sekundären Hirnverletzungen unterschieden, die sich mit zeitlicher Verzögerung nach einem Schädel-Hirn-Trauma (SHT) entwickeln (Blutung, Ödem, Infektion).

Bei den gedeckten Hirnverletzungen werden drei Formen unterteilt:

- Hirnerschütterung (Commotio cerebri)
- Hirnprellung oder Hirnquetschung (Contusio cerebri)
- traumatogener Hirndruck (Compressio cerebri; sekundäre Hirnverletzung durch Druckschädigung des Gehirns)

COMMOTIO CEREBRI (HIRNERSCHÜTTERUNG)

Def.:

Eine Hirnerschütterung ist eine, aufgrund einer mechanischen Gewalteinwirkung akut auftretende, voll rückbildungsfähige Hirnfunktionsstörung ohne nachweisbare Substanzschäden am Hirngewebe. Es kommt zu einer sofort einsetzenden, maximal 1 Stunde andauernden Bewußtseinsstörung, meist einer Bewußtlosigkeit.

Kl.:

- Bewußtlosigkeit (sofort einsetzend, maximal 1 Stunde andauernd)
- Erinnerungslücke für den Zeitraum dieser Bewußtseinsstörung (kongrade Amnesie) bzw. noch für eine bestimmte Zeit nach dem Erwachen: anterograde Amnesie. (Besteht eine Erinnerungslücke für die Zeit vor dem Unfall wird von retrograder Amnesie gesprochen. Sie ist stets verdächtig auf eine Hirnsubstanzschädigung und nicht typisch für eine Commotio cerebri.)
- zentral-vegetative Störungen: Übelkeit, Erbrechen, Kopfschmerzen, Schwindel
- Merke: neurologische Ausfälle gehören nicht zur Commotio cerebri!

Komplikationen:

- postkommotionelle Beschwerden. Hierbei kommt es evtl. noch Wochen und Monate nach Commotio cerebri zu Kopfschmerzen, Schwindel, Konzentrationsschwäche, Vergeßlichkeit, Reizbarkeit, Kreislauflabilität (fördernd wirken: hypochondrische Ängste, Entschädigungsansprüche, Schmerzmittelmißbrauch).

Th.:

Bettruhe (für wenige Tage) bis zur Stabilisierung der orthostatischen Regulationsstörungen, Kreislauftraining, möglichst wenig Schmerzmittel

Prognose:

Meist besteht schon nach wenigen Wochen völlige Beschwerdefreiheit.

CONTUSIO CEREBRI (HIRNPRELLUNG, HIRNQUETSCHUNG)

Def.:

gedeckte oder offene Hirnverletzung, die zu einer Hirnsubstanzverletzung führt

Kl.:

- Bewußtseinsstörung/Bewußtlosigkeit. In der Initialphase kommt es meist zu einer längeren, bis zu Wochen dauernden, Bewußtseinsstörung (Bewußtlosigkeit). Die Dauer der Bewußtlosigkeit ist ein Maßstab für die Schwere der Hirnverletzung.

- Amnesie (anterograd und retrograd)
- neurologische Ausfälle: Abhängig vom Ort der Hirngewebeläsion Herdsymptome seitens des Großhirns, des Hirnstamms, des Kleinhirns oder der Hirnnerven.
- Kontusionspsychose: gelegentlich schließt sich an die initiale Bewußtlosigkeit eine für Tage oder Wochen anhaltende Phase mit starker Verwirrtheit, psychomotorischer Unruhe, Halluzinationen und Konfabulationen (Erzählungen ohne erkennbaren Bezug zur Situation, um Gedächtnislücken zu überspielen) an.
- Aufklarung der Bewußtseinslage meist über Durchgangssyndrome mit Störungen der psychischen Elementarfunktionen: z. B. Antriebs-, Erinnerungs-, Wahrnehmungs- oder Denkstörungen. Diese Rückbildungsphase kann sich über Monate bis Jahre hinziehen.
- Komplikationen: Compressio cerebri mit entsprechenden Komplikationen (siehe unten), psychische und neurologische Defektsyndrome, Epilepsie, Hydrozephalus

Dg.:

Anamnese, Klinik, Liquor (häufig blutig), EEG, CT (Computertomogramm)

Th.:

Notarzt, dann intensivmedizinische Überwachung (zentrale Aufgabe: Sicherung einer ausreichenden O_2-Zufuhr zum geschädigten Gehirn). Später Rehabilitation je nach Verlauf (Logopädie, Physiotherapie, Beschäftigungs- und Arbeitstherapie, Umschulungen, gezielte Förderung unter Berücksichtigung der psychischen Defektsyndrome usw).

COMPRESSIO CEREBRI

Def.:

Die Quetschung des Gehirns durch Entwicklung eines Hirndrucks ist eine gefürchtete Komplikation nach Hirnverletzungen (= sekundäre Hirnverletzung).

Ät.:

- Hämatom (epidural, subdural, intrazerebral)
- Hirnödem
- Infektion

Faustregel: Hirndrucksteigerungen in den ersten 48 Stunden nach einem Trauma werden durch Hämatome verursacht, in der Zeit zwischen dem 3. und dem 7. Tag durch Hirnödeme und nach der ersten Woche durch Infektionen.

Kl.:

- Initialsymptome: zunehmende Kopfschmerzen, Erbrechen
- erneute Eintrübung des Bewußtseins nach einem symptomlosen („freien") Intervall (Zeichen einer Hirnblutung)
- Pupillenstörung (einseitige Weitstellung der Pupille = Mydriasis)
- langsam zunehmende Halbseitenlähmung (Hemiparese)
- lebensbedrohliche Einklemmung des Mittelhirns im großen Hinterhauptsloch (Foramen magnum): Schweißausbrüche bei hochrotem Gesicht, Anstieg der Puls- und Atemfrequenz, progredienter Blutdruckanstieg

Dg.:

Anamnese (Trauma, „freies Intervall" usw.), Klinik, CT, MRT (Magnetresonanztomografie)

Th.:

Notarzt, intensivmedizinische Betreuung, Druckentlastung (medikamentöse Behandlung des Hirnödems, chirurgische Dekompression bei Hämatomen, Antibiotika bei Infektionen)

HÄMATOM

Traumatische Hämatome führen über eine Hirndruckerhöhung zu einer Compressio cerebri.

Folgende traumatische Hämatome werden unterschieden:

- Intrazerebrale Hämatome
- Epidurale Hämatome
- Subdurale Hämatome

INTRAZEREBRALE HÄMATOME

Kl.:

- häufig im Schläfen- oder Stirnhirnbereich lokalisiert
- progrediente intrakranielle Drucksteigerung (siehe Klinik der Compressio cerebri)
- neurologische Herdsymptome (z. B. Lähmungen)
- Komplikationen (häufig tödlich): Ventrikeleinbruch, Mittelhirneinklemmung

Dg.:

Anamnese, Klinik, CT, MRT

Th.:

Notarzt, intensivmedizinische Betreuung, ggf. operative Entlastung

EPIDURALE HÄMATOME

Def.:

Blutung über der harten Hirnhaut durch Zerreißung eines arteriellen Gefäßes, meist der A. meningea (meningica) media, oft im Gefolge einer Schläfenlappenfraktur.

Kl.:

- bei „leichten" Hirntraumen (Commotio cerebri): hierbei wird typischerweise ein „freies Intervall" beobachtet, das zwischen der kurzzeitigen anfänglichen Bewußtlosigkeit und einer dann erneut eintretenden fortschreitenden Bewußtseinstrübung und Zustandsverschlechterung liegt.
- bei schweren Hirntraumen hält die, durch eine Hirnkontusion bedingte, initiale Bewußtlosigkeit kontinuierlich an. Ein „freies Intervall" fehlt.
- Kompression einer Hirnhälfte: kontralaterale Hemiparese (= Halbseitenlähmung auf der der Hirnblutung gegenüberliegenden Seite), herdseitige (gelegentlich auch kontralaterale) Weitstellung der Pupille (Mydriasis) durch Lähmung des N. oculomotorius (bzw. der mit ihm laufenden parasympathischen Fasern)

Th.:

Notarzt, intensivmedizinische Betreuung, operative Hämatomausräumung

SUBDURALE HÄMATOME

Def.:

Bluterguß zwischen der Dura mater und den weichen Hirnhäuten aufgrund einer meist venösen Sickerblutung. Entwickelt sich langsam über Tage, Wochen, ja Monate. Oft ist das auslösende Trauma minimal („Bagatelltrauma"), so daß sich die Patienten nicht daran erinnern.

Kl.:

- vorwiegend betroffen sind: Säuglinge, Kleinkinder, ältere Patienten (6.-7. Lebensjahrzehnt) und Alkoholkranke
- wenig dramatischer Beginn
- langsam fortschreitendes organisches Psychosyndrom
- Halbseitenlähmung auf der kontralateralen Seite. (Chronische subdurale Einblutungen können selten auch zu einer akuten Halbseitensymptomatik führen und werden dann häufig als „Schlaganfall" verkannt.)
- gelegentlich epileptische Anfälle

Dg.:

Anamnese, Klinik, Liquor (evtl. blutig), CT (Computertomogramm), MRT (Magnetresonanztomogramm)

Th.:

operative Druckentlastung (Hämatomausräumung) durch den Neurochirurgen

HIRNÖDEM

Def.:

Als Hirnödem wird die Wassereinlagerung im Hirngewebe bezeichnet. Das Ödem führt zu einer Komprimierung des Hirngewebes und damit zu einem Sauerstoffmangel („Hypoxämie") infolge einer Mangeldurchblutung bzw. zu einer oft tödlichen Mittelhirneinklemmung im großen Hinterhauptsloch der Schädelbasis.

Klinik, Diagnostik und Therapie vgl. oben: Compressio cerebri

ENTZÜNDLICHE KOMPLIKATIONEN

Offene Hirnverletzungen sind immer kontaminiert (verunreinigt). Häufig kommt es schon in der Frühphase zu entzündlichen Komplikationen wie z. B. Meningoenzephalitiden, subduralen und epiduralen Empyemen, Abszessen, Phlegmonen.

ZEREBRALE DURCHBLUTUNGSSTÖRUNGEN

Ät.:

- Sauerstoffunterversorgung des Gehirns durch Minderdurchblutung („Ischämie")
  - vermindertes Herzzeitvolumen (z. B. bei Herzinsuffizienz, koronarer Herzkrankheit, Herzrhythmusstörung). Zerebrale Erscheinungen treten häufig als erste Anzeichen einer Herzerkrankung auf.
  - Hypertonie (begünstigt frühzeitige Atherosklerose der Hirngefäße)
  - Hypotonie (führt zu Blutdruckabfall)
  - Strombahnhindernisse
    - ⇒ Hirnatherosklerose (90% der zerebralen Durchblutungsstörungen)
    - ⇒ Verengungen (Stenosen) oder thrombotische Verschlüsse
    - ⇒ Embolien (z. B. aus der Karotisgabel bzw. dem linken Herzen)
    - ⇒ entzündliche Hirngefäßerkrankungen
    - ⇒ Thrombosen der intrakraniellen Venen
- Blutungen
  - intrazerebrale Blutungen
  - subarachnoidale Blutungen

AKUTE ZERBEBRALE DURCHBLUTUNGSSTÖRUNGEN

Klinisch werden vier Formen der akuten zerebralen Durchblutungsstörung unterschieden:

- TIA (transitorische ischämische Attacke)
- PRIND (prolongiertes reversibles ischämisches neurologisches Defizit)
- Hirninfarkt (Enzephalomalazie)
- Intrazerebrale Blutung (Enzephalorrhagie)

TIA

(transitorische ischämische Attacke)

Def.:

plötzlich einsetzende, voll reversible, flüchtige (höchstens 24 Stunden anhaltende) neurologische Störung

Ät.:

- Embolien aus atherosklerotisch veränderten extrakraniellen Gefäßen (z. B. A. carotis externa)
- Embolien aus dem linken Herzen

Kl.:

jeweils nur kurz (nicht länger als 24 Stunden) andauernd:

- Erblindung (Amaurosis fugax), Gesichtsfeldausfälle, Augenmuskellähmungen
- Halbseitenlähmungen
- Sprachstörungen
- Synkopen („drop attacks"), Erinnerungslücken
- Schwindel, Nystagmus, Gangunsicherheit
- Hörminderung, Ohrgeräusche

Dg.:

Anamnese, Klinik (Herz, Blutdruck, Auskultation der Halsgefäße), Augenhintergrund, Dopplersonografie der Halsgefäße und des Herzens, Darstellung der Hirngefäße (zerebrale Angiografie), CT, MRT

Th.:

je nach Ursache (z. B. Behandlung der Herzinsuffizienz oder einer Herzrhythmusstörung, Behandlung der Hypertonie oder Hypotonie), neurologische und ggf. kardiologisch-angiografische Abklärung

Prognose:

TIA und PRIND sind als Vorboten eines drohenden Hirninfarktes zu werten. Häufig folgt diesen reversiblen Krankheitsbildern der irreversible Hirninfarkt. Deshalb hat sich an TIA oder PRIND eine sorgfältige und umfangreiche Diagnostik sowie eine konsequente Therapie der auslösenden Ursache anzuschließen.

PRIND

(prolongiertes reversibles ischämisches neurologisches Defizit)

Def.:

Gehen die Symptome einer TIA nicht innerhalb von 24 Stunden zurück, klingen jedoch im Laufe der nächsten ca. 7 Tage restlos ab, so wird von einem prolongierten reversiblen ischämischen neurologischen Defizit (PRIND) gesprochen (zu Symptomatik, Diagnostik, Therapie und Prognose vgl. TIA).

HIRNINFARKT (APOPLEXIE)

Def.:

Plötzlich einsetzender Hirnuntergang meist infolge einer Ischämie (ischämischer Infarkt: Verminderung oder Unterbrechung der Hirndurchblutung; 85% d. F.), seltener infolge einer Blutung ins Hirn (hämorrhagischer Infarkt, intrazerebrale Blutung, Enzephalorrhagie; 15 % d. F.) bzw. einer Subarachnoidalblutung (SAB).

ISCHÄMISCHER INFARKT (ENZEPHALOMALAZIE)

Ät.: siehe oben

Kl.:

Prinzipiell werden 2 Formen unterschieden. Beim kompletten Infarkt („complete stroke“, CS) stellt sich die klinische Symptomatik in voller Ausprägung ein, beim progressiven Infarkt („progressive stroke“) entwickelt sich der Infarkt infolge einer zunehmenden Thrombosierung der Arterie als progredienter neurologischer Ausfall im Verlauf von Stunden, höchstens 1-2 Tagen, wobei vorübergehende Besserungen möglich sind.

Embolisch bedingte Infarkte treten als plötzliches Ereignis auf. Die Symptomatik ist abhängig von der Lokalisation des arteriellen Verschlusses bzw. des ischämisch gewordenen Hirnbezirks.

- Typische Klinik der Großhirninfarkte: motorische und sensomotorische Halbseitenlähmung mit oder ohne Aphasie (zentrale Sprachstörung)

• Typische Klinik der Hirnstamminfarkte:

Hemiplegia-alternans-Syndrome (Ausfälle einzelner Hirnnerven auf der Herdseite in Kombination mit Lähmungen u./o. Sensibilitätsstörungen auf der kontralateralen - der Herdseite gegenüberliegenden - Seite). Zum Beispiel:

⇒ Hemiplegia alternans oculomotoria: N.-oculomorius-Lähmung auf der Herdseite („ipsilateral") und Halbseitenlähmung auf der gegenüberliegenden Seite („kontralateral"). Hirninfarkt in der Mittelhirnregion (Mesenzephalon).

⇒ Hemiplegia alternans facialis: ipsilaterale N.-facialis-Lähmung und kontralateraler Halbseitenlähmung. Hirninfarkt im Gebiet der Brücke (Pons)

⇒ Wallenberg-Syndrom: Ipsilaterale Schädigung von N. trigeminus, N. vagus, N. glossopharyngeus. Horner-Syndrom (Miosis, Ptosis, Enophthalmus), Nystagmus, Hemiataxie (Störung der Koordination von Bewegungsabläufen auf einer Seite). Kontralateral kommt es zu Empfindungsstörungen. Hirninfarkt im verlängerten Mark (Medulla oblongata)

– Nystagmus, Schwindel
– Doppelbildersehen
– Ataxie (Störung der Koordination von Bewegungsabläufen)
– Dysarthrie (zentral bedingte Sprechstörungen)
– evtl. Tetraplegie (Lähmung aller Extremitäten), Koma, rascher Tod

Dg.:
Anamnese, Klinik, CT, Abklärung der Ursache

Th.:
Notarzt benachrichtigen; keine zu rasche Blutdrucksenkung! Intensivmedizin, später Physiotherapie, Logopädie u. a.

INTRAZEREBRALE BLUTUNG (ENZEPHALORRHAGIE)

Def.:
Ca. 15% der Apoplexien liegen Hirnmassenblutungen zugrunde.

Ät.:
• chronische arterielle Hypertonie (häufigste Ursache)
• Angiome
• Aneurysmen
• Tumoren
• Blutkrankheiten
• entzündliche Gefäßerkrankungen
• Vitamin B1-Mangel

Kl.:

- Bluthochdruck in der Anamnese
- schlagartiger Beginn mit der klinischen Trias:
  - Bewußtseinstörung
  - Halbseitenlähmung
  - Déviation conjuguée (Patient „schaut" zum Blutungsherd)
- evtl. Aphasie (zentrale Sprachstörung)
- Pupillenerweiterung (Mydriasis) auf der Herdseite
- evtl. epileptische Anfälle

Dg.:

Anamnese, Klinik, CT (einzige Möglichkeit zur sicheren Differenzierung zwischen ischämischem Hirninfarkt und Hirnmassenblutung)

Th.:

Notarzt, Intensivmedizin

konservativ:

- medikamentöse Senkung des intrakraniellen Druckes
- vorsichtige, langsame Senkung des Blutdrucks. (Die zu rasche Senkung des Blutdrucks führt zur Ischämie. Dies ist der häufigste Fehler in der Akutphase.)
- Sicherung der Vitalfunktionen

operativ: evtl. Ausräumung des Hämatoms

Prognose:

Die Prognose der Hirnmassenblutung ist erheblich schlechter als die des ischämischen Hirninfarktes. Die meisten Patienten sterben innerhalb der ersten 3 Tage durch einen Einbruch der Blutung in die Ventrikel.

SUBARACHNOIDALBLUTUNG (SAB)

Def.:

Spontane Blutung in den Subarachnodidalraum, meist aus angeborenen oder erworbenen Aussackungen (Aneurysmen) der Hirnarterien. Subarachnoidalblutungen können vor allem im jüngeren und mittleren Alter einem Schlaganfall zugrunde liegen.

Ät.:

- Riß angeborener (kongenitaler) sackförmiger Aneurysmen (hauptsächlich im Stromgebiet der Halsschlagader)
- Riß erworbener atherosklerotischer Gefäßwanderweiterungen (seltener)
- weitere Ursachen: Gefäßmißbildungen, Einbruch intrazerebraler Blutungen in den Subarachnoidalraum, Blutkrankheiten, Antikoagulantien, Avitaminosen, Hirnvenenthrombosen

Kl.:

- meist aus völliger Gesundheit heraus, in 2/3 während körperlicher Ruhe
- stärkster, schlagartig einsetzender Kopfschmerz, vorwiegend in der Nacken-, aber auch in der Stirnregion. (Die Patienten machen bei der Schilderung der Kopfschmerzen in etwa die Handbewegung des „Abstreifens eines Motorradhelms".)
- manchmal Vorboten (Prodromi): Kopfschmerzen und Augenmuskellähmungen
- Übelkeit, Erbrechen
- Bewußtseinstörungen unterschiedlicher Ausprägung (Verwirrtheit bis Koma)
- evtl. Krampfanfälle
- Meningismus (Nackensteifigkeit, positives Lasègue-, Kernig- und Brudzinski-Zeichen)
- evtl. zentral-vegetative Regulationsstörungen wie Temperatur- und Blutdruckanstieg
- neurologische Ausfälle (Hemiparesen, Hirnnervenausfälle u. a).
- Komplikationen: Blutungsrezidiv, Hirninfarkt, Entwicklung eines Hydrozephalus („Wasserkopf")

Dg.:

Anamnese, Klinik, Computertomogramm, MRT, Liquoruntersuchung, Gefäßdarstellung (Dopplersonografie, Angiografie)

Th.:

Notarzt, neurologisch-neurochirurgische Intensivstation

konservativ:

- strikte Bettruhe
- Schmerz- und Beruhigungsmittel
- Stabilisierung der Herz-Kreislauf-Situation (ggf. Senkung hoher Blutdruckwerte)

operativ:

- Beseitigung der Blutungsquelle (Mikrochirurgie, Spezialclips, Koagulation, Kathetertechnik)

Prognose:

Ca. 50% der Patienten mit einer subarachnoidalen Aneurysmablutung sterben in den ersten 4 Wochen, meist an einer Rezidivblutung.

HIRNVENEN UND SINUSTHROMBOSEN

Def.:

lebensbedrohliche Thrombose des Sinus cavernosus (venöser Blutleiter im Innern des Schädels) oder anderer Hirnvenen

Ät.:

septische Thrombophlebitis. (Die Hirnvenen stehen mit den Gesichtsvenen in Verbindung, ein Nasenfurunkel ist - durch septische Streuung in die Hirnvenen - evtl. lebensbedrohlich.)

Blutgerinnselbildung bei gesteigerte Blutgerinnung (Hyperkoagulabilität)

Kl.:

- Bewußtseinsstörung
- Fieber
- Hervortreten des Augapfels (Protrusio bulbi; infolge eines hinter dem Augapfel gebildeten Ödems)
- evtl. epileptische Anfälle
- Hirnnervenausfälle

Dg.:

Anamnese, Klinik, Angiografie

Th.:

Intensivmedizin, Antibiotika, Behandlung des Hirnödems, evtl. blutgerinnungshemmende Medikamente u. a.

EPILEPSIE (ANFALLSLEIDEN)

Def.:

Der epileptische Anfall ist eine vorübergehende, totale oder teilweise Funktionsstörung des Gehirns, hervorgerufen durch plötzlich auftretende Entladungen einzelner Zellverbände in der grauen Substanz des Gehirns.

Merke: Der epileptische Anfall ist ein Symptom, keine Krankheit.

Ät.:

- frühkindlicher Hirnschaden
- intrakranielle raumfordernde Prozesse (Tumoren, Hämatome, Abszesse)
- Hirntraumen (als Frühepilepsie oder noch nach 1-2 Jahren als Spätepilepsie)
- erbliche Disposition
- seltenere Ursachen: Hirnentzündungen (Enzephalitiden), Hypoglykämien (z. B. insulinpflichtige Diabetiker), Hirngefäßerkrankungen, Gefäßmißbildungen, hirnatrophische Prozesse, chronische Vergiftungen (z. B. Alkohol)
- ungeklärte Ursachen: ein großer Teil der Epilepsien bleibt ätiologisch ungeklärt

Klassifikation der Epilepsien:

Es gibt eine Vielzahl verschiedener Ordnungsprinzipien, die sich teils von der Ätiologie, teils vom Anfallstyp, teils von Elektroenzephalogramm (EEG)-Befunden herleiten. Es würde den Rahmen dieses Buches sprengen, auf diese Klassifikationen einzugehen. Die internationale Liga gegen Epilepsie nennt drei große Gruppen:

- fokale (partielle, lokale) Anfälle: motorische, sensible, sensorische und vegetative Symptome, psychische Symptome (Déjà-vu- oder Jamais-vu-Erlebnisse), affektive (Angst, Erregung) und kognitive (Zeitverlust, Unwirklichkeits- oder Depersonalisierungsgefühle) Erlebnisse, Verhaltensabweichungen (Kau-, mimische, gestische oder verbale Automatismen). Fokale Anfälle jeden Typs können zu einem generalisierten Anfall fortschreiten.
- generalisierte Anfälle (konvulsiv oder nicht-konvulsiv): hier zeigen schon die ersten klinischen Veränderungen eine initiale Einbeziehung beider Hemisphären an. Das Bewußtsein kann (muß aber nicht!) gestört sein.
- nicht klassifizierbare epileptische Anfälle: hierzu zählen alle Anfälle, die aufgrund unzureichender Daten nicht klassifiziert werden können (sowie alle, die in die anderen Klassifikationskategorien nicht passen).

Kl.:

Aus der Vielzahl sich oft völlig unterschiedlich manifestierender Anfallstypen sei der „klassische" Grand-mal-Anfall (neue Nomenklatur: generalisierter tonisch-klonischer Anfall) beschrieben.

- Prodromalerscheinungen: vermehrte Reizbarkeit, Schwindel, Kopfschmerzen, motorische Unruhe, depressive Verstimmung
- Aura: bei 10% der Patienten beginnt das Anfallsgeschehen mit einer bewußt erlebten Aura von wenigen Sekunden Dauer z. B. in Form von Sprachstörungen, Lichtblitzen, Blickwendungen, epigastrischem Unbehagen o. ä.
- Initialschrei: der Patient stürzt bei Anfallsbeginn abrupt, häufig mit Ausstoßen eines Schreies („Initialschrei"), bewußtlos zu Boden. Hierbei zieht er sich häufig Verletzungen zu.
- tonisch-klonische Zuckungen: die erste, tonische Phase des Anfalls ist geprägt durch einen Strecktonus der Arme und Beine, durch ein Überstrecken des Kopfes („Opisthotonus"), durch Atemstillstand mit Zyanose und lichtstarre, weite Pupillen. Nach ca. 30 Sekunden folgt dieser tonischen Phase dann eine klonische Phase: rhythmische, klonischen Zuckungen, die etwa ½ bis 2 Minuten andauern und in einer allgemeinen Muskelerschlaffung enden.

- häufig (nicht obligatorisch): Zungenbiß, Einnässen, Einkoten (selten), vermehrter Speichelfluß mit Schaum vor dem Mund, Verletzungen (durch den Sturz).
- Terminalschlaf: nach dem Anfall folgt ein bis zu Stunden dauernder sog. Terminalschlaf, aus dem der Kranke mit einem Muskelkater (starke Muskelbeanspruchung während des Krampfes) erwacht. Häufig befindet sich der Kranke nach dem Anfall in einem Dämmerzustand mit Verwirrtheit, motorischer Unruhe, Ratlosigkeit, Sprech- und Wahrnehmungsstörungen. Für den gesamten Anfall und für diesen evtl. Dämmerzustand besteht eine Erinnerungslücke (Amnesie).
- besondere Verläufe:
  - Bindung der Grand mal-Anfälle an den Schlaf-Wach-Rhythmus: bei manchen Patienten treten die Krämpfe vorwiegend im Schlaf auf („Schlafepilepsie"), bei anderen unmittelbar nach dem Erwachen („Aufwachepilepsie"). Epilepsien, bei denen eine solche zeitliche Bindung an den Schlaf-Wach-Rhythmus nicht vorliegt, bezeichnet man als diffuse Epilepsien.
  - Grand-mal-Serie: mehrer große Anfälle innerhalb weniger Stunden, wobei der Kranke in den Anfallspausen stets wieder bewußtseinsklar wird.
  - Grand-mal-Status oder Status epilepticus: schnell aufeinander folgende Grand-mal-Anfälle, bei denen der Patient zwischen den Anfällen nicht zu Bewußtsein kommt.

KRANKHEITEN UND SCHÄDEN DES PERIPHEREN NERVENSYSTEMS

Wenn periphere Nerven umschriebene Schädigungen erleiden, resultieren Ausfallserscheinungen, die streng auf das distal der Schädigung liegende Versorgungsgebiet des verletzten Nerven beschränkt sind. Je nach Funktion können dann im Versorgungsgebiet des Nerven motorische u./o. sensible u./o. vegetative Leistungen gestört sein. Oft findet sich ein Nebeneinander von schlaffer Lähmung, beeinträchtigter Oberflächen- und Tiefensensibilität und vegetativen Störungen (z. B. Hautblässe, Hauttemperaturabfall, Haarausfall, Nageldeformierung u. ä). Ferner können sich Reflexausfälle, schmerzhafte Gefühlsstörungen (Paraesthesien) sowie Muskelatrophien im nachgeschalteten Gebiet zeigen.

SYMPTOMATIK DER WICHTIGSTEN NERVENLÄSIONEN

NERVENLÄSIONEN DER OBEREN EXTREMITÄT

N.-radialis-Lähmung: Fallhand Merke: bei Schädigung distal (proximaler Unterarm) kommt es zur Lähmung der Fingerextensoren II-V und der Daumenabduktion (keine Fallhand).	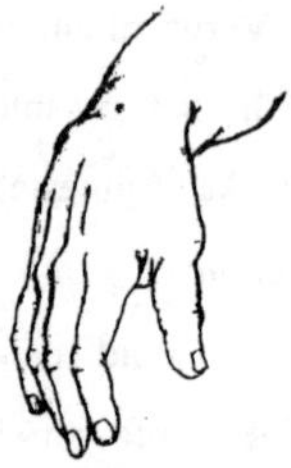
N.-medianus-Lähmung: Schwurhand Merke: bei Schädigung distal (proximaler Unterarm) kommt es nur zur Lähmung der vom N. medianus versorgten Handmuskulatur, vor allem Opposition und Abduktion des Daumens sind ungenügend (positives Flaschenzeichen: ein rundes Gefäß kann nicht völlig umfaßt werden)	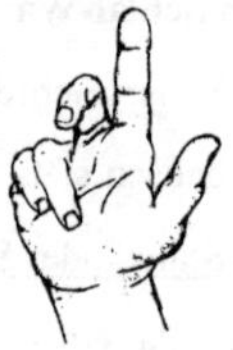
N.-ulnaris-Lähmung: Krallenhand Überstreckt gehaltene Grundglieder und leicht gebeugte Mittel- und Endglieder der Finger.	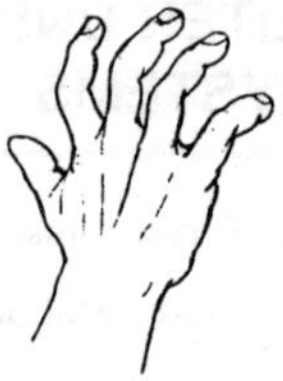

Merksatz für die wichtigsten Nervenläsionen der oberen Extremität: Ich schwöre beim heiligen Medianus, daß ich der Ulna die Augen auskralle, wenn ich vom Rad falle.

KARPALTUNNELSYNDROM

auch: CTS, Medianuskompressionssyndrom, genuine Daumenballenatrophie

Def.:

Eine mechanische Schädigung des N. medianus im verengten Karpaltunnel (infolge Verdickung des Retinaculum flexorum = Lig. carpi transversum) führt zu motorischen und sensiblen Ausfällen im Versorgungsgebiet des N. medianus (Versorgungsgebiet: Daumenballenmuskulatur, Sensibilität der Hohlhand, der Finger 1-3 und der Radialseite des 4. Fingers).

Vor allem bei Frauen zwischen dem 40. und 50. Lebensjahr.

Ät.:

- idiopathisch
- selten: als Folgezustand einer Handverletzung

Kl.:

- sensibel: „Kribbelparaesthesien"; evtl. mit Ausstrahlung in den Unterarm (vor allem nachts).
- motorisch: langsame Atrophie des Daumenballens (Musc. abductor pollicis brevis und Musc. opponens pollicis) mit lokalisiertem Schmerz

Dg.:

Anamnese, Klinik, EMG (Elektromyografie)

Th.:

Dekompression durch operative Durchtrennung des Retinaculum flexorum und Freilegung des Nerven.

NERVENLÄSIONEN DER UNTEREN EXTREMITÄT

Betroffener Nerv	Motorischer Ausfall	Sensibler Ausfall
N.-peronaeus-superficialis-Lähmung Fuß nach innen gedreht (Supination). Eine Hebung des Fußrandes nach außen (Pronation) ist nicht möglich.	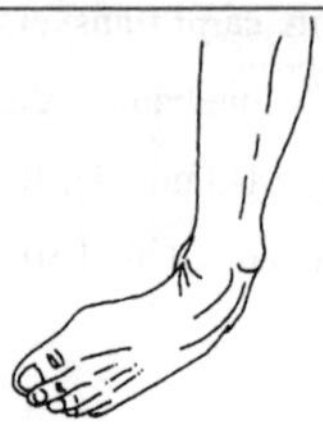	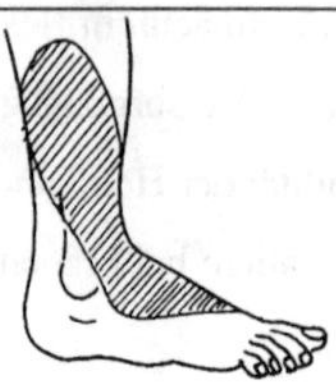
N.-peronaeus-profundus-Lähmung: „Stepper- oder Hahnentrittgang" der Fuß kann nicht angehoben werden, der Fersengang ist nicht möglich.	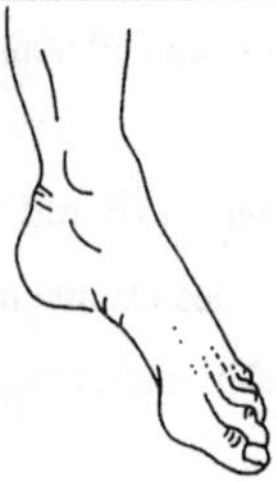	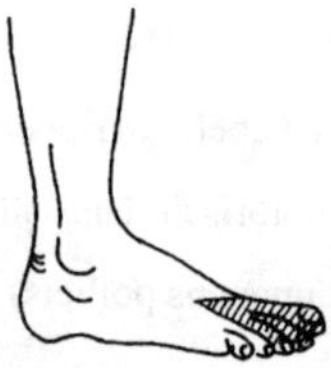
N.-tibialis-Lähmung: „Bügeleisengang" Zehengang nicht möglich, Fuß wird beim Gehen nicht abgerollt, der Fußrand ist nach außen angehoben (Pronationsstellung). Hohlfuß und Krallenzehen.	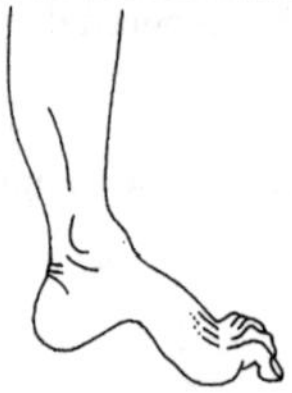	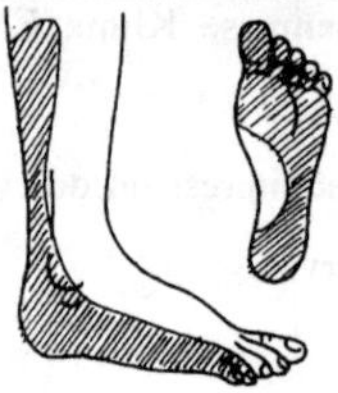
N.-schiadicus-Lähmung kombinierte Ausfälle des N. peronaeus und des N. tibialis (peronäale Anteile meist stärker betroffen)		
N.-femoralis-Lähmung Beinstreckung im Kniegelenk nicht möglich (fehlende Innervation des Musc. quadriceps). Schwierigkeiten beim Treppengehen und beim Aufstehen aus dem Sitzen. Behinderung beim Aufsetzen aus dem Liegen (Schwäche des Musc. iliopsoas: fehlende Beugung des Oberschenkels in der Hüfte).		

POLYNEUROPATHIEN

Def.:

Polyneuropathien sind Erkrankungen der peripheren Nerven mit meist distal symmetrisch betonten sensiblen, motorischen und vegetativen Störungen. In Europa sind der Diabetes mellitus und die Alkoholkrankheit mit Abstand die häufigsten Ursachen für die Entstehung von Polyneuropathien.

Ätiologie und Klassifizierung:

- Diabetische Polyneuropathie
- Alkohol-Polyneuropathie
- Medikamentös-toxische Polyneuropathien (Medikamente: z. B. Chemotherapeutika, Tuberkulostatika, Hypnotika, Antiepileptika, Antirheumatika; Toxine: z. B. Botulismus, Thallium, Arsen, Blei; Vitamin-Mangel, Urämie)
- Polyneuropathie bei Porphyrie
- Entzündliche, parainfektiöse und allergische Polyneuropathien
  - Idiopathische entzündliche Polyneuritis (Polyneuroradikulitis oder M. Guillain-Barré)
  - Post- und parainfektiöse Polyneuritis (z. B.: Borreliose, Diphtherie, Lepra)
  - Serogenetische Polyneuritis
  - Herpes zoster
- Hereditäre motorische und sensible Neuropathien (HMSN)
- Vaskulär bedingte Polyneuropathien (z. B. bei arterieller Verschlußkrankheit, bei Kollagenosen mit Vaskulitis und bei Arthritis mit ischämischen Läsionen peripherer Nerven wie: rheumatoide Arthritis, Panarteriitis nodosa, Wegener-Granulomatose, Lupus erythematodes, Sjögren-Syndrom, Sklerodermie)

Kl.:

- Schmerzen und symmetrische Mißempfindungen der Füße und Hände
- Gefühlsstörungen (Paraesthesien) distal, symmetrisch als strumpf- und handschuhförmige Sensibilitätsstörungen (meist der unteren Extremität): unangenehme Temperaturempfindungen, „Ameisenlaufen“ , quälendes Kribbeln, Brennen der Füße („Burning feet“)
- vegetativ-trophische Störungen (z. B. auch Blasenfunktionsstörungen)
- evtl. Lähmungen (distal betonte Lähmungen aller Extremitäten: „Tetraparese“)
- Eigenreflexe an der unteren Extremität meist herabgesetzt oder erloschen. (Der Achillessehnenreflex fehlt oft schon bevor sensible oder motorische Schäden nachweisbar sind.)
- evtl. Hirnnervenbefall
- evtl. Schwankschwindel und nächtliche Muskelkrämpfe

Dg.:

Anamnese (Alkohol, Drogen, Medikamente, Diabetes mellitus?), Klinik (ausführliche neurologische Untersuchung), ggf. laborchemische Suche nach Giften (Blei, Arsen, Thallium usw).

Th.:

- Behandlung der Grundkrankheit (Alkoholkarenz, Therapie eines Diabetes mellitus)
- Physiotherapie, ergotherapeutisches Training
- Medikamente: Thioctsäure bei Schmerzen, Wadenkrämpfen und Paraesthesien; Analgetika (Paracetamol, Azetylsalizylsäure evtl. in Kombination mit Neuroleptika oder Carbamazepin)

Prognose:

Polyneuropathien sind in der Regel langsam progredient und bilden sich bei erfolgreicher Behandlung evtl. auch wieder allmählich zurück.

PSYCHIATRIE

ALLGEMEINES

Laut klassischer Definition ist die Psychiatrie ein Gebiet der Medizin, das die Diagnostik, Therapie und Prävention der psychischen Krankheiten des Menschen einschließlich deren Erforschung und Lehre umfaßt. Doch nachdem die Psychiatrie Ende des 19. Jahrhunderts medizinische Wissenschaft wurde, kam es vor allem in der zweiten Hälfte des 20. Jahrhunderts zu einer Zurücknahme der medizinischen Einseitigkeit (DÖRNER 1996). Die Einengung der Medizin (Psychiatrie) im 19. Jahrhundert auf den reinen Körperaspekt wurde aufgehoben. Der Glaube an die Erklärbarkeit des (psychisch kranken) Menschen durch irgendeine Einzelwissenschaft schwand. Es kam wieder zu einer Annäherung von Philosophie und Psychiatrie. Eine Vielzahl von neuen Konzepten aus verschiedenen Wissenschaftsbereichen wurde erarbeitet, um menschliches Erleben und Handeln zu beschreiben und zu erklären. Diese veränderten die Psychiatrie. Neue psychoanalytische und lerntheoretische Konzepte gaben wertvolle Impulse. Milieu- und soziotherapeutische Studien verhalfen zu neuen Erkenntnissen im Hinblick auf die sozialen Aspekte psychiatrischer Erkrankungen. Untersuchungen psychiatrischen Handelns („Diagnose als Etikett") und rollen- und kommunikationstheoretische Konzepte brachten neue Denkansätze in die Psychiatrie.

Die Psychiatrie bedient sich aller dieser Methoden und zeichnet sich gerade durch ihre methodologische Vielfalt aus. Die Komplexität der menschlichen Psyche macht unterschiedliche Herangehensweisen bzw. Perspektiven erforderlich.

"Was wissenschaftlich erarbeitet wurde und sich praktisch bewährt hat, muß in seiner Gesamtheit therapeutisch angewandt werden und den Patienten zugute kommen. Der Arzt/Therapeut darf sich nicht auf einzelne Vorgehensweisen, die eher zufällig seiner Ausbildung oder Vorliebe entsprechen, beschränken!" (TÖLLE 1994)

Die ideologischen Verfestigungen und Absolutheitsansprüche einzelner Wissenschaftsbereiche (die es leider nach wie vor gibt), beginnen sich ganz allmählich aufzulösen. So darf nicht versäumt werden, die seelischen und sozialen Beziehungen handelnder Menschen ernstzunehmen. Umgekehrt darf die psychosoziale Wahrnehmung nicht mehr verführen, biologische Prozesse auszublenden (DÖRNER 1996).

Schon im 18. Jahrhundert fühlte sich die Medizin an die philosophische Disziplin der Selbstwahrnehmung gebunden. Auch war es ihr selbstverständlich, bei jeder Krankheit körperliche, seelische und soziale Ursachen gleichwertig zu erwägen. Diesem „ganzheitlichen" Denken verpflichtet, hat sich die Sicht auf die psychisch Kranken verändert.

Wurden sie vorher, genau wie körperlich Kranke, ausschließlich als Träger von Symptomen gesehen, denen eine definierte Krankheit zugrunde liegt, von der sie geheilt werden müssen (medizinisches Modell), so wurde nun gelernt, einen anderen Aspekt psychischer Erkrankung zu sehen, den Aspekt der Beziehung.

Bei Menschen, die irre, abweichend, verrückt sind, kommt es in Beziehung zu anderen, zu sich selbst, zu ihrem Körper, den Anforderungen am Arbeitsplatz, zu ihren Gefühlen zu verfehltem Handeln. Wird der Aspekt der Beziehung berücksichtigt, kann nicht mehr nur von einzelnen Krankheitsträgern ausgegangen werden. Vielmehr müssen alle Teile des Geflechtes, in das der Mensch eingebettet ist, betrachtet werden.

Eine solche Perspektive führt zwangsläufig zu einer breiteren Bedeutung des Begriffes „krank": *„Die Suche nach den kranken Anteilen in einem Menschen wird zur Suche nach den derzeitigen Möglichkeiten und Unmöglichkeiten, eine Beziehung zu sich, zu anderen oder zur Umwelt aufzunehmen"* (DÖRNER).

DIAGNOSTIK IN DER PSYCHIATRIE

Durch die Untersuchung des Patienten unter verschiedenen Aspekten (körperliche und psychologische) werden eine Reihe von Befunden erhoben, die der Beschreibung seiner psychisch-körperlich-sozialen Auffälligkeiten dienen. Diese sind teils objektive (beobachtbare), teils subjektive (vom Betroffenen empfundene, beschriebene) sowie lebensgeschichtliche Daten. Vor allem sind sie persönlich individueller Art.

Das Bestreben einer jeden medizinischen Disziplin ist es, über die individuelle Diagnostik hinaus, allgemein gültige Krankheitsbeschreibungen und -bezeichnungen zu finden und diese zu einer systematischen Krankheitslehre zusammenzufassen (Nosologie). Die vielschichtigen, nebeneinander wirkenden und ineinandergreifenden Entstehungsbedingungen der meisten psychischen Krankheiten machen eine ätiologisch orientierte Systematik, wie sie in anderen Bereichen der Medizin angestrebt wird, in der Psychiatrie sehr problematisch. Psychische Störungen sind nicht auf eine Ursache zurückzuführen, sondern weisen eine komplexe Pathogenese durch verschiedenartige Entstehungsbedingungen auf. Ferner ist noch zu wenig über die Ätiologie bekannt.

Ein Einteilungsprinzip, welches trotzdem eine Systematisierung nach ätiologischen Gesichtspunkten zum Ziel hatte, war die triadische Einteilung (KRAEPELIN 1899). Nach dieser wurde die Gesamtheit psychischer Erkrankungen in drei „Krankheitseinheiten" eingeteilt:

- Exogene Psychosen: Sie liegen vor, wenn eine Erkrankung des Gehirns bzw. eine sonstige körperliche Erkrankung (mit Wirkung auf das Gehirn) nachweisbar ist.
- Endogene Psychosen: Dazu werden die schizophrenen und manisch-depressiven Erkrankungen gezählt. Ätiologisch sollen biologische Anlagefaktoren eine wichtige Rolle spielen.
- Psychogene Störungen: Zu diesen gehören die Neurosen sowie die Persönlichkeits- und psychosomatischen Störungen. Bei der Entstehung spielen vor allem psychodynamische und erlebnisreaktive Faktoren eine ursächliche Rolle.

Diese noch immer von vielen Autoren verwendete (und nach ätiopathogenetischen Kriterien aufgestellte) Gliederung in drei Krankheitskategorien, wird zunehmend in Frage gestellt.

Ihre Kritiker führen zum einen an, daß die Bedeutung (und damit Verwendung) des Begriffes „endogen" uneinheitlich und umstritten sei. Nach einem Autor bedeutet es „nicht somatisch" und „nicht psychogen", nach einem zweiten „idiopathisch" (unbekannte Ursache), während ein dritter mit dieser Beschreibung „organische Ursachen" postuliert.

Zum anderen vertreten sie im Sinne einer mehrdimensionalen Betrachtungsweise die Ansicht, daß aufgrund der gleichzeitigen Wirksamkeit mehrerer Entstehungsbedingungen keine ausschließliche Zuordnung in endogen, psychogen oder exogen möglich sei, denn jeder seelische Gesundheits- und Krankheitszustand (auch der neurotische) stellt eine Mischung aus Beziehung zu anderen, zum eigenen Körper und zum Selbst dar.

Somit bleibt festzustellen, daß es bis heute keine umfassende und allgemein anerkannte psychiatrische Systematik gibt. Eine Einteilung der Krankheiten und damit die Möglichkeit einer psychiatrischen Diagnose ist, obwohl nur eine künstliche Übereinkunft, aus vielen praktischen und wissenschaftlichen Gründen unerläßlich. Sie hilft als „Leitidee" beim Vorliegen eines Symptoms auch an zugehörige, vielleicht verborgene Symptome zu denken. Eine der vielen körperlich definierbaren Erkrankungen muß ausgeschlossen werden. Heute wird versucht, eine Krankheitssystematik über eine Klassifikation zu erreichen.

KLASSIFIKATION

Eine Klassifikation versucht für beschreibbare Krankheitsbilder einheitliche Bezeichnungen zu finden, charakteristische Merkmale zusammenzustellen und diese als Kriterien verbindlich zu formulieren.

Da jedoch die Ansichten der Fachleute vielfach auseinandergehen, werden, um einen möglichst weitreichenden Konsens zu erzielen, größtenteils leicht erkennbare Verhaltensmerkmale in die Klassifikation aufgenommen. Im Gegensatz zur Diagnostik werden hier also subjektive, psychodynamische und biographische Daten kaum berücksichtigt. Während also die Diagnostik vom einzelnen Menschen ausgeht, idiographisch (das Einmalige beschreibend) und mehrdimensional arbeitet, geht die Klassifikation von verallgemeinerten Erfahrungen aus und beschränkt sich auf leicht bestimmbare Merkmale.

Wenn schon bei der Diagnose klar sein muß, daß Begriffe, mit denen wir etwas beschreiben, immer nur Kunstprodukte, Konstruktionen, Modell darstellen, mit denen versucht wird, einen Teil der Wirklichkeit einzufangen, somit also nie die Wirklichkeit selbst sind, so gilt dies für die Klassifikation in noch stärkerem Maße.

So betonen auch einige Autoren die Verschiedenheit von Diagnostik und Klassifikation, während andere eben diese Klassifikation als Diagnoseschema verwenden und nicht weiter differenzieren.

„Dienen die vorgegebenen Kategorien einer Klassifikation und ihre Kriterien bei der Untersuchung als Leitschema, so besteht die Gefahr der Übertragung verallgemeinerter und abstrahierter Daten auf einen konkreten Menschen, dessen individuelle Befunde bei diesem Vorgehen größtenteils unberücksichtigt blieben. Bei der Klassifizierung eines Krankheitsbildes sollte die individuell ermittelte Diagnose in einem sekundären Vorgang einer Klassifikationskategorie zugeordnet werden. Klassifikation ist keine Lehre, sondern ein Instrument" (TÖLLE 1994).

Die bekanntesten Klassifikationssysteme sind:

- DSM-IV: Diagnostic and Statistical Manual ist das Klassifikationsinstrument der American Psychiatric Association.
- ICD-10: International Classification of Diseases wird von der Weltgesundheitsorganisation (WHO) herausgegeben.

Es darf, um es nochmals zu betonen, beim Umgang mit Klassifikationssystemen und Diagnosen niemals außer acht gelassen werden, daß jede Klassifizierung einer psychischen Erkrankung immer eine Frage menschlichen Urteilsvermögens ist, und daß sie den Denkgewohnheiten und herrschenden kulturellen und ökonomischen Strömungen unterworfen ist. Etwas zu benennen, heißt Macht auszuüben, denn welche Definitionen Menschen wählen, um ihre Probleme zu erklären, entscheidet darüber, wie sie handeln werden (TAVRIS 1996). In der Macht, psychische Störungen zu diagnostizieren (und zu etikettieren), liegt ein ungeheures Potential zu helfen, aber auch zu schaden. Das sollte zu einem bescheidenen Umgang mit diesem Instrumentarium ermahnen und dem arroganten Vortäuschen einer diagnostischen Sicherheit entgegenwirken. In vielen Fällen muß die Uneindeutigkeit einer psychischen Störung hingenommen werden.

Diagnosen sind menschliche Urteile, mit all der Weisheit und Dummheit, Einsicht und Blindheit, die menschliches Urteilen eben ausmachen!

ALLGEMEINE PSYCHOPATHOLOGIE

Die Psychopathologie, als Teilgebiet der Psychiatrie, beschäftigt sich mit der *„Beschreibung abnormen Erlebens, Befindens und Verhaltens in seinen seelischen, sozialen und biologischen Bezügen"* (MUNDT). Die psychischen Störungen werden dabei zunächst beschrieben, benannt und geordnet (deskriptive Psychopathologie). Darüber hinaus fragt die Psychopathologie nach den inneren Zusammenhängen der psychischen Störungen (phänomenologische und verstehende Psychopathologie), weiterhin nach den Beziehungen zu tiefenpsychologischen und zwischenmenschlichen Vorgängen (dynamische, interaktionelle Psychopathologie). Unter pathischem (= ohne eigene Aktiviät, schauend, erlebend) Aspekt wird untersucht, wie der Betroffene sich selbst erlebt (TÖLLE 1994).

UNTERSUCHUNG

Im Erstgespräch versucht der Arzt/Therapeut, sich ein genaues Bild von den Krankheitssymptomen, deren zeitlichen Abläufen, der Biographie und möglichen pathogenen Faktoren zu machen.

Dazu gehören:

- Genaue Erfassung der psychopathologischen Symptomatik
- Erhebung des zeitlichen Verlaufs dieser Symptomatik und früherer Krankheitsmanifestationen
- Erfassung sonstiger früherer psychischer Erkrankungen und der allgemeinen Anamnese
- Analyse möglicher körperlicher Veränderungen und psychosozialer Belastungen als Ursache oder Auslöser der jetzigen Erkrankung
- Erhebung der Biographie und Familienanamnese

Dabei sollte nicht außer acht gelassen werden, daß zu jeder psychiatrischen Diagnostik auch eine körperliche Untersuchung mit Fokussierung auf neurologische und internistische Aspekte gehört.

PSYCHOPATHOLOGISCHE SYMPTOME

BEWUßTSEINSSTÖRUNGEN

Oberbegriff für alle Veränderungen der Bewußtseinslage. Es wird unterschieden zwischen quantitativen Bewußtseinsstörungen (im Sinne der Schlaf-Wach-Skala) und qualitativen Bewußtseinsveränderungen (im Sinne einer Einengung, Verschiebung oder Trübung des Bewußtseins).

QUANTITATIVE BEWUßTSEINSSTÖRUNG

- Benommenheit: Patient ist verlangsamt, schwer besinnlich
- Somnolenz: Patient ist schläfrig, aber leicht weckbar
- Sopor: Nur starke Reize können den Patienten wecken
- Koma: Patient ist bewußtlos, nicht weckbar

QUALITATIVE BEWUßTSEINSSTÖRUNGEN

- Bewußtseinstrübung: Mangelnde Klarheit der Vergegenwärtigung des Erlebens im Eigenbereich oder in der Umwelt mit Verwirrtheit des Denkens und Handelns
- Bewußtseinseinengung: Einengung des Umfanges des Bewußtseins, z. B. durch Fokussierung auf ein bestimmtes Erleben (innerpersonal oder außenweltlich), meist verbunden mit verminderter Ansprechbarkeit auf Außenreize (traumhaft verändertes Erleben)
- Bewußtseinsverschiebung: Gefühl der Intensitäts- und Helligkeitssteigerung, der Bewußtseinssteigerung hinsichtlich Wachheit und Wahrnehmung innerpersonaler oder außenweltlicher Vorgänge und/oder dem Gefühl der Vergrößerung des dem Bewußtsein erkennbaren Raumes bzw. der Tiefe (Bewußtseinserweiterung)

ORIENTIERUNGSSTÖRUNGEN

Orientierungsstörungen zeigen sich in einem mangelnden Bescheidwissen in den zeitlichen, räumlichen und persönlichen Gegebenheiten. Nach der Intensität der Störung werden die eingeschränkte und die aufgehobene Orientierung unterschieden.

Inhaltlich werden die zeitliche, die örtliche und die situative Desorientiertheit, sowie die Desorientiertheit zur eigenen Person voneinander unterschieden.

STÖRUNGEN DER AUFMERKSAMKEIT UND KONZENTRATION

Sie zeigen sich in einer Beeinträchtigung der Fähigkeit, die Wahrnehmung in vollem Umfang den durch die Sinne vermittelten Eindrücken zuzuwenden bzw. die Wahrnehmung auf einen bestimmten Sachverhalt zu konzentrieren.

- Aufmerksamkeitsstörungen: Umfang und Intensität der Aufnahme von Wahrnehmungen bzw. von Vorstellungen oder Gedanken sind beeinträchtig
- Konzentrationsstörungen: Störung der Fähigkeit, seine Aufmerksamkeit ausdauernd einer bestimmten Tätigkeit oder einem bestimmten Gegenstand bzw. Sachverhalt zuzuwenden

AUFFASSUNGSSTÖRUNGEN

Die Beeinträchtigung der Fähigkeit, Wahrnehmungserlebnisse in ihrer Bedeutung zu begreifen und sie miteinander zu verbinden. Dabei kann die Auffassung falsch sein, verlangsamt sein oder fehlen.

GEDÄCHTNISSTÖRUNGEN

Die verminderte Fähigkeit, frische und alte Erfahrungen wiederzugeben.

Es werden unterschieden:

- Störungen der Merkfähigkeit: Herabsetzung oder Aufhebung der Fähigkeit, sich frische Eindrücke über eine Zeit von ca. zehn Minuten zu merken
- Störungen des Altgedächtnisses (der Erinnerungsfähigkeit) : Herabsetzung oder Aufhebung der Fähigkeit, länger als ca. zehn Minuten zurückliegende Eindrücke bzw. Kenntnisse im Gedächtnis zu behalten
- Amnesie: Inhaltlich oder zeitlich begrenzte Erinnerungslücke. Man unterscheidet hinsichtlich eines schädigenden Ereignisses (z. B. Hirntrauma) retrograde (ein bestimmter Zeitraum vor dem Ereignis ist betroffen) oder anterograde (ein bestimmter Zeitraum nach dem Ereignis ist

betroffen) Amnesie. Hinsichtlich des Zeitraums, den die Erinnerungslücke betrifft, kann man unterscheiden zwischen totalen und lakunären Amnesien.

- Konfabulation: Erinnerungslücken werden mit Einfällen ausgefüllt, die vom Patienten selbst für Erinnerungen gehalten werden.
- Paramnesien: Umänderung der Erinnerung im Sinne eines Wahns. Zu den Paramnesien gehört auch das Gefühl, bestimmte Situationen schon einmal früher bzw. noch nie erlebt zu haben.

STÖRUNGEN DER INTELLIGENZ

Intelligenz ist eine komplexe Fähigkeit des Menschen, sich in ungewohnten Situationen zurechtzufinden, Sinn- und Beziehungszusammenhänge zu erfassen und neuen Anforderungen durch Denkleistungen zu entsprechen.
Intelligenzstörungen können angeboren (Oligophrenie) oder erworben sein (Demenz) .

FORMALE DENKSTÖRUNGEN

Formale Denkstörungen benennen krankheitsunspezifische Störungen des Denkablaufs. Sie werden vom Patienten subjektiv empfunden und zeigen sich in den sprachlichen Äußerungen.

Es werden unterschieden:

- Denkverlangsamung: Der Gedankengang wird als schleppend und mühsam empfunden. Äußerlich zeigt es sich als Viskosität (Zähigkeit) und Torpidität (fehlende Initiative) des Sprechens und Reagierens des Patienten.
- Umständliches Denken: Im Denkablauf wird Nebensächliches nicht vom Wesentlichen getrennt. Die Hauptaussagen gehen in der Schilderung unwichtiger Details unter. Das Gespräch wird weitschweifig oder pedantisch und kleinkrämerisch.
- Eingeengtes Denken: Einschränkung des inhaltlichen Denkumfanges. Die Patienten haften an einem oder an wenigen Themen und sind auf einige wenige Ziele fixiert (Verarmung der Themen). Der Patient berichtet oft von einem Nichtloskommen von bestimmten Gedanken.
- Perseveration: Mechanische Wiederholung gleicher Denkinhalte und Haftenbleiben an vorher verwendeten Worten oder Angaben, die aber nun nicht mehr sinnvoll sind (Zwangsgedanken sind häufig perseverierend).
- Ständiges Grübeln: Unablässiges Beschäftigtsein mit bestimmten, meist unangenehmen Gedanken, die häufig mit der aktuellen Lebenssituation in Zusammenhang stehen und vom Patienten nicht als fremd erlebt werden.

- Gedankenaufdrängen: Patienten berichten von automatisch ablaufendem Denken. Sie stehen unter übermäßigem Druck vieler Einfälle oder ständig wiederkehrender Gedanken.
- Ideenflucht: Übermäßig einfallsreicher Gedankengang. Durch die vermehrten Assoziationen wechselt das Denkziel laufend. Das Denken wird oberflächlich. Der Patient ist durch äußerliche Reize leicht ablenkbar, gerät vom Hundertsten ins Tausendste, denkt und spricht einen Satz oft nicht zu Ende. Leitsymptom der Manie.
- Vorbeireden: Obwohl durch die Situation ersichtlich ist, daß der Patient die Frage verstanden hat, beantwortet er diese nicht (ohne Absicht), sondern bringt etwas inhaltlich ganz anderes vor.
- Gedankensperrung/Gedankenabreißen: Plötzlicher Abbruch eines sonst flüssigen Gedankenganges ohne erkennbaren Grund.
- Neologismen: Wortneubildungen, die der sprachlichen Konvention nicht entsprechen und häufig aus anderen Wörtern zusammengezogen oder gebildet werden. Für andere oft nicht unmittelbar verständlich, haben sie für den Erfinder eine Bedeutung.
- Inkohärentes (zerfahrenes) Denken: Das Denken hat keinen logischen oder gefühlsmäßig nachvollziehbaren Zusammenhang. Nicht zusammengehörige Denkinhalte werden oft bis zur völligen Unverständlichkeit aneinandergereiht. Bei leichten Formen bleibt der Satzbau zum Teil noch erhalten (Paralogik), während er bei schwereren Formen zerstört ist (Paragrammatismus) bis zu unverständlichem, sinnleerem Wort- und Silbengemisch („Wortsalat“ , Schizophasie).

WAHN

Unter Wahn versteht man krankhaft entstandene, inhaltlich falsche Überzeugungen, die nicht aus anderen Erlebnissen ableitbar sind, mit unmittelbarer Gewißheit (Evidenz) auftreten und an denen der Patient unbeirrbar und unzugänglich für alle Gegengründe (unkorrigierbar) festhält. Wahn als unerschütterliche Überzeugung (lebensbestimmende Realität) ohne zureichende Begründung (Privatwirklichkeit). Wahnphänomene können in unterschiedlicher Form und mit unterschiedlichem Inhalt auftreten. Psychosen, die mit einem andauernden und unerschütterlichen Wahnsystem, aber ohne wesentliche andere psychopathologische Störungen und insbesondere ohne Persönlichkeitsdesintegration einhergehen, werden Paranoia oder Wahnentwicklung genannt.

FORMEN DES WAHNS

WAHNVORSTELLUNG

Diese gehört der Vorstellungswelt des Kranken an. Als Wahneinfall wird hier das plötzliche Aufkommen von wahnhaften Überzeugungen bezeichnet (Verfolgung, Beeinträchtigung, Berufung). Bei der Wahnstimmung handelt es sich um ein unbestimmtes Gefühl des Patienten, daß „etwas los ist", in der Luft liegt, alles ihn angeht. Die Vorgänge der Umgebung erscheinen ihm merkwürdig und seltsam (häufig der Wahnwahrnehmung vorausgehend). Zu den Wahnvorstellungen gehören z. B. auch Größenwahn, Doppelgängerwahn und Kleinheitswahn.

WAHNWAHRNEHMUNG

Einer richtigen Sinneswahrnehmung wird eine abnorme Bedeutung (Eigenbeziehung) beigelegt; ein Gegenstand oder Vorgang wird zwar als das wahrgenommen, wofür ihn auch andere gesunde Menschen übereinstimmend halten, er hat aber eine besondere, nur für den Kranken gültige, also wahnhafte Bedeutung.

WAHNTHEMEN

- Beziehungswahn: Menschen und Dinge der Umwelt werden wahnhaft vom Kranken auf sich selbst bezogen.
- Beeinträchtigungswahn: Im Gegensatz zum Beziehungswahn bezieht der Kranke nicht nur alles auf sich, sondern auch gegen sich.
- Verfolgungswahn: Dieser stellt einen gesteigerten Beeinträchtigungswahn dar. Harmlose Ereignisse werden als Bedrohung oder Verfolgung empfunden.
- Eifersuchtswahn: Fast nur bei Verheirateten auftretend („Wahn ehelicher Untreue"), bei Männern 2-3 mal häufiger als bei Frauen. Für den Kranken steht unumstößlich fest, daß er vom Partner betrogen oder hintergangen wird.
- Liebeswahn: Die Patienten (meist Frauen) glauben, von einer bestimmten Person geliebt zu werden, die diese Beziehung jedoch leugnet.
- Größenwahn: Wahnhafte Selbstüberschätzung (gesellschaftliche Bedeutung, eigene Fähigkeiten und Leistungen betreffend) bis hin zur Identifizierung mit berühmten Persönlichkeiten der Vergangenheit und Gegenwart.
- Kleinheitswahn: Das Gegenteil des Größenwahns. Der Kranke sieht sich als machtlos, verloren und nichtig. In der schlimmsten Form leugnet der Patient seine Existenz (nihilistischer Wahn).

- Schuldwahn: Wahnhafte Überzeugung, gegen Gott, die Gebote, eine höhere sittliche Instanz gefehlt zu haben.
- Hypochondrischer Wahn: Wahnhafte Überzeugung, daß die Gesundheit verlorengegangen oder bedroht ist.

HALLUZINATIONEN

Als Halluzinationen (Sinnestäuschungen, Trugwahrnehmungen) werden Wahrnehmungserlebnisse ohne entsprechenden Außenreiz bezeichnet, die vom Betroffenen für wirkliche Sinneseindrükke gehalten werden. Halluzinationen können auf alle Sinnesgebiete bezogen sein.

Bleibt das kritische Realitätsurteil weitgehend erhalten (die Unwirklichkeit wird erkannt) und werden die Phänomene weniger „leibhaftig" erlebt, so spricht man von Pseudohalluzinationen. Beide sind von Illusionen zu unterscheiden, die nur eine (meist flüchtige) verfälschte Wahrnehmung realer Objekte darstellt.

- Akustische Halluzinationen: Sinnestäuschungen im akustischen Bereich, die in Form von Geräuschen oder Stimmen auftreten (z. B. das eigene Tun des Kranken mit Bemerkungen begleitende Stimmen).
- Optische Halluzinationen: Sinnestäuschungen im optischen Bereich, die von ungeformten optischen Trugwahrnehmungen bis hin zum halluzinatorischen Erleben gestalteter Szenen reichen (typisch für das Delir).
- Olfaktorische Halluzinationen: Sinnestäuschungen im Geruchsbereich (z. B. wird der Geruch von Gas wahrgenommen).
- Gustatorische Halluzinationen: Sinnestäuschungen im Geschmacksbereich (z. B. wird ein fauliger Geschmack im Mund wahrgenommen).
- Zoenästhesien: Sinnestäuschungen im Bereich der Körperwahrnehmung, die nicht als von außen gemacht empfunden werden (Zerren, Brennen, Schneiden oder Anfressen innerer Organe).
- Leibhalluzinationen: Leibliche Beeinflussungserlebnisse, die den „Charakter des von außen Gemachten" haben (Elektrisierung, Bestrahlung oder hypnotische Beeinflussung).

WAHRNEHMUNGSVERÄNDERUNGEN

Bei Wahrnehmungsveränderungen sind Sinneseindrücke hinsichtlich Farbigkeit, Form und Größe verändert.

Hierbei können Sinneseindrücke farbiger, lebhafter, farbloser oder verschleiert sein (veränderte Wahrnehmungsintensität). Bei der Mikro- bzw. Makropsie werden Gegenstände verkleinert bzw. entfernter oder größer bzw. näher wahrgenommen.

ICH-STÖRUNGEN

Unter Ich-Störungen versteht man Störungen des Einheitserlebens im Augenblick und der Identität im Zeitverlauf (JASPERS). Die Grenze zwischen dem Ich und der Umwelt erscheint durchlässig, die Ich-Haftigkeit des Erlebens verändert sich bzw. verschwimmt.

Die Ich-Störungen schizophrener Patienten werden auch als Störung der Meinhaftigkeit (Integrität des Ich) bezeichnet. Der Schizophrene bringt das Erlebte und Empfundene mit einer Beeinflussung von außen in Zusammenhang.

Es werden unterschieden:

- Depersonalisation: Störungen im Einheitserleben einer Person bzw. des Ich-Erlebens, des Bewußtseins seiner selbst. Psychische Vorgänge werden nicht mehr als dem Ich zugehörig und meinhaft erlebt. Der selbstverständliche lebendige Bezug ist verlorengegangen. Der Betroffene erlebt sich selbst entfremdet, unvertraut oder unwirklich.
- Derealisation: Ist die Umgebung in die Entfremdung einbezogen, erscheint sie also unwirklich, fremdartig oder räumlich verfälscht, so spricht man von Derealisation (zusammenfassend vom Entfremdungssyndrom).
- Alternierende (wechselnde) Persönlichkeit: In einem Individuum scheinen verschiedene Persönlichkeiten zu existieren (Spaltungs- und Verdopplungsgefühle, wenn sich Persönlichkeitsanteile scheinbar verselbständigen).
- Gedankenausbreitung: Der Betroffene klagt darüber, daß seine Gedanken nicht mehr ihm allein gehören, daß andere daran Anteil haben (sie praktisch hören können) und wissen, was er denkt.
- Gedankenentzug: Die Betroffenen berichten von der Unfähigkeit, einen Gedanken zu Ende zu denken. Sie haben das Gefühl, es würden ihnen die Gedanken weggenommen, entzogen (von einer Macht oder Kraft).

- Gedankeneingebung: Die eigenen Gedanken und Vorstellungen werden als von außen eingegeben, beeinflußt, gesteuert, gemacht oder gelenkt empfunden.
- Fremdbeeinflussungserlebnisse: Der Betroffene empfindet sein Fühlen, Streben, Wollen und Handeln als von außen gemacht, gelenkt, gesteuert.

STÖRUNGEN DER AFFEKTIVITÄT

Der Bereich der Affektivität oder auch Emotionalität umfaßt sowohl die meist nur kurz dauernden Affekte („Gefühlswallungen" wie Zorn, Wut, Haß, Ärger oder Freude) wie auch die längerfristig bestehenden Stimmungen bzw. länger anhaltenden Gefühlszustände (Traurigkeit, Depression)

Es werden unterschieden:

- Inadäquater Affekt (Parathymie): Gefühlsregung, die nicht der aktuellen Situation entspricht. Gefühlsausdruck und Erlebnisinhalt stimmen nicht überein (Lachen auf einer Beerdigung).
- Affektinkontinenz: Zustand, in dem Gefühlsregungen nur schlecht beherrscht werden können.
- Affektlabilität: Die Affektlabilität ist wie die Affektinkontinenz eine Regulationsstörung. Ein rascher und überschießender Stimmungswechsel schon bei geringfügigen Anlässen.
- Affektarmut: Zustand geringer Affekt- und Gefühlsansprechbarkeit. Der Betroffene wirkt gleichgültig, emotional verhalten, lust- und interesselos („Erstarren, Absterben, innere gähnende Leere").
- Affektstarrheit: Verminderung der affektiven Modulationsfähigkeit. Der Betroffene verharrt ohne Modulation in bestimmten Stimmungen, unabhängig von der äußeren Situation.
- Innere Unruhe: Der Patient klagt, daß er seelisch bewegt, in Aufregung oder in Spannung ist.
- Dysphorie: Mißmutige Stimmungslage.
- Ambivalenz: Gegensätzliche Gefühle (in bezug auf eine bestimmte Person, Vorstellung oder Handlung) bleiben nebeneinander bestehen und führen zu einem angespannten Zustand.
- Euphorie: Zustand des übersteigerten Wohlbefindens, des Behagens, der Heiterkeit, der Zuversicht, des gesteigerten Vitalgefühls.
- Deprimiertheit/Depressivität: Herabgestimmte, negativ getönte Befindlichkeit im Sinne von Niedergeschlagenheit, Freudlosigkeit, Lustlosigkeit, Hoffnungslosigkeit.
- Affekthandlungen: Handlungen, die durch unkontrollierte Gefühlsregungen gesteuert sind („Kurzschlußhandlung").

ZWÄNGE, PHOBIEN, ÄNGSTE

- Angst: Ein auch körperlich empfundenes Erleben des Unheimlichen, Bedrohlichen und Gefährlichen. Im Gegensatz zur Realangst (bei Katastrophen oder Gefahrensituationen) ist die neurotische Angst nicht auf Bestimmtes bezogen („frei flottierende Angst").
- Phobien: Auf bestimmte Situationen oder Objekte der Umwelt gerichtete Angst.
- Zwangsgedanken: Aufdrängen von nicht unterdrückbaren Denkinhalten, die entweder selbst sinnlos oder in ihrer Persistenz und Penetranz als unsinnig und meist als quälend empfunden werden.
- Zwangshandlungen: In der Art oder Intensität als sinnlos erkannte und meist als quälend empfundene, nicht unterdrückbare Handlungen, meist aufgrund von Zwangsimpulsen oder Zwangsbefürchtungen.
- Hypochondrische Befürchtungen: Sachlich nicht begründbare, beharrlich festgehaltene Sorge um die eigene Gesundheit.

STÖRUNGEN DES ANTRIEBS UND DER PSYCHOMOTORIK

Störungen, die die Energie, Initiative und Aktivität eines Menschen betreffen (Antrieb) sowie die durch psychische Vorgänge geprägte Gesamtheit des Bewegungsablaufes (Psychomotorik).

Antriebsarmut: Mangel an Energie und Initiative, u.a. an der spärlichen spontanen Motorik und der mangelnden Aktivität erkennbar.

- Stupor: Motorische Bewegungslosigkeit.
- Mutismus: Wortkargheit bis Nichtsprechen.
- Antriebshemmung: Hier werden im Gegensatz zur Antriebsarmut die Initiative und Energie vom Patienten nicht als an sich vermindert, sondern als gebremst erlebt.
- Antriebssteigerung: Zunahme der Aktivität im Rahmen einer geordneten und zielgerichteten Tätigkeit.
- Logorrhoe: Übermäßiger Rededrang.
- Motorische Unruhe: Ziellose und ungerichtete motorische Aktivität, die sich bis zur Tobsucht steigern kann.
- Automatismen: Der Betroffene führt automatische Handlungen aus, die er als nicht von sich selbst verursacht empfindet.
- Negativismus: Auf eine Aufforderung hin wird automatisch das Gegenteil des Verlangten oder gar nichts getan.

- Befehlsautomatie: Automatenhaftes Befolgen gegebener Befehle.
- Echolalie/Echopraxie: Alles Gehörte oder Gesprochene wird nachgesprochen oder nachgemacht.
- Ambitendenz: Ein gleichzeitiges Bestehen entgegengesetzter Willensimpulse macht ein entschlossenes Handeln unmöglich.
- Stereotypien: Äußerungen auf sprachlichem und motorischem Gebiet mit der Tendenz, lange Zeit in immer gleicher Form wiederholt zu werden (und die sinnlos erscheinen).
- Tic: Gleichförmig wiederkehrende, rasche und unwillkürliche Muskelzuckungen.
- Paramimie: Mimisches Verhalten und affektiver Erlebnisgehalt stimmen nicht überein.
- Manierismen: Sonderbare, unnatürliche, gekünstelte, posenhafte Züge des Verhaltens.
- Aggressivität: Neigung zu Tätlichkeiten.

NEUROSEN

ALLGEMEINES

ZUM NEUROSEBEGRIFF

Der Neurosebegriff war und ist vor allem wegen seiner auf Sigmund Freud zurückgehenden Bestimmung über psychodynamische Inhalte ein umstrittener Krankheitsbegriff. Je nach wissenschaftlichem Standort des Betrachters entstanden in der Folge zum Teil stark voneinander abweichende Auffassungen zu den Entstehungsmodi, Entwicklungen, zur Terminologie und Einteilung der Neurosen. „Neurose“ stellt somit eine nur unscharfe und unklare Bezeichnung psychischer Phänomene bzw. menschlicher Ausdrucksmöglichkeiten dar. Dies spiegelt sich in der Tatsache wieder, daß sowohl im DSM-IV als auch im ICD-10 das Neurosekonzept fallengelassen und durch den rein beschreibenden Begriff der neurotischen Störung ersetzt worden ist. Diese Tatsache macht deutlich, daß alle Einteilungssysteme und Erklärungsmodelle in der Psychiatrie beim heutigen Stand des Wissens nur einen provisorischen Charakter besitzen.

PSYCHOANALYTISCHE NEUROSENTHEORIE

Die psychoanalytische Neurosenlehre stellt das theoretisch am weitesten ausdifferenzierte Modell neurotischen Erlebens und Handelns dar.

Eine Neurose ist demnach eine psychogene Störung, deren Symptome symbolischer Ausdruck eines psychischen Konflikts sind, der seine Wurzeln in der Kindheitsgeschichte des Subjekts hat; die Symptome sind Kompromißbildungen zwischen dem Wunsch und der Abwehr.
(LAPLANCHE/PONTALIS)

KONFLIKTVERARBEITUNG

Ein zentraler Begriff in der psychoanalytischen Neurosenlehre ist der Konflikt. Wenn in einem Menschen zwei Strebungen von wesentlicher Bedeutung widersprüchlich bzw. unvereinbar und unter einem Entscheidungsdruck aufkommen, dann entsteht ein Konflikt. Dieser kann adäquat, d. h. situationsgerecht oder realitätsgerecht erledigt werden, indem z. B. die widersprüchlichen Strebungen in das Gesamterleben integriert werden. Neurotisches Konflikterleben dagegen ist gekennzeichnet durch folgende Merkmale (nach TÖLLE):

- der Mensch neigt zu bestimmten, weitgehend festgelegten Einstellungen und Verhaltensweisen;
- der Mensch ist nicht in der Lage, eine Lösungsmöglichkeit oder einen Kompromiß zu erreichen.

Neurotische Erlebens- und Handlungsweisen können sich also auf dem Boden inadäquater Verarbeitung von Konflikten entwickeln.

ANGST

Untrennbar verbunden mit der Konfliktverarbeitung ist die Angst. Alle Menschen müssen in bestimmten Situationen mit Angst umgehen. Gelungene Lösungen führen in der Situation zu einem größeren Handlungsspielraum, Angst kann dann zur Gefahrenkontrolle genutzt und verringert werden. Verfehlte (neurotische) Lösungen dagegen führen dazu, daß die Angst als Gefahr gesehen und krampfhaft vermieden wird. Einengung des Handlungsspielraums ist die Folge.

Angst kann als ein zentraler Aspekt bzw. als Basis jeder Neurose angesehen werden. Ein verdrängter Konflikt z. B. erzeugt die Angst dadurch, daß seine Dynamik die Integrität des Individuums immer wieder irritiert oder beeinträchtigt. Neurosen erscheinen dann als fehlgeleitete Versuche des Ichs, Angst, Unlust und Schmerz zu vermeiden (HOFFMANN 1992).

ABWEHRMETHODEN

Ein weiterer wichtiger Aspekt bei der Beschreibung neurotischer Anteile ist die Abwehr. Abwehrhandlungen dienen dem Schutz der Person vor ihr unliebsamen Impulsen und Gefühlen. Unerträgliches, angstbesetztes und mit dem psychischen Gesamt nicht vereinbares Erleben wird dabei aus dem Bewußtsein ferngehalten (KUIPER). Der Preis für diesen Schutz ist die Einengung. DÖRNER nennt die Abwehr auch Panzerung. Je gepanzerter ein Mensch, desto weniger Möglichkeiten der Wahl bieten sich ihm. Unbeweglichkeit und Eingeengtheit ist die Folge. Bei zu starker Ausprägung beeinträchtigen Abwehrmethoden die Selbstwahrnehmung eines Menschen und charakterisieren seine Beziehung zu sich und seiner Umwelt. Somit ist nur das Übermaß der Verwendung von Abwehr als neurotisch zu bezeichnen, während Abwehr an sich eine Funktion darstellt, derer auch das gesunde Ich bedarf.

- Verdrängen: Unliebsame Gefühle werden so weit aus der eigenen Aufmerksamkeit herausgedrängt, daß sie nicht mehr als zu einem selbst gehörig erlebt werden. Verdrängung richtet sich vor allem gegen von innen kommende Impulse oder Gefühle und zeigt, wie offen ein Mensch mit sich sein kann bzw. wie eng er sich sehen muß.
- Projektion: Der Unlust erregende Impuls wird in die Außenwelt, also auf einen anderen Menschen verlagert. „Nicht ich bin zu dir aggressiv, sondern du bedrohst mich mit deiner Wut."
- Introjektion: Erlebnis- und Verhaltensweisen eines anderen werden wie etwas eigenes erlebt, d. h. sich zu eigen gemacht. Unliebsame Gefühle werden in sich hineingeholt, um sie von außen nicht als Gefahr zu erleben.
- Isolieren: Ein Erlebnis wird nicht vergessen, aber es wird von seinem Affekt isoliert. Man kann dann rein intellektuell über intensive Gefühle reden ohne sie zu empfinden.
- Reaktionsbildung: Die Umkehr der Unlust erzeugenden Impulse in konträre, sozial wertvolle Verhaltensweisen. Aggressivität wird in „Übergüte" umgewandelt.
- Regression: Unlustvollen Impulsen bzw. unliebsamen Anforderungen wird ausgewichen durch Zurückgehen auf frühere Entwicklungsstufen (infantile Verhaltensweisen) .
- Rationalisierung: Tendenz, für ein Verhalten mit nicht akzeptablem Motiv eine plausible, logisch-rationale Begründung zu geben.
- Wendung gegen die eigene Person: Da es nicht gelingt, Wut und Haß gegen die Leute zu richten, die diese Gefühle betreffen, kann man nur die eigene Person hassen und alle Gefühle der Wut gegen sich selbst richten.
- Ungeschehenmachen: Beseitigung von Schuldgefühlen durch magische (sich evtl. ständig wiederholende) Handlungen oder Unterlassungen.

Abwehr ist also einerseits eine Entlastung, da Konfliktspannung und Angst reduziert werden, andererseits führt sie bei übermäßiger Verwendung zu immer weiterer Einengung (Panzerung) . Für einen Menschen, der schließlich in Abwehr seiner Kränkung beginnt, seine Beziehungen neurotisch zu gestalten, stellen die Symptome zunächst einen Kompromiß (oder gar Gewinn) dar, der das Leben erträglicher macht.

FORMEN

Es werden unterschieden:

- Symptomneurosen: Es entstehen Beeinträchtigungen, die als „Ich-fremd" störend und bedrängend erlebt werden. Je nachdem auf welchem Gebiet die Symptome auftreten wird von Psychoneurose (Manifestation v. a. im Psychischen, z. B.: Zwänge, Phobien usw.) bzw. von Konversionsneurose (Manifestation v. a. im Körperlichen, z. B.: Herzneurose, psychogene Lähmung usw.) gesprochen.
- Charakterneurosen oder Persönlichkeitsstörung: Hier hat sich der Mensch mit den neurotischen Entwicklungen soweit identifiziert, daß sie als „Ich-synton", als zugehörig zur Persönlichkeit erlebt werden. Ein ganzer Charakter wird in die „Panzerung" integriert.

LERNTHEORETISCHE NEUROSENLEHRE

Aus lerntheoretischer Sicht entstehen Neurosen auf dem Boden von Verhaltensdefiziten (z. B. mangelnde Bewältigungsstrategien), Vermeidungsverhalten oder auch Habituationen (Gewöhnung). Dabei kommt es über Fehlkonditionierungen zu Fehlanpassungen. Neurosen stellen demnach durch Lernvorgänge ausgelöstes Fehlverhalten dar.

INTEGRATIVE DEFINITION

Sowohl das psychoanalytische als auch das lerntheoretische Konzept sehen die Neurose als im Laufe des Lebens erworben an, wobei die Psychoanalyse ihren Fokus auf die frühe Entwicklung richtet und unbewußte Konflikte betont, deren Lösungsversuche die Neurosen darstellen, während die Lerntheorie im wesentlichen verfehlte Lernvorgänge in der Ätiologie betont.

Hierbei darf nicht außer acht gelassen werden, daß die Art und Weise, wie neurotische Phänomene interpretiert werden, mit den jeweiligen Modellen zusammenhängt und von diesem Bezugssystem her relativiert werden muß (HOFFMANN 1992).

Beim Vergleich der verschiedenen Ansätze zum Neurosebegriff lassen sich eine Reihe übereinstimmender Elemente herausarbeiten:

- Neurosen sind überwiegend psychogen und nur zum geringeren Teil somatogen bedingt.
- Die Abweichung von der Norm läßt sich eher als quantitative, denn als qualitative beschreiben.
- In der Regel ist die soziale Einordnung erhalten und der Verlauf nicht so destruierend wie bei den Psychosen.
- Die gegenwärtigen Erlebens- und Handlungsweisen stehen mit den Entwicklungs- und Lernprozessen der Lebensgeschichte in einem kausalen Zusammenhang.

Eine die verschiedenen Ansätze berücksichtigende (integrierende) Definition könnte nach HOFFMANN folgendermaßen lauten:

„Neurosen sind psychogene, überwiegend umweltbedingte Erkrankungen, die eine Störung im psychischen und/oder körperlichen und/oder charakterlichen Bereich bedingen. Das psychoanalytische Verständnis sieht in den Neurosen unzureichende symbolische Verarbeitungsversuche unbewußter, in ihrer Genese infantiler Konflikte oder Traumen. Die Lerntheorie betont die genetische Bedeutung von Konditionierungen in der Folge verfehlter, zu starker oder schwacher Lernvorgänge.“

Ergänzend müssen genetische, hirnorganische und soziale Faktoren mitberücksichtigt werden.

NEUROSE ALS KRÄNKUNG DER BEZIEHUNG

Mit DÖRNER kann neurotisches Handeln somit gesehen werden als:

- Störung im Umgang mit Beziehungen zu sich selbst und zu anderen;
- verfehlte Lösungsversuche, die statt mehr Handlungsspielraum zu schaffen, immer mehr einengen (panzern);
- Ergebnis der unentwegten Anwendung einer und derselben „bewährten" Lösung, auch dann, wenn sich die Umstände längst geändert haben;
- die Unfähigkeit eines Individuums, sein Handeln in einem Kontext neu zu arrangieren;
- eine bestimmte Form des Agierens, der Beziehungsgestaltung.

Die Neurosenentstehung ist demnach als ein komplexer Vorgang anzusehen, bei dem die erworbene Einschränkung des Handelns eine zentrale Rolle spielt. Der neurotisch handelnde Mensch ist dabei unfrei und eingeschränkt.

Einen anderen wichtigen Aspekt beschreibt DÖRNER wie folgt:

„Menschen, die zu neurotischen Lösungen neigen, sind aus Gründen innerer Unausgeglichenheit genötigt, sich im Sinne eines (gesellschaftlichen) Wunschbildes und damit auch auf sozial erwünschte Weise darzustellen. Sie (und wir) lassen nicht zu, sie als emotional labil, unterwürfig, mutlos, schwankend, gereizt oder undiszipliniert wahrzunehmen und leben zu lassen."

ABGRENZUNG

Entwicklungsstörungen und Konflikte (sowie deren Abwehr) sind in jeder Biographie zu finden. Der Übergang von adäquater Verarbeitung und neurotischer Fehlverarbeitung ist fließend. Eine scharfe Abgrenzung von „gesund" und „neurotisch" ist kaum möglich.

- Neurosen können in Abgrenzung zur Psychose als weniger schwere und weniger eigengesetzlich verlaufende psychische Störungen bezeichnet werden, bei denen es zu keiner Desintegration des Ich und zu keinen schweren Residualzuständen kommt. Ihr Verlauf ist oft chronisch, aber nur selten progredient. Auf bedrohliche oder belastende Ereignisse können Neurosen nicht zurückgeführt werden. Sie scheinen eher langfristige Entwicklungen darzustellen, die aus inneren Bedingungen heraus erwachsen (TÖLLE 1994). In der Praxis ist eine Unterscheidung in manchen Fällen schwer zu treffen.

- Psychogene Reaktionen (neurotische Reaktionen) sind im Unterschied dazu Störungen des Handelns, die bei akuten Belastungen (Arbeitsplatzverlust, Tod eines Partners) entstehen.
- Psychosomatische Störungen umfassen den Bereich diffuser körperlicher Mißempfindungen bis hin zu nachweisbaren organischen Befunden mit psychogener Beteiligung oder Verursachung.

Da eine Kränkung der Beziehung zu sich selbst oder der Umwelt (Neurose) sowohl eine Sache der Seele, als auch eine des Körpers ist, erscheint die strikte Trennung der Kategorien neurotisch und psychosomatisch als sehr fragwürdig. Eine Trennung bzw. Unterscheidung von Seelischem und Körperlichem gibt es nicht. Jedes Individuum löst ihm unlösbar erscheinende Situationen auf eine für ihn charakteristische Weise. Bei einem wird die Seele mehr sprechen, beim anderen der Körper (DÖRNER).

NEUROTISCHE SYNDROME

Neurotische Anteile lassen sich nach folgenden Gesichtspunkten beschreiben:

- Umgang mit Konflikten/Angst
- Abwehrmethoden
- Neurotische Syndrome (Typen des Auslebens)

Neurotisches Handeln wird hier verstanden als eine Form der Beziehungsgestaltung, der inneren Kompromißbildung, als Ausdrucksmöglichkeit für bestimmte Situationen. Der Mensch ist einer bestehenden Anforderung nicht gewachsen. Die langjährige Panzerung führte zu einer dramatischen Einengung des Handlungsspielraums. In Abwehr der Kränkung entsteht das neurotische Agieren. Hier einige Formen:

DEPRESSIVE NEUROSE

auch: neurotische Depression, Dysthymia (wird von einigen Autoren synonym verwendet, beschreibt jedoch eher die depressive Persönlichkeit)

Eine depressive Symptomatik kommt vor bei:

- reaktiver Depression (depressiver Reaktion)
- depressiver Neurose (neurotischer Depression)
- Melancholie (endogener Depression)
- depressiven Syndromen bei Schizophrenie oder bei organischen Psychosen

Def.:

Chronische, depressive Verstimmung geringeren Ausprägungsgrades

Allgemeines:

Während sich die Störungen bei der reaktiven Depression auf vorausgegangene aktuelle Konflikte zurückführen lassen, scheint bei der depressiven Neurose die anhaltende Konfliktkonstellation von größerer Bedeutung zu sein. Aktuelle Konflikte können zwar Anstoß sein, ohne jedoch die Ursache darzustellen. Eine Trennung erweist sich in der praktischen Diagnostik trotzdem oft als äußerst schwierig.

Kl.:

- traurige Stimmung, nichts wird genossen
- Einschlafstörungen
- Suizidgedanken
- Müdigkeit, alles wird zur Anstrengung
- Abendtief
- Gefühl der Unzulänglichkeit
- Selbstvorwürfe und Schuldgefühle (werden bewußt erlebt)
- Ärgergefühl und fremdaggressive Impulse (werden nicht bewußt wahrgenommen)
- Tendenz, andere zu beschuldigen
- Selbstwertgefühl ist gemindert
- früher Beginn, jahrelanger Verlauf

Th.:

- Psychotherapie. z. B. psychoanalytische oder klientenzentrierte Therapie
- Medikamente:
  - Tranquilizer nur vorübergehend als „Krücke“ oder „Überbrückung“
  - Antidepressiva nur während sehr tiefer Verstimmungszustände (therapeutischer Effekt ist erwiesen, jedoch weniger ausgeprägt als bei Melancholien)

Prognose:

Trotz erhöhter Suizidalität günstiger als bei den meisten anderen Neurosen

ZWANGSNEUROSE

auch: anankastisches Syndrom, Zwangssyndrom

Def.:

Störungen, bei denen Zwangsgedanken und/oder Zwangshandlungen im Vordergrund stehen. Unter Zwang werden Vorstellungen, Handlungsimpulse und Handlungen zusammengefaßt, die sich einem Menschen aufdrängen und gegen deren Auftreten er sich vergebens wehrt.

Kl.:

Die Besonderheit pathologischer Zwangsphänomene besteht darin, daß bestimmte Gedankeninhalte oder Handlungen:

- sich stereotyp wiederholen
- sich aufdrängen
- als sinnlos oder gar unsinnig erlebt werden
- nicht durch Ablenken oder ähnliche Strategien vermieden werden können

Es werden unterschiedliche Formen von Zwangsphänomenen unterschieden:

- Zwangsgedanken („Bei jedem Kontakt mit Menschen beschmutze ich mich.“)
- Zwangsimpulse (z. B. das eigene geliebte Kind zu verletzen)
- Zwangshandlungen (z. B. sich waschen, aufräumen, alle Schalter kontrollieren)

Der Mensch kann die Handlungen nicht lassen, da die Folge des Unterbrechens von Zwangshandlungen extreme Angst ist oder weil anstelle der Zwangsgedanken plötzlich Wünsche auftauchen, die für seine zwischenmenschliche Beziehung gefährlich werden können.

Th.:

- Psychotherapie: z. B. verhaltenstherapeutische Strategien, Entspannungsverfahren
- Medikamente: serotonerge Antidepressiva (Clomipramin), selektive Serotonin-Wiederaufnahme-Hemmer (Fluvoxamin)

Prognose:

Verläufe sind sehr verschieden, jedoch sehr häufig chronisch; ein vollständiges Sistieren der Zwangssymptomatik wird selten erreicht. Eine Verminderung des Leidensdruckes und eine verbesserte Kontrolle durch Einsatz psychotherapeutischer und pharmakologischer Verfahren ist anzustreben. Durch die Beobachtung des Auftretens von Zwangssymptomen bei organischen Störungen, sowie der Wirksamkeit von Antidepressiva erhielten die neurobiologischen Theorien zur Ätiologie von Zwangsstörungen wieder etwas Auftrieb.

ANGSTNEUROSE UND PHOBIE

Allg.:

Es werden drei Angstformen unterschieden (nach TÖLLE):

- Realangst stellt sich ein bei äußerer Bedrohung, Katastrophen- und Gefahrensituationen. Der Mensch reagiert mit Panik, Ausweichen, Flucht, aber auch mit Wut und Aggression.
- Existenzangst ist eine allgemeine Erfahrung des Menschen als eines Lebewesens, das sich im Laufe seiner Entwicklungsgeschichte aus der Verbundenheit mit der Natur gelöst hat. Der Mensch ist damit zumindest teilweise aus der biologischen Führung freigegeben und somit *„der erste Freigelassene der Schöpfung"* (HERDER). Für die gewonnene Freiheit zahlt der Mensch mit dem Verlust an naturhafter Geborgenheit und der bestehenden Möglichkeit, sich in der kulturellen Evolution zu verirren (SCHARFETTER 1990). Aus diesem *„Schwindel der Freiheit"* (KIERKEGARD) erwächst die Existenzangst.
- Neurotische Angst entsteht aus einer innerlich erlebten Bedrohung, ist eine Angst aus einem internalisierten (verinnerlichten) Konflikt. Das Konflikterleben bleibt dabei unbewältigt, insbesondere wenn die Abwehrmöglichkeiten nicht ausreichen.

Def.:

- Angstneurose ist eine generalisierte, anhaltende und nicht nur auf bestimmte Situationen oder Objekte begrenzte („frei flottierende") Angst. Es bestehen unrealistische Befürchtungen, motorische Spannung und vegetative Übererregbarkeit.
- Phobie ist eine an bestimmte Situationen, Räume, Gegenstände, Tiere oder Menschen geknüpfte, lokalisierte Angst.
- Panikstörung wird mit der Trias von Leibsensationen, vegetativen Störungen und Sterbeangst beschrieben. Die neuen Diagnosesysteme teilen die Beschwerdebilder, die herkömmlich als Angstneurose bezeichnet werden, in die Panikstörung und die generalisierte Angst. Dagegen beschreiben nach wie vor viele Autoren die Panik als anfallsartig auftretende Angstneurose oder Phobie.

Kl.:

Sowohl die normale als auch die pathologische Angst sind immer ein körperliches und ein seelisches Phänomen!

- Tachykardie, Palpitationen, Brustschmerzen
- Tremor
- Harndrang, Durchfall, abdominelle Beschwerden

- Ohnmachtsgefühl
- kalter Schweiß
- Dyspnoe, Erstickungsgefühle, Hyperventilation
- Paraesthesien („Kribbeln")
- „weiche Knie"
- Angst zu sterben, Angst vor Kontrollverlust, Angst vor der Angst
- innere Unruhe und Angespanntheit

Th.:

- Psychotherapie:
  - Verhaltenstherapie
  - psychoanalytisch orientierte Verfahren
  - Entspannungsverfahren u.a.
- Medikamente:
  - trizyklische Antidepressiva (Clomipramin)
  - Benzodiazepine (Tavor) nur in der akuten Krise

Prognose:

Spontanheilungen sind möglich. Häufig chronischer, dabei z. T. wellenförmiger Verlauf mit längeren symptomfreien Intervallen.

NEUROTISCHES PSYCHOVEGETATIVES SYNDROM

auch: neurotische Neurasthenie, Erschöpfungssyndrom, vegetative Dystonie

Def.:

Ein durch psychophysische Überbeanspruchung (meist mit Konfliktspannung verbunden) verursachter Zustand, der sich in Leistungsinsuffizienz und in Symptomen vegetativer Dysregulation äußert. Psychische und körperliche Symptome sind dabei eng miteinander verwoben.

Kl.:

- in erschöpftem Zustand besteht innere Gespanntheit und Hektik
- Konzentrationsschwäche und Leistungsinsuffizienz
- Reizbarkeit, Schreckhaftigkeit
- Lustlosigkeit, Bedrücktsein
- verzögertes Einschlafen, unruhiger Schlaf
- Schwindel, Kopfschmerzen, Kopfdruck, „unfreier" benommener Kopf

- Ohnmachten, Blutdruckschwankungen, Flimmern vor den Augen
- Neigung zum Erröten und Erblassen
- Tachykardie, Extrasystolen
- Verdauungs-, Blasen- und Genitalstörungen
- motorische Symptome (Muskelschwäche, Tremor)
- Lebhaftigkeit der Eigenreflexe
- „Dekompensation des sympathischen Nervensystems"

Th.:

- Lebensweise korrigieren
- Psychotherapie (z. B. Entspannungsverfahren)
- Physiotherapie

KONVERSIONSNEUROSE

auch: hysterische Neurose, dissoziative Störung der Bewegung/Sinnesempfindung

Def.:

Konversion ist die Umwandlung eines verdrängten seelischen Konfliktes in eine körperliche Symptomatik („Sprung ins Somatische"). Die Konversionssymptome, die den Konflikt symbolisch zum Ausdruck bringen, zielen auf einen Krankheitsgewinn ab. Ferner wird die Aufmerksamkeit von möglichen unliebsamen Gefühlen abgelenkt.

Kl.:

Ein hysterisch handelnder Mensch kann zwischen sich und anderen keine Spannungen zulassen. Da er aber auf jeden Fall sozial erwünscht handeln möchte, werden auftauchende Spannungen als körperliche „Symptome" versteckt. Die starke Abhängigkeit des hysterisch Handelnden von kultureller Umgebung und Mode sowie von den Werten der Bezugsgruppe veränderte das Erscheinungsbild dieser Störung in den letzten Jahrzehnten von den massiven, hysterischen Darbietungs- und Darstellungsformen zu den psychosomatischen (psychophysisch tiefer verankerten) Intimformen. D. h. es überwiegen heute vergleichsweise diskrete, unaufdringliche körperliche Funktionsstörungen (HUBER 1994).

- psychogene Lähmungen, oft als Astasie und Abasie (Unfähigkeit zu stehen und zu gehen)
- funktioneller Tremor („Schütteltremor")
- Sensibilitätsstörungen (entsprechen nicht den Bereichen der zentralen bzw. peripheren Innervation)

- Schmerzzustände (v. a. Kopf- und Bauchschmerzen, evtl. mit Erbrechen)
- psychogene Blindheit und Taubheit
- funktionelle Anfälle (den epileptischen Anfällen ähnlich, „arc de cercle“ : Aufstützen des Hinterkopfs und der Fersen unter gleichzeitigem Emporheben der Körpermitte als elementare sexuelle Gebärde), heute selten
- Stimmlähmung
- Störungen der Schluck- und Würgefunktion („Globus hystericus“)
- Starrezustände nach Art eines Totstellreflexes (analog ähnlichen Reaktionen bei Tieren)

DD:

Charakteristika zur Abgrenzung gegenüber primär organischen Störungen:

- der Ausdruckscharakter
- die Zweckgerichtetheit
- das demonstrative Anbieten

Th.:

- Psychotherapie
  - Hypnose
  - Verhaltenstherapie
  - Psychoanalyse u.a.
- Physikalische Therapie („ernst nehmen“ der körperlichen Symptome ohne sie positiv zu verstärken)

Prognose:

Die Symptomprognose ist relativ günstig, die zugrunde liegende neurotische Fehlhaltung ist jedoch therapeutisch schwer zu beeinflussen.

DISSOZIATIVE STÖRUNGEN

Allgemeines zu den Begriffen:

Nach der klassischen Neurosenlehre werden verschiedene Untertypen hysterischer Neurosen unterschieden. Neben dem „Konversionstyp“ (siehe oben) ist vor allem der „dissoziative Typ“ (psychogene Amnesien, Trancen u. a.) zu nennen. Da aber die Dissoziation heute als integrierender und basaler Mechanismus bei allen hysterischen Erscheinungsbildern betrachtet wird (NEMIAH 1980) und das Erklärungsmodell der Konversionsneurosen dem der dissoziativen Bewegungs- und Empfindungsstörungen entspricht, verzichtet das ICD-10 völlig auf die Bezeichnung Konversionsneurose und führt diese Phänomene unter den dissoziativen Störungen der Bewegung und Sinnesempfindung (z. B. dissoziative Krampfanfälle) auf.

Def.:

Störungen, bei denen es zu einer teilweisen oder vollständigen Entkopplung von seelischen (oder körperlichen) Funktionen kommt. Was eigentlich zusammengehört, fällt auseinander; ein zusammengehöriger psychischer Vorgang zerfällt in einzelne Teile bzw. findet seinen Niederschlag in körperlichen Symptomen (Konversionsneurose).

Formen:

- Dissoziative Amnesie: Sie ist gekennzeichnet durch die plötzliche Unfähigkeit, sich an wichtige persönliche Daten zu erinnern. Meist ist die Erinnerungslücke unvollständig und beschränkt sich auf bestimmte Inhalte (selektive Amnesie) oder auf einen umschriebenen Zeitabschnitt (lokalisierte Amnesie). Die Amnesie setzt meist abrupt ein und endet plötzlich.
- Dissoziative Fugue: Ein plötzliches, unerwartetes Weggehen aus der gewohnten Umgebung, verbunden mit der Annahme einer neuen Identität und der Unfähigkeit sich an die frühere zu erinnern. Meist nach belastenden Ereignissen.
- Multiple Persönlichkeitsstörungen: Hier sollen zwei (oder mehr) unterschiedliche Persönlichkeitszustände innerhalb einer Person existieren, die typischerweise nichts voneinander wissen und/oder wiederholt die volle Kontrolle über das Verhalten übernehmen. Diese Störung wurde in vollständiger Ausprägung in Deutschland seit Jahrzehnten nicht mehr diagnostiziert. (DD: Schizophrenie und Simulation)
- Pseudodemenz (Ganser-Syndrom): Der Mensch wirkt desorientiert und zeigt oft groteske Fehlhandlungen, in denen er systematisch alles falsch macht. Charakteristisch ist das „Vorbeireden". Die Antwort geht haarscharf vorbei, z. B. 2x3=5oder7.

HYPOCHONDRISCHE SYNDROME

Def.:

Bei der hypochondrischen Störung besteht die übermäßige Angst oder Befürchtung, an einer schweren körperlichen Erkrankung zu leiden, obwohl für die weitgehend unspezifischen körperlichen Symptome keine organische Ursache gefunden werden kann.

Kl.:

Die Befürchtungen beziehen sich vor allem auf:

- das Herz
- den Magen-Darm-Trakt
- Harn- und Geschlechtsorgane
- Gehirn und Rückenmark

Th.:

Psychotherapie (medikamentöse Therapie ist in der Regel kontraindiziert)

Prognose:

meist langwierig; die hypochondrische Fehlhaltung durchzieht v. a. bei ausgeprägt sensitiven Persönlichkeiten oft die ganze Biographie

EßSTÖRUNGEN

Def.:

Die meist in der Pubertät oder Adoleszenz beginnenden Eßstörungen sind durch eine intensive Furcht vor dem Dickwerden, ein verändertes Eßverhalten sowie eine Störung der Körperwahrnehmung charakterisiert. Eßstörungen sind potentiell chronische Erkrankungen, insbesondere die Anorexie ist mit einer hohen Mortalitätsrate belastet.

ANOREXIA NERVOSA

auch: Magersucht, Pubertätsmagersucht

Allgemein:

Durch die Nahrungsverweigerung und durch die ihr folgende Amenorrhoe (Ausbleiben der Menstruation) wird im übertragenen Sinne eine Verweigerung der Übernahme der weiblichen Rolle erzielt. Haß und Wut und letztlich Trauer sind die verdrängten Gefühle (DÖRNER). Anerkennung wird durch ein hohes Leistungs- und Aktivitätsniveau gesucht. Sowohl bei der Anorexie als auch bei der Bulimie (siehe unten) scheinen genetische Faktoren von Bedeutung zu sein. Beginn ist meist zwischen dem 12. und 23. Lebensjahr. Mädchen sind achtmal so häufig betroffen wie Jungen.

Kl.:

- Ablehnung der Nahrungsaufnahme
- deutliche bis extreme Abmagerung (bis zu 30 kg, mind. 20% unterhalb der Norm)
- Amenorrhoe
- Hypotonie, Bradykardie und niedriger Grundumsatz
- Obstipation
- heimliche Provokation von Erbrechen
- Phasen von Heißhunger
- übertriebener Ehrgeiz, der - wie die ganze Krankheit - etwas selbstzerstörerisches hat
- übertriebene körperliche Aktivität
- Gebrauch von Appetitzüglern, Diuretika

Th.:

- Somatotherapeutische Maßnahmen: bei zu starkem Gewichtsverlust („Wiederauffütterung", hochkalorische Sondenernährung)
- Psychotherapie: schwierig, da die Patienten in der Regel keine Krankheitseinsicht haben und dem „therapeutischen Arbeitsbündnis" ein starkes Autonomieideal entgegensteht

Prognose:

Nachuntersuchungsstudien zeigen nach 5 Jahren bei 40% der PatientInnen einen guten „Heilungserfolg", 25% boten einen eher ungünstigen Verlauf. Nicht selten findet ein Syndromwandel zu anderer neurotischer Symptomatik bzw. eine Chronifizierung statt.

BULIMIE

auch: Eß-Brech-Sucht

Def.:

Bulimie ist durch das häufige Auftreten zeitlich begrenzter „Freßanfälle" und aktive Gewichtskontrolle durch selbst provoziertes Erbrechen und/oder die Verwendung von Abführmitteln (auch Diuretika und Appetitzüglern) definiert.

Allg.:

Die Abgrenzung der Bulimie (mit normalem Körpergewicht und Fehlen des Wunsches nach extremer Magerkeit) von der Pubertätsmagersucht als eigenständiger neurotischer Störung, ist aufgrund der häufigen Übergänge unsicher und umstritten (HUBER).

Kl.:

- krankhafte Furcht davor, dick zu werden
- Patientin setzt sich Gewichtsgrenze weit unter dem „Normalgewicht"
- Symptome der Mangelernährung bei einigermaßen normalem Körpergewicht
  - vegetative Störungen
  - gastrointestinale Beschwerden
  - Elektrolytverschiebungen
- Heißhungeranfälle mit selbstinduziertem Erbrechen (durchschnittlich mindestens zwei „Freßanfälle" pro Monat über einen Mindestzeitraum von drei Monaten)
- Angst vor Kontrollverlust
- häufig Übergänge in affektive Störungen (depressive Symptomatik) oder in Zwangsstörungen

Prognose:

In einer Studie über zwei Jahre wurde bei 41% der PatientInnen nach diesem Zeitraum noch eine bulimische Symptomatik gefunden.

PERSÖNLICHKEITSSTÖRUNGEN

ALLGEMEINES

Unter Persönlichkeitsstörungen werden tief verwurzelte, anhaltende und weitgehend stabile Verhaltensmuster verstanden, die sich in starren Reaktionen auf unterschiedliche persönliche und soziale Lebenslagen zeigen (MÖLLER 1996). Die Persönlichkeit, verstanden als die Summe der Eigenschaften, die dem einzelnen Menschen seine chrarakteristische, unverwechselbare Individualität verleiht, wird beherrscht von Extremvarianten einer bestimmten seelischen Wesensart. Diese extreme Ausprägung von bestimmten Persönlichkeitszügen macht sich hinderlich und störend bemerkbar.

Die Abweichung vom gesunden Seelenleben besteht weniger in dem Merkmal an sich, als in dessen Prägnanz und Dominanz (TÖLLE).

Viele Autoren sprechen von Psychopathienund Psychopathen. Da diese Begriffe einen abwertenden Bedeutungswandel erfahren haben bzw. eine starke gesellschaftliche Wertung ausdrücken, wird ihre Verwendung heute zunehmend vermieden.

Es wäre jedoch zu einfach, könnte das gesellschaftliche Werturteil (Verurteilung?) allein durch eine Begriffsänderung berührt werden. Bestimmte Eigenschaften gelten nunmal als besser für die Anpassung, so daß die anderen, die es nicht so gut tun, dann immer als psychopathische Anteile angesehen werden. Es gilt an dieser Stelle zu betonen, daß diese Menschen „anders", nicht aber schlechter oder minderwertiger sind (DÖRNER). Für die Definition des Begriffs der psychopathischen Persönlichkeit ist die Durchschnittsnorm und nicht eine Wertnorm maßgebend.

Im Rahmen psychoanalytischer Theorien wird auch der Begriff „Charakterneurose" verwendet. Damit soll zum Ausdruck gebracht werden, daß zwar die für den psychoanalytischen Neurosebegriff entscheidende subjektive Betroffenheit besteht, daß aber keine typische neurotische Symptomatik vorliegt. Die Störung erfaßt vielmehr die gesamte Persönlichkeit bzw. der ganze Charakter wird in die „Panzerung" integriert. Im Vergleich zu den sog. Symptomneurosen (z. B. neurotische Depression) ist das Leidensgefühl hier diffuser und nicht um ein Symptom zentriert.

„Psychopathische" Persönlichkeiten gelten als angeborene und angelegte Variationen: den Erlebnissen im weitesten Sinne, der Umwelt vorgegebene Dispositionen zu bestimmten Eigenschaften, Reaktions- und Verhaltensweisen. Da jedoch die Determiniertheit durch Anlagefaktoren nicht absolut ist, also ein gewisser Freiheitsspielraum, die Möglichkeit zur Selbstgestaltung bleibt, sollten auch bei den Persönlichkeitsstörungen sowohl Umwelteinflüsse als auch psychodynamische Zusammenhänge beachtet werden.

Während also bei den Neurosen mehr die psychologisch-dynamische Entwicklung betont wird, ist es bei den Persönlichkeitsstörungen die vorgegebene, konstitutionell und erblich fixierte Grundstruktur, die im Vordergrund steht, ohne daß hier wie dort grundsätzlich und im Einzelfall eine exakte Gewichtung der Anlage- und Umweltfaktoren möglich wäre (HUBER).

SPEZIELLE FORMEN (AUSWAHL)

Es ist natürlich sehr problematisch und bleibt letztlich unbefriedigend, eine bestimmte Persönlichkeit einem Typus zuzuordnen. Dies ist grundsätzlich nur möglich, wenn man sich bewußt macht, daß die Zuordnung nur einzelne, unter bestimmten Gesichtspunkten herausgehobene Eigenschaften erfaßt und nicht den ganzen Menschen, noch nicht einmal das Wesentliche der seelischen Seite des einzelnen Individuums (HUBER).

Persönlichkeitsstörungen treten erstmals in der Kindheit (oder Adoleszenz) in Erscheinung und manifestieren sich endgültig im Erwachsenenalter.

PARANOIDE PERSÖNLICHKEITEN

Def.:

Menschen, die in verschiedensten Situationen die durchgängige und ungerechtfertigte Neigung zeigen, die Handlungen anderer als absichtlich erniedrigend oder bedrohlich zu interpretieren.

Merkmale:

- übertriebene Empfindlichkeit (vor allem gegenüber Ablehnung und Mißerfolg)
- ausgeprägtes Mißtrauen
- humorlos und emotional rigide
- leicht gekränkt und dann in beharrlicher Weise streitbar
- kämpferisch und aggressiv (selten auch hilflos und resignativ)

Paranoide Persönlichkeitsstörungen dürfen nicht mit Wahnerkrankungen (paranoide Psychosen) verwechselt werden!

SCHIZOIDE PERSÖNLICHKEITEN

Def.:

Es besteht ein in den verschiedensten Situationen auftretendes durchgängiges Verhaltensmuster, das durch Gleichgültigkeit gegenüber sozialen Beziehungen und eingeschränkte emotionale Erlebnis- und Ausdrucksfähigkeit gekennzeichnet ist.

Allg.:

Die Bezeichnung „schizoide Persönlichkeit" geht auf die Konstitutionslehre von E. KRETSCHMER zurück, bei der es um die Beziehung zwischen Primärpersönlichkeit und Psychose ging. Heute weiß man, daß die Mehrzahl schizoider Persönlichkeiten nicht an Schizophrenie erkrankt und umgekehrt die meisten Schizophrenen keine schizoide Primärpersönlichkeit aufweisen.

Merkmale:

- reserviert, scheu, zurückgezogen
- Neigung, ihr Inneres vor der Umwelt zu verbergen
- emotionale Kühle und schroffes Wesen einerseits
- Überempfindlichkeit und Verletzbarkeit andererseits
- auf Lob oder Kritik erfolgt jeweils nur eine schwache Reaktion
- meist fehlen natürliche Kontakte, soziale Bindungen sind gestört
- Prinzipienreiterei, Pedanterie, Moralismus und Fanatismus

SENSITIVE (SELBSTUNSICHERE) PERSÖNLICHKEITEN

Def.:

Die sensitive Persönlichkeit zeichnet sich durch ein durchgängiges Muster von Anspannung und Besorgtheit, Angst vor negativer Beurteilung und Schüchternheit aus.

Merkmale:

- mangelndes Selbstvertrauen, Insuffizienzgefühle und Unentschlossenheit
- innere Unsicherheit und Unfreiheit in Verbindung mit
- übertriebener Ehrgeiz
- überaus empfindsam und leicht zu beeindrucken
- geringe Durchsetzungsfähigkeit
- durch Kritik übermäßig leicht verletzbar
- Ärger und Kummer wird „heruntergeschluckt"

- belastende Erlebnisse oder Konfliktspannungen können durch Abwehrmaßnahmen schlecht kompensiert werden
- Unmöglichkeit der Entladung (Aggressionshemmung)
- Möglichkeiten zur Affektverarbeitung und Affektäußerung sind mangelhaft

ANANKASTISCHE (ZWANGHAFTE) PERSÖNLICHKEITEN

Def.:

Zwanghafte Persönlichkeiten sind gekennzeichnet durch ein durchgängiges Muster von Perfektionismus und Starrheit, sowohl im Denken als auch im Handeln. Der Übergang zur Zwangsneurose ist fließend.

Merkmale:

- übergenau in allen Lebensbereichen,
- Unordnung erscheint unerträglich, Bedürfnis nach ständiger Kontrolle
- ausgesprochene „Gewissensmenschen" (starkes Über-Ich)
- selbst gesetzte, übermäßig strenge und oft unerreichbare Normen führen zu Konflikten
- Pedanterie und Konventionalität
- Rigidität und Eigensinn
- Unentschlossenheit und Zweifel als Ausdruck einer tiefen persönlichen Unsicherheit

DEPRESSIVE PERSÖNLICHKEITEN

auch: nach ICD-10: Dysthymia

Def.:

Eine depressiv gefärbte, pessimistische oder skeptische Lebensgrundstimmung mit Unfähigkeit zu unbeschwerter Freude, Neigung zu nagenden Zweifeln an Wert und Sinn des Daseins, zu Grübeleien und Selbstzerpflückung, Lebensangst und -unsicherheit.

Merkmale:

- still und zurückhaltend
- gehemmt und bedrückt
- depressive Struktur kann sich hinter einer Maske von Gelassenheit und Betriebsamkeit („Fluchtmanie") verbergen
- innere Trostlosigkeit kann von gepflegtem Ästhetentum oder anmaßend-aristokratischer Haltung kaschiert sein

- hart und streng gegen sich selbst
- unermüdlich tätige Pflichtmenschen, dabei eher auf Unauffälligkeit bedacht; sie erreichen kaum gehobene Positionen
- wenig mitteilsam

MERKE: Neurotische Depressionen lassen sich von reaktiven Depressionen und depressiven Persönlichkeiten nur sehr schwer unterscheiden bzw. trennen. Zwischen den einzelnen Typen, die nicht endogen-depressive Phasen affektiver Psychosen sind, bestehen kontinuierliche und breite Übergänge (HUBER)!

DISSOZIALE (ANTISOZIALE) PERSÖNLICHKEITEN

auch: Soziopathie, soziopathische Persönlichkeitsstörung

Def.:

Ein Muster von verantwortungslosem und antisozialem Verhalten, das in der Kindheit oder frühen Adoleszenz beginnt und bis ins Erwachsenenalter fortdauert. Im Gegensatz zu den bisher beschriebenen Formen wirkt sich dieses vor allem im sozialen Bereich aus.

Merkmale:

- andauernde Verantwortungslosigkeit und Mißachtung sozialer Normen, Regeln und Verpflichtungen
- Unfähigkeit zum Erleben von Schuldbewußtsein und zum Lernen aus Erfahrung, besonders aus Bestrafung
- dickfelliges Unbeteiligtsein gegenüber den Gefühlen anderer und Mangel an emotionaler Einfühlung (Empathie)
- andauernde Reizbarkeit (geringe Frustrationstoleranz)

THERAPIE

Untersuchungen haben gezeigt, daß als eindeutig psychopathisch diagnostizierte Menschen nach fünf Jahren nichts Psychopathisches mehr an sich hatten, als sie in ihrer geänderten Umwelt aufgesucht wurden (DÖRNER). Hier zeigt sich deutlich, wie wichtig die Frage nach der Wertwelt einer Gesellschaft ist.

Die Mehrzahl dieser Menschen ist nur zeitweilig infolge innerer und äußerer Konfliktreaktionen, Versagen und Störungen der zwischenmenschlichen und sozialen Beziehungen behandlungsbedürftig. Den meisten gelingt es, ungeachtet der relativen Konstanz der extremen Persönlichkeitszüge, eine gewisse Anpassung und eine sinnvolle oder wenigstens erträgliche Existenz zu erreichen (HUBER). Eine (oft auch langfristige) psychotherapeutische Stützung und Führung ist sehr wichtig, wobei ihr Ziel nicht eine „Heilung" sein kann, sondern eine längerfristige und möglichst tragfähige Kompensation der bestehenden Störungen und Einschränkungen.

Es gilt sich von dem Vorurteil zu befreien, psychopathische Persönlichkeitsstruktur sei stets gleichbedeutend mit sozialem Versagen, Lebensuntüchtigkeit und Unbeeinflußbarkeit.

SUIZIDALITÄT

EPIDEMIOLOGIE

- Jährlich begehen weltweit 0,5 Millionen Menschen Suizid.
- in Deutschland 13 000 Personen jährlich (ebenso häufig wie Tod durch Verkehrsunfall)
- Suizidversuche sind 5 bis 10mal häufiger als Suizide (hohe Dunkelziffer!).
- Suizidraten sind seit Anfang der 80er Jahre nicht mehr angestiegen (bei Zunahme der Suizidversuche).
- Über 50% aller Suizide werden von Menschen mit psychischen Störungen und Leidenszuständen durchgeführt (Melancholie, Alkoholismus, Schizophrenie).
- Bei Frauen sind Suizidversuche doppelt so häufig wie bei Männern (aktuelle Anlaßsituation häufig Liebeskonflikt).
- Bei Männern sind Suizide doppelt so häufig wie bei Frauen (aktuelle Anlaßsituation häufig Berufskonflikt).

ALLGEMEINES

Def.:

- Suizidalität: Die Summe aller Kräfte, die in Richtung Selbstvernichtung gehen.
- Suizidale Handlung: Eine bewußte, selbst durchgeführte und beabsichtigte Handlung, die die Selbsttötung anstrebt bzw. zum Tode führt.
- Suizidideen: Sie benennen die gedankliche Auseinandersetzung mit der Selbsttötungsmöglichkeit von der Erwägung bis zum Entschluß.
- Parasuizidale Handlungen: Sie sind angelegt wie suizidale Handlungen, jedoch mit dem Wissen, daß sie nicht zum Tode führen und mit der Absicht, im Leben Veränderungen zu erzielen. Die „Appellfunktion" wird oft sehr deutlich.

Formen der Suizidalität:

- Ruhe- und Todeswünsche
- Suizidideen und -absichten
- Suizidale Handlungen (Suizidversuch, Suizid)
- Parasuizidale Handlungen

SUIZIDHANDLUNGSMOTIVE

Bei sehr vielen Suizidversuchen ist der Vorwurf- und Appellcharakter offensichtlich. Die Mitwelt soll alarmiert, in Angst und Schrecken versetzt, Beachtung und Zuwendung durch die Suizidhandlung erzwungen werden („cry for help"). Die Suizidhandlung kann als äußerster und letzter Versuch erscheinen, die aktuelle Lebenssituation zu ändern, ihr eine positive Wendung zu geben (HUBER).

Insgesamt überwiegen bei den Suizidhandlungen Kurzschlußreaktionen: in 65% der Fälle soll die Zeitspanne zwischen ersten Suizidgedanken und Tat weniger als 24 Stunden, bei 40% gar weniger als 1 Stunde betragen.

Weitere häufige Merkmale von Suizidhandlungen sind situative und affektive Einengung, Flucht aus der Realität und gehemmte Aggressivität (Umkehr fremdaggressiver in autoaggressive Impulse). Ein „Bilanzselbstmord", der von psychiatrisch Gesunden in ausweglos erscheinender Situation gewöhnlich sorgfältig geplant und konsequent durchgeführt wird, ist relativ selten. Allgemein gilt, daß die Ernsthaftigkeit der suizidalen Intention mit dem Alter zunimmt und daß die Durchführung um so radikaler ist, je länger die suizidalen Gedanken und Impulse bestanden.

<u>Die subjektiven Beweggründe sind vielfältig:</u>

- Enttäuschung
- eingetretener oder drohender Verlust einer nahen Bezugsperson
- Angst vor einer Erkrankung, auch vor dem Ausbruch oder Wiederkehr einer psychischen Erkrankung
- Einbuße an sozialem Prestige oder Angst davor
- berufliche Mißerfolge
- Angst vor der Abwertung in der Meinung der anderen
- Angst vor der Einsamkeit, Isolierung, existentiell Sinnentleerung
- Nichtfertigwerden mit dem Alter

SUIZIDALE VERLÄUFE

Vorboten im Sinne von eindeutigen Hinweisen und Ankündigungen oder versteckten Andeutungen lassen sich retrospektiv bei 80% suizidaler Handlungen erkennen.

Die Meinung, wer von Suizid spreche, führe ihn nicht aus, ist falsch (HUBER)!

Eine Häufung suizidaler Handlungen findet man bei:

- Ledigen, Kinderlosen, getrennt und geschieden Lebenden
- alten Menschen
- alleinstehenden Kranken
- Menschen ohne enge, zumal familiäre Bindungen
- kontaktgestörten und bindungsunfähigen Menschen
- Jugendlichen in der pubertären Phase der Ablösung von den Eltern
- rassisch, religiös oder politisch Verfolgten
- Süchtigen (Alkoholiker, Medikamenten- und Drogenabhängige)
- Menschen mit Neurosen, Melancholie (endogener Depression) und Schizophrenie
- Menschen, die schon einen Suizidversuch unternommen oder einen Suizid angekündigt haben

PRÄVENTION UND THERAPIE

Da es keine sicheren Kriterien der Suizidalität gibt, ist die Abschätzung des Suizidrisikos sehr schwierig. Konfliktsituationen und Kurzschlußreaktionen sind so häufig und meist so schwer vorauszusehen, daß eine primäre Prävention fast unmöglich erscheint. Mehr kommt es wohl darauf an, im Sinne einer Sekundärprävention, die Suizidgefahr zu erkennen und rechtzeitig zu intervenieren (TÖLLE).

<u>Für eine erhöhte Suizidgefahr sprechen:</u>

- akute Angst
- lang anhaltende und schwere Depressivität
- Schulderleben und Selbstbezichtigungen
- bittere Äußerungen über die Aussichtslosigkeit des Lebens
- starke latente, ihr Ziel in der Mitwelt nicht erreichende Aggressivität
- frühere Selbstmordversuche und Suizidhandlungen in der Familie oder der näheren Umgebung (Imitation!)

Nach der Behandlung der unmittelbaren Folgen eines Suizidversuchs (da fast 70% aller Suizidenten „weiche Methoden" und in der Mehrzahl Medikamente benutzen, besteht diese meist in der Entgiftung), ist in jedem Fall eine Psychotherapie notwendig, oft auf längere Sicht.

AFFEKTIVE PSYCHOSEN (ZYKLOTHYMIEN)

UMGANG MIT BEGRIFFEN

ENDOGENE PSYCHOSEN

Die Psychosen des zyklothymen (manisch-depressiven) und des schizophrenen Formenkreises werden auch „endogen" genannt. Wie anfangs beschrieben, sprechen sich immer mehr Autoren gegen eine Verwendung dieses Begriffes aus. Da es bis heute kein sicheres Wissen über die Ätiologie der dem schizophrenen und zyklothymen Formenkreis zugerechneten Psychosen gibt, erscheint ein Begriff, der so uneinheitlich verwendet wird, wenig hilfreich. Zumal seine historische Hypothek, die mit „hoffnungslos" oder „lebenslange Verurteilung" zu übersetzen ist (DÖRNER), dem tatsächlichen Verlauf vieler Psychosen nicht gerecht wird und die Patienten schädigt. Die Befürworter nennen als Hauptgrund, der die Bezeichnung „endogen" rechtfertigen soll, die vorwiegende Erbbedingtheit schizophrener und zyklothymer Erkrankungen. Vererbt wird jedoch nicht die Erkrankung, sondern bloß eine unspezifische Prädisposition (BLEULER 1972). So mußte die moderne Zwillingsforschung feststellen, daß die Ergebnisse der Erforschung manifester Schizophrenie nicht allein aus der Erbanlage zu erklären ist.

Zusammenfassend kann festgestellt werden, daß es weder wissenschaftlich noch praktisch notwendig ist, den Begriff „endogene Psychosen" beizubehalten. Man kann „Schizophrenien" und „Zyklothymien" als typologisch voneinander abhebbare Psychoseformen bezeichnen. Mangels sicherer somatischer Befunde stellen sie ausschließlich auf psychopathologisches Zustandsbild und Verlauf gegründete „Zustands-Verlaufs-Einheiten" dar. Sie lassen sich von den körperlich begründbaren Psychosen einerseits und den Neurosen und Persönlichkeitsstörungen andererseits abgrenzen (HUBER).

PSYCHOSE

Es gibt keine einheitliche und allgemein gültige Definition der Psychose. Sowohl im ICD-10 als auch im DSM-IV ist die Bezeichnung „Psychose" fallengelassen worden. Sie lebt dort nur noch in Wortzusammensetzungen fort, z. B. „psychotische Störung". Mit dem Bild einer akuten Psychose wird zunächst ein völliges Durcheinandersein, Aufregung, Wahn und Halluzinationen, zerfahrenes Reden und seltsam-eigentümliches Handeln verbunden. Also eine psychische Störung mit grundlegendem Wandel des eigenen Erlebens und des Außenbezuges (Störung des Verhältnisses zur Realität!) mit qualitativ abnormen Symptomen und der Unmöglichkeit einer entscheidenden psychischen Beeinflussung. Diese Phänomene findet man im Rahmen organisch faßbarer Störungen (organische Psychosen) und bei Schizophrenien und Zyklothymien („endogene" Psychosen), nicht aber bei psychoreaktiven und neurotischen Störungen.

Der Begriff „Psychose" ist im Grunde nur für die floriden, produktiv-psychotischen Stadien und Exazerbationen, nicht aber die Gesamtverläufe schizophrener und zyklothymer Erkrankungen zutreffend (JANZARIK). Das bedeutet, daß die Menschen mit einer schizophrenen oder zyklothymen Störung in ihrer großen Mehrzahl nur auf relativ kurzen Verlaufsstrecken tatsächlich „psychotisch" sind (im Sinne des von JANZARIK revidierten Psychosebegriffs).

EPISODE, PHASE, SCHUB

Episoden und Phasen sind psychotische Manifestationen mit vollständiger Remission oder doch, wenn es z. B. in schizophrenen Verläufen nicht zu einer Symptomrückbildung auf den Stand vor Beginn der schizophrenen Störung kommt, mit Remission auf das Niveau vor Einsetzen der jeweiligen Phase. Schub ist eine Psychose mit Ausgang in einen sogenannten Defekt: Das Niveau vor Einsetzen des Schubes wird nicht wieder erreicht, es kommt psychopathologisch nicht zu einer „Vollremission" der Psychose.

DEFINITION

Affektive Psychosen sind seelische Erkrankungen, die hauptsächlich mit Störungen von Gefühl, Stimmung und Antrieb einhergehen und sich in polar entgegengesetzten Formen äußern können. Sie verlaufen in zeitlich abgegrenzten und gewöhnlich restlos ausheilenden, doch meist wiederholt während des Lebens auftretenden Phasen von Traurigkeit und Hemmung (Depression) oder (seltener) Heiterkeit und Erregung (Manie). Dabei sind rein depressive (monopolare) Formen

weit häufiger als manisch-depressive (bipolare) oder vollends rein manische (gleichfalls monopolare) Verlaufsformen.

ALLGEMEINES

VERLAUFSFORMEN

- Monopolare Verläufe mit ausschließlich depressiven Phasen ca. 66%
- Bipolare Verläufe mit depressiven und manischen Phasen 28%
- Monopolare Verläufe mit ausschließlich manischen Phasen 3-6%

- Phasenzahl: Fast alle Betroffenen machen mehr als eine Phase während ihres Lebens durch. Die durchschnittliche Phasenzahl ist bei den bipolaren Formen mit ca. 9 doppelt so hoch wie bei den monopolar-depressiven mit 4 Phasen.
- Phasendauer: Sie schwankt interindividuell sehr stark zwischen einigen Tagen und 18 Jahren. Am häufigsten sind Phasen, die 6 bis 12 Monate anhalten.
- „Rapid-Cycler“: Eine Subgruppe affektiver Psychosen, die durch einen raschen Phasenwechsel mit jährlich mindestens 4 depressiven und/oder manischen Phasen gekennzeichnet ist.
- Beginn und Ende: Der Verlauf der einzelnen Phasen beginnt in der Regel allmählich, seltener akut oder perakut von einer Stunde oder gar einer Minute zur anderen. Die Phasen können plötzlich abklingen (von einem Tag auf den anderen). Häufiger aber ist eine allmähliche Remission der Phase. In einigen Fällen enden depressive Phasen mit einer hypomanischen (10%) und manische Phasen mit einer subdepressiven Nachschwankung.
- Intervalldauer: Intervall meint die Zeit zwischen zwei Phasen. Intervalle können vollständig fehlen, andererseits können viele Jahre oder Jahrzehnte zwischen zwei Phasen liegen.

EPIDEMIOLOGIE

Die Zahlen variieren erheblich. Nach den meisten Autoren ist die Morbidität (Erkrankungswahrscheinlichkeit für eine Person während ihres Lebens) für affektive Psychosen ca. 1%. Andere vermuten, daß die Zahl erheblich höher ist. Das scheinen auch Untersuchungen zu bestätigen, nach denen 4,5 bzw. 6,5% oder ca. 10% der Bevölkerung an behandlungsbedürftigen affektiven Störungen leidet, von denen die Mehrzahl unbehandelt bleibt oder unzureichend behandelt wird (so wird die Mehrzahl der depressiven Menschen mit Tranquilizern statt mit Antidepressiva behandelt). Dabei ist natürlich zu berücksichtigen, welches Diagnosesystem Grundlage der Untersuchung war.

Das durchschnittliche Erkrankungsalter liegt bei unipolaren Depressionen zwischen 40 und 45 Jahren, bei bipolaren Formen zwischen 30 und 35 Jahren (20% im 2. Lebensjahrzehnt).

Offenbar kulturunabhängig ist die Prävalenz von Depressionen bei Frauen zweimal höher als bei Männern (Prävalenz = Bestand: Häufigkeit einer bestimmten Krankheit oder eines bestimmten Merkmals zu einem bestimmten Zeitpunkt). Bei bipolaren und manischen Verläufen bestehen keine deutlich ausgeprägten Geschlechtsunterschiede.

MELANCHOLIE

auch: Endogene Depression, „Major Depression", zyklothyme Depression, depressive Episode

Allg.:

Das Erleben des Melancholischen ist nicht mit normalpsychologischen Kategorien zu erfassen (TÖLLE). Die folgende Beschreibung der Symptome ist nur eine Annäherung im Groben. Selbst den Betroffenen fällt es schwer, sich nach einer Phase in den überwundenen Zustand zurückzuversetzen. Die melancholische Gestimmtheit ist, entgegen der üblichen Vorstellung, nicht das gleiche, nicht einmal etwas Ähnliches wie Traurigkeit. Es ist eine andere Dimension, die eher mit Leere, Versteinerung, Gleichgültigkeit, Nichtfühlenkönnen und Tod umschrieben werden kann. Der Betroffene kann sich kaum noch vorstellen, wie er „eigentlich" ist. Als die Grundstörung der Melancholiker kann eine Art „Werdenshemmung" gesehen werden (VON GEBSATTEL). Das subjektive Zeiterleben steht still. Die Zukunft ist für den Melancholiker versperrt. Jede Hoffnung aber lebt von der Antizipation (gedankliche Vorwegnahme) der Zukunft, ist dies nicht möglich, so muß Angst vor allem entstehen. Wenn keine Aussicht vorhanden ist, Versäumtes oder Verschuldetes in der Zukunft wieder auszugleichen, wird das Erleben der Schuld übermächtig. Die Zukunft unerreichbar, die Vergangenheit bindend und überwältigend. Das Leben bedeutet nicht mehr Entfaltung, sondern nur noch Vergehen. So lassen sich aus der Werdenshemmung die Hoffnungslosigkeit, die Angst, das Schulderleben und die Suizidalität ableiten (TÖLLE).

Keines der folgenden Symptome ist obligat. Inkomplette, atypische und leichtere Formen sind häufiger als die typischen, voll ausgebildeten.

Kl.:

- Unmotivierte depressive Verstimmung
  - der Melancholische ist eigentlich nicht verstimmt sondern herabgestimmt
  - ernster, leidender, erstarrter oder verarmter Gesichtsausdruck
  - schlaffe Haltung
  - wenig modulierte, eintönige, oft leise und verlangsamte Sprache
  - Insuffizienzgefühle und Selbstentwertungstendenzen
  - Unfähigkeit, sich freuen zu können („Anhedonie")
  - Abschwächung der Sympathiegefühle nahen Bezugspersonen gegenüber bei gleichzeitigem Kummer darüber
  - Nichtfühlenkönnen und Nichttraurigseinkönnen („Gefühl der Gefühllosigkeit")!
- Affekt der grundlosen, elementaren, vitalen Angst (Angst ist häufig mit depressiver Herabgestimmtheit verbunden. Doch sind beide nicht identisch und auch nicht auseinander ableitbar. Melancholische haben mehr Alltagsängste und Unwirklichkeitsängste, während neurotisch-depressive Menschen eher situationsbezogene Ängste und Bindungs-Trennungsängste haben.)
- Denkhemmung
  - Verlangsamtes und einfallsarmes Denken
  - Gedankensperrung
  - Neigung zum Grübeln
  - Beeinträchtigung der Konzentrations- und Aufnahmefähigkeit
- Psychomotorische Hemmung (sog. Willenshemmung)
  - Verlangsamung der Bewegungsabläufe
  - Minderung der Entschluß- und Handlungsfähigkeit
  - depressiver Stupor (seltene Extremform, bei der der Patient fast bewegungslos verharrt und auf Aufforderungen und Fragen kaum mehr reagiert)
- innere Unruhe und Getriebenheit von oft ängstlicher Färbung (tritt die Unruhe mit hektischem Bewegungsdrang und aufdringlich-stereotypem Lamentieren in den Vordergrund, so spricht man von „agitierter Depression".)
- Tagesschwankungen mit Morgentief (Bei 40 bis 70% der voll ausgebildeten depressiven Phasen sind Hemmung und Verstimmung morgens stärker ausgeprägt und bessern sich nachmittags allmählich, so daß solche Patienten nicht selten abends gesund und unauffällig erscheinen

können. In seltenen Fällen kommt es zu einem Abendtief, was typischerweise bei neurotischen Depressionen häufiger beobachtet werden kann.)

- Suizidgedanken und -absichten (ca. 10-15% der Depressiven sterben an Suizid, wobei die Suizidgefahr zu Beginn und am Ende einer Phase besonders groß ist)
- Melancholisches Wahnerleben (Wahn nur bei max. 20%, Vorstufen bei fast 50%)
  - Schulderleben und Schuldwahn
  - Verarmungsvorstellungen und Armutswahn
  - Hypochondrische Befürchtungen und Krankheitswahn
  - Nihilistischer Wahn
- Leibliche Mißempfindungen (Vitalstörungen)
  - Störung der Leibgefühle in Form von mehr lokalisierten Druck-, Schwere- und Schmerzempfindungen in der Herz-, Brust-, Oberbauch- und Kopfregion oder Taubheits-, Steifigkeits-, Schwere- und Fremdheitsempfindungen oder rasch wechselnde, brennende, kribbelnde Leibsensationen (Zoenästhesien).
  - Entfremdungserleben („Ich habe keinen Magen mehr, bin innen ganz leer.“)
- Vegetative Symptome
  - Schlafstörungen (Einschlaf- und Durchschlafstörungen)
  - Appetit- und Verdauungsstörungen (Übelkeit, Erbrechen, Meteorismus, Gewichtsverlust, Obstipation)
  - Störung der Geschlechtsfunktion (Libido- und Potenzverlust, Amenorrhoe)
  - Störung der Tränen-, Speichel- und Schweißdrüsenfunktion (Mundtrockenheit!)
  - Störung der Herz- und Kreislauffunktion (Herzrhythmusstörungen in Form von paroxysmaler Tachykardie oder Extrasystolen)
  - Schmerzsyndrome
  - Haarausfall
  - verminderter Hautturgor mit schlaffem, welkem, gealtertem Aussehen

Wenn die Vitalstörungen und vegetativen Störungen das Erscheinungsbild bestimmen und die eigentliche (zyklothyme) Depression hinter der „Maske“ körperlicher Symptome verborgen bleibt, so spricht man von der „larvierten (maskierten) Depression“.

Th.:

- Medikamente: Antidepressiva (z. B. Saroten®) und (selten) schwachpotente Neuroleptika; bei bipolaren Verläufen Lithium bzw. Carbamazepin zur Rezidivprophylaxe.
- Psychotherapie
- Therapeutischer Schlafentzug (Wachtherapie): einfache und in vielen Fällen wirksame Therapie, die nach TÖLLE zur Standardbehandlung der Melancholie gehört
- Lichttherapie
- Elektrokrampftherapie: wird heute bei Melancholie weltweit wieder mehr angewandt und gilt in der modifizierten Anwendung mit Narkose und Muskelrelaxation, möglichst minimaler Stromstärke sowie unilateraler Elektrodenplazierung an der nichtdominanten Hemisphäre als sichere und in manchen Fällen sogar der Pharmakotherapie überlegene Methode.

MANIE

auch: Manische Episode

Die zyklothyme Manie imponiert durch inadäquate gehobene Stimmung, Antriebssteigerung, beschleunigtes Denken und Selbstüberschätzung. Nicht wenige Betroffene empfinden dies als positive Steigerung des Lebensgefühls, als willkommenen Ausbruch aus der Enge des gesunden Daseins (FINZEN 1995). Das erschwert die Behandlung, da der manische Mensch, anders als der depressive, nicht selten gar nicht von seinem Zustand abnormer Heiterkeit - und leider allzuoft auch Gereiztheit - befreit werden möchte. Doch gerade wenn die Manie nicht Heiterkeit, sondern Gereiztheit bewirkt, empfinden viele Betroffene den Zustand als qualvoll, weil unecht, persönlichkeitsfremd und voller Getriebenheit und Hetze (TÖLLE).

Kl.:

- Manische Verstimmung (eine grundlose Heiterkeit, eine pathologisch gehobene, übermütig, strahlend und optimistisch anmutende und dabei oft natürlich und ansteckend wirkende Stimmungslage mit Selbstüberschätzung und Fehlen jeder Lebensangst; Typologisch lassen sich „heiter-fröhliche" oder mehr „gereizt-zornmütige" und „erregt-tobsüchtige" Formen unterscheiden; dabei fehlen meist Krankheitsgefühl und Krankheitseinsicht)
- Größenideen („Megalomanie" als die Unfähigkeit des Manikers, Schuld zu erleben, als ob er von seinem Über-Ich befreit wäre)
- Ideenflucht und Ablenkbarkeit

- <u>psychomotorische Erregung</u> (gesteigerter Rede-, Bewegungs- und Betätigungsdrang; Erleichterung von Entschlüssen und Handlungen; es kann zu unsinnigem Geldausgeben, gewagten Spekulationen, unerfüllbaren Verpflichtungen, sexuellen und alkoholischen Exzessen und Entgleisungen kommen)
- <u>Gehobenheit der Vitalgefühle</u> (Gefühl von ungewöhnlicher Gesundheit und Leistungsfähigkeit)
- <u>körperlich-vegetative Symptome</u>
  - gestörter Schlaf (wird jedoch nicht beklagt; das Schlafdefizit nicht als negativ empfunden)
  - sensorische Störungen (Veränderungen der optischen und akustischen Wahrnehmung)
  - gesteigerte Libido
- <u>paranoide, halluzinatorische und katatone Symptome</u> (bestehen diese Symptome langdauernd, dann handelt es sich um eine „schizoaffektive Psychose“) (Katatonie = Störung der Willkürmotorik, siehe S. 122)

Th.:

- <u>Medikamente</u>
  - Neuroleptika (Haldol®, Truxal®)
  - Lithium (im Gegensatz zur Depression hat es bei der Manie außer vorbeugende auch therapeutische Wirkungen)
  - Carbamazepin
- <u>Psychotherapie</u> (i. d. R. erst nach Remission der manischen Phase im freien Intervall möglich)

SCHIZOPHRENIEN

DEFINITION

Die Schizophrenien (schizophrene Psychosen) gehören im Rahmen des triadischen Systems zu den „endogenen“ Psychosen. Im Vordergrund der Symptomatik stehen im Gegensatz zu den Zyklothymien sog. abnorme Erlebnisweisen, das heißt Störungen, die das Empfinden und Wahrnehmen, Vorstellen und Denken, Fühlen und Werten, Streben und Wollen sowie das Ich-Erlebnis betreffen.

„Einerseits genetisch-organisch-biochemische und andererseits psycho- und soziogene Faktorenbündel führen in wechselnder Kombination zu verletzlichen, praemorbiden Persönlichkeiten, welche dazu neigen, auf Belastungen überdurchschnittlich stark mit Spannung, Angst, Verwirrung, Denkstörungen, Derealisations- und Depersonalisationserlebnissen bis zu Wahn und Halluzinationen zu reagieren. Nach (einer oder mehreren) akut-psychotischen Phasen ist die weitere Entwicklung in Wechselwirkung mit der Ausgangspersönlichkeit wahrscheinlich vorwiegend durch psycho-soziale Faktoren bestimmt, woraus die enorme Vielfalt der Verläufe zwischen völliger Heilung, Residualzuständen verschiedenen Ausmaßes und schwerster Chronifizierung resultiert“ (CIOMPI 1982).

Es gibt nicht die Schizophrenie. Jeder entwickelt seine eigene Schizophrenie.

ALLGEMEINES

HISTORIE

Für die Psychosen, die heute Schizophrenien genannt werden, gab es eine Vielzahl von Bezeichnungen. Einige davon sind Geisteskrankheit, Verrücktheit, Irresein und Wahnsinn. Noch weit ins letzte Jahrhundert hinein war die Vorstellung verbreitet, ein „Verrückter“ büße für Sünden und Leidenschaften, sei ein von Gott bestrafter oder er galt als vom Dämon besessen. Schon im klassischen Altertum und seither immer wieder ergab sich aber auch die Vorstellung, die Wesensänderung des Betroffenen sei eine Störung bzw. Erkrankung.

KRAEPELIN faßte 1898 diese mit verschiedenen Namen gekennzeichneten Erscheinungsbilder unter dem Krankheitsbegriff „Dementia praecox“ (vorzeitige „Verblödung“) zusammen. Bald zeigte sich aber, daß viele Verläufe, die sich im psychopathologischen Bild von den zu starker Persönlichkeitsveränderung führenden Psychosen nicht unterscheiden ließen, eine gute Prognose haben, ähnlich wie die Zyklothymien. E. BLEULER ersetzte der den unhaltbaren Begriff „Dementia praecox“ durch den der „Schizophrenie“ (Bewußtseinsspaltung), weil ihm die elementarsten Störungen in einer mangelhaften Einheit, einer Zersplitterung und Aufspaltung des Denkens, Fühlens und Wollens und des subjektiven Gefühls der Persönlichkeit zu liegen schienen.

EPIDEMIOLOGIE

Die Prävalenz (Häufigkeit zu einem bestimmten Zeitpunkt) der schizophrenen Psychosen liegt bei ca. 0,5%. Man kann aber davon ausgehen, daß 1% der Bevölkerung wenigstens einmal im Leben mit einer schizophrenen Psychose erkrankt (Life-Time-Risiko). Diese Zahlen sind in verschiedenen Ländern mit unterschiedlichem soziokulturellen Hintergrund etwa gleich.
Die Schizophrenie kann sich in jedem Lebensalter, vom 2. (sehr selten auch schon 1.) bis zum 7. Lebensjahrzehnt erstmals manifestieren. Dabei erkranken 80% vor dem 40. Lebensjahr. Das durchschnittliche Prädilektionsalter liegt bei Männern im Alter von 21 Jahren, bei Frauen etwa fünf Jahre später. In 55% d. F. beginnt die Erkrankung zwischen dem 15. und 30. Lebensjahr. Männer und Frauen sind gleich häufig betroffen.

BEDINGUNGEN

Trotz intensiver Forschung über Entstehungs- und Verlaufsbedingungen schizophrener Erkrankungen gibt es bisher keine vollständige Theorie der Schizophrenieentstehung. Obwohl eine Reihe von Entstehungsbedingungen im Sinne von ätiopathogenetischen Teilfaktoren bekannt sind (Dopamin-Hypothese, biographische Hypothese, Konstitution, Familienforschung mit der Double-bind-Hypothese, Vererbung u. a.), können keine verbindlichen Aussagen gemacht werden, weder über den psychosomatischen Zusammenhang, noch über biochemische Zusammenhänge.
Obwohl viele Autoren die Schizophrenie (genauso wie die Zyklothymien) als eine vorwiegend erbbedingte Erkrankung darstellen, so muß davon ausgegangen werden, daß es auch sozialer und psychischer Faktoren bedarf, damit ein Individuum schizophren handelt. Umgekehrt müssen diejenigen, die die sozialen und psychischen Faktoren vorrangig wahrnehmen, anerkennen, daß

diese nur deswegen wirken können, weil sie auf eine entsprechende ererbte Struktur treffen. Eine Entweder-Oder-Antwort ist nicht möglich. Es besteht immer ein bio-psycho-sozialer Zusammenhang (DÖRNER). In diesem Sinne spricht man von multifaktorieller Genese.

BEGINN UND VERLAUF

Das Vollbild der Schizophrenie kann perakut (innerhalb von 1 Woche) bzw. akut (in 1-4 Wochen) auftreten oder sich schleichend in Form eines uncharakteristischen Vorstadiums („Prodromalerscheinungen") über Monate, zuweilen Jahre entwickeln.

Nach der Erstmanifestation ist der weitere Verlauf der Schizophrenien sehr unterschiedlich und keineswegs immer ungünstig. Bei einem Teil der Patienten (je nach Autor in bis zu 30% d. F.) heilt die Ersterkrankung folgenlos aus. Die akuten Manifestationen, die Wochen bis Monate dauern, können nach unterschiedlich langen Intervallen rezidivieren. Die Krankheit kann in Schüben verlaufen, das heißt, es kommt nach einigen oder mehreren Manifestationen zu einer ggf. zunehmenden chronischen Residualsymptomatik. Aber auch phasische Verläufe mit akuten Krankheitsmanifestationen und jeweils völliger Remission sind häufig (2/3 d. Verläufe: phasenhaft zur Remission oder schubweise zu meist leichteren Residuen). Bei einem Teil der Patienten bleibt die produktiv-schizophrene Symptomatik chronisch bestehen (1/3 d. Verläufe: geradlinig-progredient zu meist stärkeren „Defektsyndromen").

Zwei Jahrzehnte nach Krankheitsausbruch sind 22% vollständig und ca. 40% auf mehr oder weniger uncharakteristische, überwiegend nur gering ausgeprägte Defizienzsyndrome remittiert. Dieses Ergebnis zwingt zu einer Revision der Lehrmeinung, die Schizophrenie sei unheilbar und führte stets zu einer spezifischen psychischen Veränderung (HUBER). *„Der Verlauf ist nicht einheitlich, sondern bis zuletzt offen, wie das Leben selbst"* (C. MÜLLER).

Schizophrene Patienten haben eine hohe Suizidrate (5-10% d. F.). Entgegen zahlreicher Horrorgeschichten in Film und Medien liegt das Risiko für Gewalt- und Tötungsdelikte nicht höher als in der Allgemeinbevölkerung.

SYMPTOMATIK

- Formale Denkstörungen (Basisstörungen nach HUBER):
  - Sperrung des Denkens/Gedankenabreißen
  - Vorbeireden
  - zerfahrenes Denken
- Wahn: Der paranoide Patient hat keine Einsicht in das krankhaft Erleben. Dies fehlt dem Schizophrenen im allgemeinen. Er „begreift" seine psychische Veränderung nicht als krankhaft (kein Krankheitsbewußtsein) bzw. er ist nicht in der Lage, die Krankheitserscheinungen überhaupt als solche realitätsgerecht zu erkennen. Dies gilt für die meisten schizophren handelnden Menschen, jedoch nicht ausnahmslos und nicht für alle Stadien. Im Beginn der Schizophrenie und in der Remission kann das Krankheitsbewußtsein auftreten. Diese Patienten sind besonders suizidgefährdet.
  - Beziehungswahn
  - Verfolgungs- und Beeinträchtigungswahn
  - Liebeswahn
  - religiöser Wahn
  - Größenwahn
- Halluzinationen:
  - Stimmen, die kommentieren, dialogiesieren, schimpfen, drohen oder befehlen (meist mit Angst verbunden, die Stimmen sind selten „freundlich")
  - akustische Geräusche verschiedener Art (Summen, Pfeifen, Klopfen, Schritte)
  - Leibhaluzinationen („Ich wurde bestrahlt." - wird als von außen gemacht empfunden)
  - Zoenästhesien („Ich laufe mit Blei voll.")
  - optische Halluzinationen („Ich sehe Hände aus der Wand kommen." - recht selten)
  - Geruchs- und Geschmackshalluzinationen

Die Diagnose Schizophrenie beinhaltet nicht zwangsläufig Wahn und Halluzinationen (produktive Symptome). Andererseits entwickeln 80% der schizophrenen Patienten wenigstens einmal im Verlauf ihrer Erkrankung Wahnsymptome.

- Ich-Störungen: nach SCHARFETTER lassen sich fünf basale Dimensionen des Ich-Bewußtseins unterscheiden, die bei der Schizophrenie gestört sein können:
  - Ich-Vitalität: Gewißheit der eigenen Lebendigkeit, z. B. im katatonen Stupor oder Erregungszustand
  - Ich-Aktivität: Gewißheit der Eigenbestimmung, des Erlebens, Denkens und Handelns, z. B. in wahnhaften Fremdbeeinflussungserlebnissen
  - Ich-Konsistenz: Gewißheit eines zusammengehörigen Lebensverbandes, vor allem im Erleben der inneren Zerrissenheit, der Auflösung des Selbst und des Selbstunterganges
  - Ich-Demarkation: Abgrenzung des Eigenbereichs, z. B. im Erleben von Derealisation, Isolierung und Autismus (Ich-Versunkenheit und Verlust der Realitätbeziehungen); die Grenzen von Ich und Umwelt sind verwischt und durchlässig geworden; „Das Ich löst sich im „All" auf."
  - Ich-Identität: Gewißheit des eigenen Selbst, z. B. in katatonen Symptomen
- Störungen der Affektivität:
  - Gefühlsarmut
  - Parathymie (der Affektausdruck paßt nicht zur gegenwärtigen Situation)
  - läppisches Verhalten (flapsiges Auftreten mit leerer Heiterkeit oder Albernheit)
  - psychotische Ambivalenz (unvereinbare Erlebnisqualitäten bestehen beziehungslos nebeneinander, z. B. nennt sich eine schizophrene Frau im gleichen Satz eine Hure und eine Heilige)
  - aggressive Gespanntheit
  - Mißtrauen
  - Dysphorie/Greiztheit
  - Angst/Panik
  - depressive Stimmung (oft ratlos, hilflos, anlehnungsbedürftig)
  - euphorische Stimmung
- Störungen des Willens und der Psychomotorik:
  - Apathie
  - Katatone Symptome: Störung der Motorik und des Antriebes im Sinne einer katatonen Erregung (mit stereotypen Bewegungsabläufen, Schreien, Grimassieren bis hin zum ungeordneten Bewegungssturm mit Sich-Herumwälzen, Um-sich-Schlagen und zielloser Aggressivität) oder eines katatonen Stupors; im Stupor ist der Patient bewegungslos, wie erstarrt

und spricht nicht (Mutismus) bei voll erhaltenem Bewußtsein, er wirkt verängstigt und innerlich gespannt; man kann dem Kranken in diesem Zustand wie eine Gliederpuppe bestimmte Haltungen oder Stellungen der Gliedmaßen geben, die er dann scheinbar mühelos beibehält (Katalepsie)

- Manierismus
- Negativismus
- Agitiertheit

- Störungen des Trieb- und Sozialverhaltens:
  - Kontaktmangel
  - Aggressionstendenz
  - gesteigerte Erschöpfbarkeit
  - Verwahrlosungstendenz (Vernachlässigung der Körperpflege, evtl. ausgeprägt absonderliches Verhalten wie Sammeln von Abfällen o. ä.)

SYNDROME (KLINISCHE UNTERFORMEN)

Je nach Vorherrschen der Symptome unterscheidet man traditionell bestimmte Subtypen. Sie sind keine eigenen Krankheitseinheiten, sondern nur besondere syndromatische Ausprägungen, die beim selben Patienten im Verlauf ineinander übergehen können.

PARANOID-HALLUZINATORISCHE FORM

Wahn und Halluzinationen bestimmen das Bild. 55 bis 75% der Schizophrenien durchlaufen übereinstimmend ein paranoid-halluzinatorisches oder paranoides, Wochen, Monate oder gar Jahre andauerndes Initialstadium. Die Mehrzahl zeigt im Verlauf irgendwann auch katatone, hebephren gefärbte (siehe unten) depressive und zoenästhetische Episoden. Schizophrenien mit rein paranoid-halluzinatorischer Symptomatik beginnen später als andere Formen (Erkrankungsgipfel im 4. Lebensjahrzehnt).

KATATONE FORM

Bei dieser Form beherrscht die katatone Symptomatik das klinische Bild, dabei bestehen meist auch Wahn und Halluzinationen. Die psychomotorischen Störungen können zwischen extremer Hyperkinese (Erregung) und Hypokinese (Stupor) schwanken. Obwohl die akute katatone Symptomatik im allgemeinen eine relativ gute Prognose hat, gilt der katatone Erkrankungstyp als medizinisch risikoreich, weil es zur Ausbildung einer perniziösen („verderblichen") Katatonie kommen kann. Dabei treten neben den katatonen Symptomen hohes Fieber, Kreislaufstörungen, Exsikkose, Zyanose und evtl. Hämorrhagien auf. Die Kranken sind entweder hochgradig erregt und z. T. aggressiv, oder aber stupurös mit stark erhöhtem Muskeltonus und sichtbarer affektiver Gespanntheit („stille Erregung"). Der Zustand ist oft lebensbedrohlich.

HEBEPHRENE FORM

Die Bezeichnung „hebephren" beinhaltet einerseits eine bestimmte Symptomatik, bei der affektive Störungen, vor allem eine unernste, alberne, läppische Gestimmtheit und „Oberflächlichkeit" sowie Enthemmung im Vordergrund stehen, andererseits meint der Begriff einen bestimmten Verlaufstyp: Beginn der schizophrenen Erkrankung im Jugendalter und z. T. ungünstige Prognose. Der Begriff ist also nicht eindeutig, ferner sind diese Symptomatik und die ungünstige Verlaufsform nicht regelmäßig miteinander verbunden (TÖLLE).

SCHIZOPHRENIA SIMPLEX

Die Schizophrenia simplex ist eine symptomarme Form, die fast unmerklich einsetzt. Es fehlen vor allem die produktiven Symptome (Wahn, Halluzinationen). Im Sinne eines schleichenden Krankheitsprozesses (der Verlauf ist auf die „Grundsymptome" reduziert) kommt es zunehmend zu einem durch Negativsymptomatik geprägten Bild (Residualsyndrom). Die Möglichkeiten der therapeutischen Beeinflussung sind geringer als bei Schizophrenien mit akuten Manifestationen.

THERAPIE

Die Ausführungen haben gezeigt, daß es keine einheitliche Schizophrenie gibt. Es gibt nur eine Vielzahl von seelischen Störungen, die BLEULER zu Anfang dieses Jahrhunderts als Gruppe der Schizophrenien zusammengefaßt hat. Eine einheitliche medikamentöse Behandlung kann es genausowenig geben wie eine einheitliche Psycho- und Soziotherapie. An der multifaktoriellen Ätiopathogenese orientiert wird ein mehrdimensionaler Therapieansatz praktiziert, der psychopharmakologische mit psycho- und soziotherapeutischen Maßnahmen verbindet (MÖLLER).

GRUNDSÄTZE DER THERAPIE

nach SCHARFETTER:

- Überwindung der dualistischen Leib-Seele-Spaltung: Leib in die Therapie miteinbeziehen durch Übungen von Patient und Therapeut, die der Rekonstruktion verlorengegangener Gewißheiten der Ich-Erfahrung dienen. Beispiele:
  - Atemübungen (Ich-Vitalität)
  - Bewegungsübungen mit Stoßen, Halten, Ziehen, Packen; mit Kreide malen (Ich-Aktivität)
  - Sich-Zusammenrollen, Arme um eigenen Leib schließen (Ich-Konsistenz)
  - Eigenbereich markieren, z. B. mit Kreidekreis; Körpergrenze verdeutlichen, z. B. durch Klopfen und Drücken; vom Patienten kontrollierte schrittweise Annäherung (Ich-Grenze)
  - Hände vergegenwärtigen den eigenen Leib (Ich-Identität)
- Therapie in sorgsam dosierter Gemeinschaft, da sich die Schizophrenie in zwischenmenschlicher Interaktion ereignet:
  - keine Isolierung der Patienten
  - Prinzipien der therapeutischen Gemeinschaft (Mitbestimmung, Mitgestaltung des Alltags)
- Familie und Gesellschaft in die Therapie miteinbeziehen
  - Familientherapie
  - Sozial-rehabilitative Programme
- Psychotherapie:
  - Individuelle, vorwiegend sprachorientierte psychoanalytische Psychotherapie
  - Umlernen: Rollenspiel, Verhaltenstherapie
- Medikamente: Neuroleptika (z. B. Haldol®)

NEUROLEPTIKA

WIRKUNG UND EINTEILUNG

Es lassen sich drei grundsätzlich verschiedene Wirkungen von Neuroleptika unterscheiden:
antipsychotische Effekte
extrapyramidal-motorische Nebenwirkungen, die den Symptomen des Morbus Parkinsonähneln
vegetative Nebenwirkungen
Diese Wirkung erzielen sie u. a. durch eine Dopamin-Rezeptorblockade im Bereich des Zwischenhirns und des limbischen Systems („pharmakogenes Stammhirnsyndrom"). Sie wirken nicht ursächlich, heilen nicht, nehmen Symptome nicht weg, sondern unterdrücken sie, machen sie weniger wahrnehmbar, indem sie die Verletzbarkeit mit einem „dickeren Fell" umkleiden (DÖRNER). Durch den Eingriff der Neuroleptika in die - aus welchen Gründen auch immer - gestörte Reizübertragung (vermehrte Dopaminkonzentration bzw. Überempfindlichkeit postsynaptischer Dopamin-Rezeptoren) mit der Folge der Fehlverarbeitung von Wahrnehmungs-, Denk- und Gefühlsreizen wird

der Kranke in die Lage versetzt, besser mit seiner Störung umzugehen, individuell belastenden Situationen auszuweichen und Selbstheilungskräften ihren Lauf zu lassen (FINZEN).
Das Wirkungsspektrum von Neuroleptika kann grob anhand eines Kontinuums eingeordnet werden, deren Endpunkte primär sedierende und primär antipsychotische Wirkungen bilden. Das genaue Ausmaß sedierender bzw. antipsychotischer Eigenschaften eines Präperats wird über den Wert der neuroleptischen Potenz definiert. Niederpotente Neuroleptika (z. B. Neurocil®, Melleril®) zeigen eine stark sedierende, aber schwach antipsychotische Wirkung, während hochpotente Neuroleptika (z. B. Haldol®, Risperdal®) eine schwach sedierende, aber sehr starke antipsychotische Wirkung entfalten.
In der neueren Diskussion über die Symptomatik schizophrener Erkrankungen spielt die Unterscheidung zwischen Plus- oder Positivsymptomatik (Wahn, Halluzinationen, Erregung) und Minus- oder Negativsymptomatik (Fehlen gesunden Verhaltens: Antriebsarmut, stumpfer Affekt, Anhedonie) eine große Rolle, u.a. im Zusammenhang mit der Frage, ob vorwiegend die Positivsymptomatik auf Neuroleptika anspricht, während die Negativsymptomatik durch Neuroleptika kaum zu beeinflussen ist.

UNERWÜNSCHTE WIRKUNGEN VON NEUROLEPTIKA

EXTRAPYRAMIDAL-MOTORISCHE NEBENWIRKUNGEN

- Frühdyskinesien sind gekennzeichnet durch unwillkürliche Bewegungen mit Zungen-, Schlund- und Blickkrämpfen, Hyperkinesien der mimischen Muskulatur, Verkrampfungen der Kiefermuskulatur (Trismus) und andere Störungen des Bewegungsablaufs.
- Akathisie ist ein Bewegungsdrang oder -zwang sowie innere Unruhe.
- Parkinsonoid stellt ein neuroleptisch bedingtes Parkinson-Syndrom dar. Es wird wie die Frühdyskinesien vorwiegend durch hochpotente Neuroleptika ausgelöst. Es ist weniger duch Muskelstarre und Zittern als duch Bewegungsarmut (Akinese) charakterisiert.
- Spätdyskinesien sind primär durch hyperkinetische Symptome gekennzeichnet: überschießende, unwillkürliche, choreatische Bewegungen, Schmatzbewegungen, Zungen- und Mundbewegungen. Spätdyskinesien sind oft Dauerschäden. Nach mehrjähriger Neuroleptika-Therapie haben 3-20% der Patienten mit solchen Schäden zu rechnen.

Vegetative Nebenwirkungen:

- Haut: Hauttrockenheit, erhöhte Temperatur, Allergien
- Augen: Pupillendilatation, erhöhter Innendruck, Akkomodationsprobleme
- Schleimhäut: Mundtrockenheit, verminderte Sekretproduktion in der Lunge
- Magen-Darm-Trakt: Darmträgheit, Obstipation, Gewichtszunahme
- Harnwege: Miktionsbeschwerden
- Schlafstörungen
- Herz-Kreislaufsystem: orthostatische Hypotonie

Weitere (somatische und psychische) Nebenwirkungen:

- Leberfunktionsstörungen und Blutbildschäden (z. B. bei Leponex möglich)
- Laktation (Austritt von Milch aus den Brüsten)
- verminderte Krampfschwelle
- Gedächtnisprobleme
- Depression mit Suizidrisiko

KÖRPERBEDINGTE (ORGANISCHE) PSYCHOSEN

ALLGEMEINES

Die körperbedingten Psychosyndrome, die synonym auch als organische, hirnorganische, exogene, symptomatische Psychosen, Funktionspsychosen oder hirnorganische Psychosyndrome bezeichnet werden, bilden die Gruppe derjenigen Psychosen, denen eine heute schon pathologisch und pathophysiologisch definierbare Hirnerkrankung zugrunde liegt.

Die Konzeption des unspezifischen exogenen Reaktionstypus nach BONHOEFFER besagt, daß organische Psychosen unabhängig von ihrer speziellen Ätiologie, unabhängig auch davon, ob es sich um eine primäre Hirnerkrankung oder um eine erst sekundär das Gehirn beteiligende Allgemeinerkrankung oder Intoxikation handelt, gemeinsame und einheitliche psychopathologische Symptome und Syndrome aufweisen. Es sind unspezifische Prädilektionstypen, psychopathologische Zustandsbilder, denen man die Ursache, die zugrundeliegende spezielle Krankheit, nicht ansehen kann.

Die Lehre von der Unspezifität psychopathologischer Syndrome gilt nicht nur für die organischen, sondern auch für die „endogenen" Psychosen und die psychoreaktiven Störungen.

Für die Annahme einer körperbedingten Psychose sprechen:

- das Vorliegen belangvoller pathologischer somatischer Befunde
- das Vorliegen psychopathologischer Leitsyndrome der körperbedingten Psychosen
- der enge zeitliche Zusammenhang der somatischen Befunde mit der Psychose
- die Parallelität des Verlaufs des somatischen Befundes und der Psychose

AKUT-ORGANISCHE PSYCHOSYNDROME

DEFINITION

Das akut-organische Psychosyndrom (akute organische Psychose) beruht auf einer organischen Veränderung des ZNS. Es ist charakterisiert durch einen akuten Beginn und Fluktuieren der Störungen der geistigen Fähigkeiten, der Psychomotorik, der Affektivität und der Bewußtseinslage. Sie ist gewöhnlich vorübergehend und reversibel, wenn die Ursache behandelt wird.

Es werden zwei reversible psychopathologische Syndrome unterschieden:

- Bewußtseinstrübung
- Durchgangssyndrom (ohne Bewußtseinstrübung)

URSACHEN

Primäre Hirnerkrankungen (seltener):

- Hirntraumen
- Meningoenzephalitis
- Hirntumoren
- Epilepsie

Sekundäre Hirnerkrankungen (häufiger):

- Intoxikation (Alkohol, Arzneimittel, Drogen)
- körperliche Allgemeinerkrankungen (Leber, Niere, Endokrinium)
- gefäßbedingte Hirnprozesse
- Kachexie und Erschöpfungszustände (z. B. postoperativ)

SYMPTOMATIK

BEWUßTSEINSTRÜBUNG

Die Bewußtseinstrübung als das Leitsymptom der akuten körperbedingten Psychosen kann in einer mehr oder weniger ausgeprägten quantitativen Herabsetzung der Bewußtseinshelligkeit oder in einer mehr qualitativen Bewußtseinsveränderung zum Ausdruck kommen:

- <u>Delir</u>: Es ist durch ängstlich gefärbte psychomotorische Unruhe, optische, zum Teil auch akustische und haptische Halluzinationen von vielfach szenischem oder traumhaftem Charakter (typisch: Halluzinationen vieler kleiner Figuren oder Tiere) und durch wahnähnliche Erlebnisse, Personen- und Situationsverkennung gekennzeichnet. Die Bewußtseinstrübung ist hier deutlich ausgeprägt, der Patient ist zeitlich und örtlich desorientiert. Durch das Hinzutreten körperlich-vegetativer Symptome wie Fieber, Tremor, Kreislaufinsuffizienz, Krämpfe und Dehydratation (mit Gefahr des Komas) zusammen mit einer schreckhaft-ängstlichen Erregung und Bewegungsunruhe bekommt das ganze Bild eine einigermaßen kennzeichnende Färbung. Delirante Syndrome können auftreten bei Infektions- und schweren Allgemeinerkrankungen, Vergiftungen und vor allem bei Alkoholentzug als Alkoholpsychose (Delirium tremens) . Das Delirium tremens, das Stunden bis maximal 20 Tage, gewöhnlich 3-5 Tage dauert, kann in irreversible Demenz-Syndrome ausmünden.
- <u>Verwirrtheitszustand (amentielles Syndrom)</u>: Im Vordergrund steht unzusammenhängendes Denken, bruchstückhaft wie im Halbschlaf, am einmal aufgetauchten Gedanken sich festhaltend, oft mit einem Erregungszustand und motorischer Unruhe verbunden (z. B. bei zerebrovaskulären Erkrankungen, Enzephalitis, Hirnverletzungen).
- <u>Dämmerzustand</u>: Hier überwiegt die qualitative Bewußtseinsveränderung. Es kommt zu einer Verschiebung - bis zum Gefühl, eine andere Existenz zu leben. Der Patient ist nicht schläfrig oder benommen, geht - traumwandlerisch - umher, findet sich einigermaßen zurecht, kann vor allem in fremder Umgebung unauffällig wirken, ist jedoch weder bewußtseinsklar noch selbstkritisch, vielmehr von wenigen Affekten gesteuert, die Landschaft verkennend, so daß es (selten) zu überraschenden Gewalthandlungen kommt. Nachträglich stellt sich eine partielle oder totale Amnesie ein. Vorkommen bei Epilepsie, im pathologischen Rausch, Enzephalitis.

DURCHGANGSSYNDROME

Als Durchgangssyndrome bezeichnet man reversible und ohne Bewußtseinsstörung (die Patienten sind also wach) einhergehende Formen akuter körperbedingter Psychosen, die meist bei Beginn bzw. bei Rückbildung einer hirnorganischen Schädigung auftreten. Je nach der im Vordergrund stehenden Symptomatik werden als klinische Subtypen unterschieden:

- Organische Halluzinose: Sie ist charakterisiert durch das Vorherrschen optischer (häufig), akustischer und taktiler (selten) Halluzinationen zum Teil verbunden mit Wahnerleben.
- Akutes Korsakow-Syndrom: Dieses ist durch extreme Gedächtnisstörungen, Desorientiertheit in Raum und Zeit und Konfabulationen („Auffüllen" von Erinnerungslücken durch Einfälle) gekennzeichnet. Erscheinungsbildlich nicht zu unterscheiden vom akuten irreversiblen Psychosyndrom wie es in der Rückbildungsphase einer schweren Hirnkontusion auftreten kann, ist das Korsakow-Syndrom als irreparabler Defektzustand, z. B. auf der Grundlage eines chronischen Alkoholismus.
- Affektives Durchgangssyndrom: Dieses kann depressiv, maniform oder hysterisch in Erscheinung treten.

Das Durchgangssyndrom nimmt im Verlauf einer Hirnerkrankung, z. B. eines langsam sich entwickelnden Hirntumors, allmählich an Schwere zu (graduelle Abstufungen vom leichten und mittelschweren zum schweren Durchgangssyndrom) und geht ohne Sprung fließend in die Bewußtseinstrübung und evtl. Bewußtlosigkeit über. Leichte Durchgangssyndrome sind eher affektive, schwere häufiger amnestische Formen. Die Rückbildung (z. B. nach Contusio cerebri) läuft in umgekehrter Reihenfolge ab.

CHRONISCH-ORGANISCHE PSYCHOSYNDROME

DEFINITION

Bei dem chronisch-organischen Psychosyndrom (chronische organische Psychose) handelt es sich um meist irreversible Folgezustände entweder einmaliger schwerer Hirnerkrankungen (z. B. Trauma) oder fortschreitender Hirnprozesse (z. B. M. Alzheimer).

Nach Typ und zugleich nach dem Ausmaß des organischen Psychosyndroms lassen sich drei psychopathologische Syndrome der irreversiblen Formen unterscheiden:

- Chronische pseudoneurasthenische Syndrome (psychoorganische Schwächung)
- Organische Persönlichkeitsveränderungen
- Demenzen

SYMPTOMATIK

CHRONISCHE PSEUDONEURASTHENISCHE SYNDROME

Es handelt sich um uncharakteristische und ätiologisch vieldeutige Psychosyndrome, die mit im Verlauf stark schwankenden Störungen der affektiven Reaktivität (Affektlabilität, Affektinkontinenz, Reiz- und Erregbarkeit, sog. „reizbare Schwäche) und einer Reduktion des gesamtseelischen Energieniveaus (Antriebsminderung, Verlangsamung und Umstellungsunfähigkeit) einhergehen.

Menschen mit solch einer Schwächung haben eine gute Chance, in ihrer Umgebung oder von Gutachtern als „Immerschon-Versager" oder „Rentenneurotiker" wahrgenommen zu werden (DÖRNER), denn eine diskrete Hirnschädigung ist oft nur mit Mühe nachweisbar. Pseudoneurasthenische Syndrome findet man bei frühkindlichen Residualschäden und nach traumatischen, enzephalitischen, sklerotischen oder Hunger-dystrophischen Hirnschäden.

ORGANISCHE PERSÖNLICHKEITSVERÄNDERUNGEN

PERSÖNLICHKEITSVERÄNDERUNG

Im Gegensatz zum pseudoneurasthenischen Syndrom bleiben die Klagen hier nicht nur im Subjektiven, sondern können vom Untersucher beobachtet werden. Es kommt zur Verlangsamung aller seelischen Aktivitäten, zum Haften an einem Verhaltensmuster und Perseverieren (Wiederholung desselben); erregbare, weinerliche, euphorische, ängstliche oder mürrisch-dysphorische Affektinkontinenz (Entgleiten der Gefühle) mit entsprechender Labilität der Grundstimmung; Charakterzüge sind abgeflacht, karikiert überspitzt, „persönlichkeitsfremd", takt- oder schamlos; „man erkennt ihn nicht wieder".

HIRNLOKALE PSYCHOSYNDROME

Diese stellen eine Sonderform der organischen Persönlichkeitsveränderung dar, bei der nur ein bestimmter Teil des Gehirns betroffen ist. Nach neueren Untersuchungen lassen sich diese Syndrome häufig weder voneinander noch von den Syndromen bei diffusen Hirnschäden trennen. Gemeinsam ist ihnen eine Störung der integrierenden und steuernden Funktionen durch Schädigung „strategischer Regelkreise", was sich als älteres Trieb-Affekt-Handlungsniveau, als „psychischer Infantilismus" unkontrolliert äußern kann.

- Stirnhirnsyndrom: Gleichgültigkeit mit Einbuße an Anteilnahme, Takt, Motivation und Antizipation (Vorwegnahme der Folgen eines Handelns), bisweilen verbunden mit Euphorie, Witzelsucht und sexueller Enthemmung, z. B. bei Morbus Pick, Tumor und Kontusion

- Stammhirnsyndrom: Mürrische oder euphorische Verstimmung, Antriebsschwäche, psychomotorische Einengung, z. B. bei Hirngefäßsklerose, nach Enzephalitis oder Neuroleptikagebrauch
- Endokrines Psychosyndrom: Bei fast allen Krankheiten der innersekretorischen Drüsen meist in leichter Form möglich
- Appalisches Syndrom: Durch weitgehende Trennung der Hirnrinden- und Hirnstammfunktionen infolge zerebraler Anoxie (Sauerstoffmangel), z. B. nach schwerem Hirntrauma oder kardialem Versagen oder auch bei Panenzephalitis, kann es zu dieser seltenen Sonderform tiefster Bewußtseinsstörung kommen. Bewußtseinszustand der bloßen Wachheit ohne Bewußtseinsinhalte und komplexe psychische Aktivitäten, eine „vegetative Existenz", wobei entwicklungsgeschichtlich alte motorische Muster (Saug- und Greifreflexe) an die Stelle treten. Der Zustand kann Jahre persistieren, letal enden oder sich (selten) weitgehend mit Ausmündung in ein organisches Defektsyndrom (organische Persönlichkeitsveränderung) zurückbilden.
- Motorische Aphasie: Der Patient kann nicht spontan sprechen (bei intakten Sprachwerkzeugen), höchstens einige Wörter, imTelegrammstil. Das Nachsprechen ist eher möglich. Er ist sich der Störung bewußt. Die Verletzung betrifft meist die dritte Stirnwindung links (Broca-Zentrum).
- Sensorische Aphasie: Der Patient kann Worte und Sätze nicht verstehen, spricht mit Rededrang oft in semantischen Paraphrasien, ist sich der Störung meist nicht bewußt. Geschädigt ist hierbei das Wernicke-Zentrum.
- Agnosie: Die Unfähigkeit, trotz intakter Sinnesorgane, Wahrgenommenes zu erkennen. „Seelenblindheit" und „Seelentaubheit". Eine Lokalisierung der „Verletzung" ist nicht möglich. Man diskutiert den Zusammenhang von Agnosien mit seelischen Selbstschutztendenzen gegenüber der allgemeinen „Hirnkränkung", etwa als Leugnung.
- Apraxie: Der Patient kann ihm vertraute Bewegungen und Handlungen nicht planen und ausführen, nicht imitieren oder vertraute Objekte nicht gebrauchen.

DEMENZEN

Eine Demenz ist ein nach der frühen Kindheit infolge einer Hirnkrankheit erworbener Intelligenzdefekt, der mit einem groben, irreparablen und nicht selten progredienten intellektuellen und mnestischen Abbau einhergeht. Es kommt also zu einem Verlust früher vorhandener intellektueller Fähigkeiten.

Bei der Oligophrenie („Schwachsinn“, angeborene Demenz) handelt es sich dagegen um eine angeborene Störung intellektueller und mnestischer Fähigkeiten bei meist mangelhafter Ausdifferenzierung der Persönlichkeit.

Die Demenz kommt in einer Reduktion von Auffassungs-, Kritik- und Urteilsfähigkeit, in einer groben Störung von Begriffsbildung, logischem Denken, Fähigkeit zur Kombination und Erfassung von Sinnzusammenhängen, in mnestisch, bevorzugt Merkfähigkeit und Frischgedächtnis betreffenden Ausfällen und einer Desorientiertheit hinsichtlich Zeit, später auch Ort und eigener Person zum Ausdruck (HUBER).

Im Gegensatz zum pseudoneurasthenischen Syndrom und den leichteren, nur den dynamischen Teil der Persönlichkeit betreffenden organischen Persönlichkeitsveränderungen werden bei der Demenz die Reflexionsfähigkeit und Krankheitseinsicht aufgehoben. Zu den intellektuellen Einbußen, dem Verlust an Wissen und Können, kommt auch noch der „Verlust des Wissens um diesen Verlust.“

DER DEMENZ ZUGRUNDELIEGENDE ERKRANKUNGEN (AUSWAHL)

- Demenz vom Alzheimer-Typ: Dazu werden heute die frühe Form oder präsenile Demenz (eigentlicher M. Alzheimer; Manifestationsalter 40-65. Lebensjahr) als auch die späte Form oder senile Demenz vom Alzheimer-Typ (Manifest. nach d. 65. Lebensjahr) gezählt. Gekennzeichnet sind beide Verläufe durch Hirnatrophie mit Mangel an Azetylcholin, pathologische Fibrillenveränderungen und amyloide Plaques. Der Verlauf ist allmählich progredient und kann sich über mehr als 1 Jahrzehnt erstrecken.
- Chorea Huntington: Der „Erbveitstanz“ ist eine autosomal-dominant erbliche, chronisch-progrediente, gewöhnlich im 3., 4., oder 5. (gelegentlich schon im 2.) Lebensjahrzehnt beginnende primäre Hirnatrophie, insbesondere im Bereich des Striatums und der Stirnhirnrinde mit sowohl neurologisch-extrapyramidaler wie auch psychopathologisch-psychoorganischer (fortschreitende Demenz!) Symptomatik. Der dementielle Abbau schreitet relativ langsam fort. Patienten, die erst nach 10 bis 20 Jahren hospitalisiert werden müssen, sind nicht selten.

- Multiinfarkt-Demenz (M. Binswanger): Sie ist durch multiple vaskulär bedingte Hirnläsionen gekennzeichnet, die bei ihrem Auftreten zu vorübergehenden oder bleibenden neurologischen Defiziten geführt haben und bei denen es in zeitlicher Übereinstimmung schrittweise zu entsprechenden kognitiven Einbußen kommt. Einen großen Einfluß haben Erkrankungen wie Hypertonie, Diabetes, Hyperlipidämie, kardiovaskuläre Erkrankungen, aber auch Risikofaktoren wie genetische Veranlagung und Rauchen.

AUGE, HALS-NASE-OHREN (HNO)

AUGE

Abb. 11 Das Auge

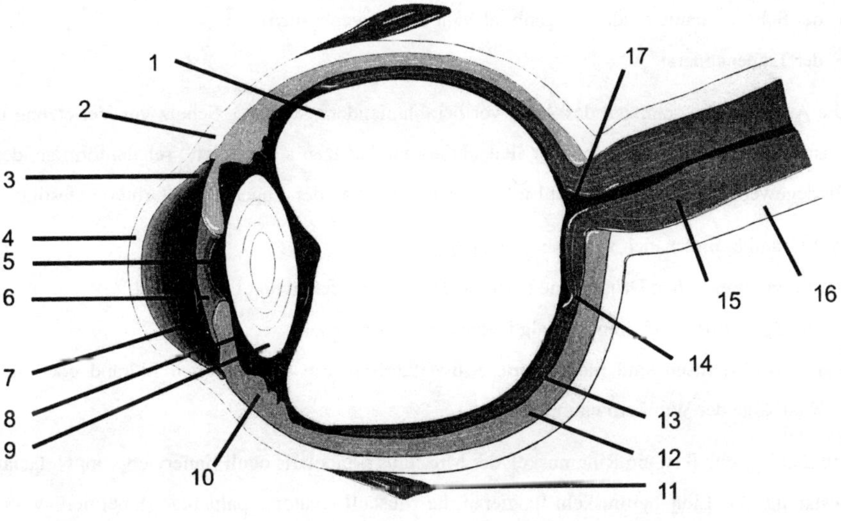

1. **Glaskörper** (Corpus vitreum)
2. **Lederhaut** (Sklera)
3. **Kammerwinkel**
4. **Hornhaut** (Kornea)
5. **Sehloch** (Pupille)
6. **Regenbogenhaut** (Iris)
7. **Vordere Augenkammer**
8. **Hintere Augenkammer**
9. **Linse** (Lens cristallina)
10. **Ziliarkörper** mit Ziliardrüse
11. **Augenmuskel** (beispielhaft)
12. **Aderhaut** (Choroidea)
13. **Netzhaut** (Retina)
14. **Gelber Fleck** (Macula lutea)
15. **Sehnerv** (N. opticus)
16. **Harte Hirnhaut** (Dura mater)
17. **Blinder Fleck** (Papille des Sehnerven)

ANATOMIE UND PHYSIOLOGIE

Zum Sehapparat gehören:

- Sehnerv (N. opticus)
- Sehbahn (Tractus opticus)
- Sehstrahlung (Radiatio optica)
- Sehrinde
- der Augapfel und sein Halteapparat
- der Bewegungsapparat (Augenmuskeln, Lidhebermuskeln)
- der Schutzapparat (Lider, Augenbindehaut und Augenbrauen)
- der Tränenapparat

Die Augenbrauen schützen das Auge vor herablaufendem Schweiß. Schutz vor Verletzung und Austrocknen geben die Augenlider (Palpebrae); sie besitzen als „Skelett" schalenförmige, derbe Bindegewebsplatten und sind mit Lidbändchen seitlich an der Augenhöhle (Orbita) befestigt.

Im Lidrand befinden sich verschiedene Drüsen:

- Die Meibom´schen Drüsen (modifizierte Talgdrüsen) fetten den Lidrand ein.
- Die Zeis-Drüsen gehören als Talgdrüsen den Wimpern zu.
- Die Moll-Drüsen sind modifizierte Schweißdrüsen, die in den freien Lidrand oder in die Haarbälge der Wimpern einmünden.

Für den Lidschluß ist ein Ringmuskel, der Musculus orbicularis oculi (innerviert vom N. facialis) zuständig. Als Lidhebermuskeln fungieren die Musculi levatores palpebrae (innerviert vom N. oculomotorius). Die Musculi tarsales bestimmen die Weite der Lidspalte und werden vom Sympathikus innerviert.

Die Wimpern gehen von der vorderen Lidkante aus und schützen das Auge vor Fremdkörpern und Sonneneinstrahlung.

Der Tränenapparat besteht aus der Tränendrüse und den Tränenwegen. Die Tränendrüse (Glandula lacrimalis) liegt seitlich über dem Oberlid, ihre Ausführungsgänge münden in die Umschlagfalte der Augenlider. Im inneren Augenwinkel befindet sich je ein Tränenpünktchen am oberen und am unteren Lidrand; dort fließt die Tränenflüssigkeit über die ca. 1 cm langen Tränenkanälchen in den Tränensack. Dieser geht unmittelbar in den Tränennasengang (Ductus nasolacrimalis) über, der in der Nasenhöhle endet (deshalb tropft beim Weinen die Nase).

Die Augenbindehaut (Tunica conjunctiva) bedeckt die Innenseite der Augenlider und die Oberfläche der Lederhaut (Sklera). Sie spart dabei die Hornhaut aus (bzw. geht am Hornhautrand in ein glattes Plattenepithel über).

Der annähernd kugelförmige Augapfel liegt in der Augenhöhle (Orbita), deren Wände sich aus verschiedenen Anteilen des knöchernen Schädels zusammensetzt. Sie ist den Nebenhöhlen unmittelbar benachbart. Ein Fettgewebskörper kleidet die Augenhöhle aus und bildet die Gelenkpfanne für eine Art Kugelgelenk aus Bindegewebshüllen, in dem sich der Augapfel drehen kann. Die Hauptmasse des Augapfels bildet sein durchsichtiger, z. T. flüssiger Inhalt, der von drei Häuten umgeben wird:

- äußere Augenhaut (Sklera)
- mittlere Augenhaut (Choroidea)
- innere Augenhaut (Retina)

Die äußere Augenhaut (Sklera aus festem Bindegewebe) gibt dem Bulbus seine Form. Die stärker gewölbte Hornhaut ist vorne wie ein Uhrglas in die Sklera eingefügt. Im Unterschied zur Sklera ist sie durchsichtig.

Die mittlere Augenhaut (Aderhaut, Uvea) versorgt mit ihrem reichen Gefäßnetz sowohl die Netzhaut, als auch die vorderen Augenabschnitte. Im vorderen Teil bildet sie den Ziliarkörper (Strahlenkörper) und die Regenbogenhaut (Iris) aus. Der Ziliarkörper dient als Aufhängeapparat für die Linse und besitzt einen Ringmuskel (Ziliarmuskel) für die Linseneinstellung.

Die Iris (der vorderste Anteil der Aderhaut) bildet die Pupille (Sehloch), die Blende unsere optischen Systems. In der Iris gelegene Ringmuskelfasern ermöglichen die Eng- oder Weitstellung dieser Öffnung je nach Lichteinfall. (Engstellung/Miosis: Musc. sphincter pupillae, innerviert vom Parasympathikus; Weitstellung/Mydriasis: Musc. dilatator pupillae, innerviert vom Sympathikus).

Die Linse liegt als kristallklarer Körper hinter der Pupille. Ihre Funktion ist die Änderung des Brechungsindex zum Einstellen auf Nah- und Fernsehen (Akkomodation). Die Linse enthält weder Blutgefäße noch Nervenfasern (⇒ keine Entzündung, keine Schmerzen!); in der Jugend ist sie elastisch, mit zunehmendem Alter verliert sie ihre Elastizität, es kommt zur Altersweitsichtigkeit (Presbyopie).

Eine weitere Funktion des Ziliarkörpers ist die Bildung des Kammerwassers. Das Epithel des Ziliarkörpers („Ziliardrüse“) sezerniert Flüssigkeit in die hintere Augenkammer. Dieses Kammerwasser fließt zwischen Linse und Iris hindurch zur vorderen Augenkammer; es wird dort in einem schwammigen Maschenwerk resorbiert und gelangt über den ringförmigen Schlemm-Kanal in ein Venengeflecht der Bindehaut.

Den Raum zwischen Linse und Netzhaut füllt der Glaskörper (Corpus vitreum). Er besteht aus einer gallertartigen, glasklaren Substanz, die zu 98% aus Wasser besteht und dient der Formerhaltung des Auges.

Die innere Augenhaut besteht aus zwei Blättern:

- Netzhaut (Retina)
- Pigmentepithel

In der Netzhaut finden sich die lichtempfindlichen Zellen: Zapfen und Stäbchen (= Sinnesepithel). Wir besitzen etwa 3-4 Mio Zapfen für das Farbensehen (Tagsehen). Sie sind in der Netzhautmitte konzentriert; am dichtesten gepackt finden sie sich im gelben Fleck (Makula), der Stelle des schärfsten Sehens, die beim Fixieren unwillkürlich eingestellt wird. (Der gelbe Fleck beansprucht allein 4/5 der Kapazität unserer Sehrinde im Großhirn.)

In der Netzhautperipherie überwiegen die ca. 75 Mio Stäbchen für das Dämmerungssehen (schwarz, weiß, grau).

Am Eintrittsort des Sehnerven und der Netzhautgefäße in den Augapfel (Papille, blinder Fleck) befinden sich keine Sinneszellen. Zur Funktionsfähigkeit der Netzhaut (Sinnesepithel) ist ein inniger Kontakt mit den Zellen des Pigmentepithels notwendig.

Beim Sehen fallen Lichtstrahlen durch die Pupille ins Auge. Sie werden von Hornhaut und Linse gebrochen und bilden auf der Netzhaut ein umgekehrtes, verkleinertes Bild der Außenwelt ab. Die lichtempfindlichen Sinneszellen der Netzhaut werden dadurch erregt und leiten die Informationen über den Sehnerv dem Gehirn zu. Das Gehirn lernt frühzeitig, das optisch umgekehrte Bild „auf die Füße“ zu stellen und die beiden Gesichtfeldhälften miteinander zu verschmelzen.

ERKRANKUNGEN DES AUGES

ENTROPIUM

Def.:

Einwärtswendung des Augenlids

Ät.:

- Entropium senile: Entropium des Unterlids durch Erschlaffung seiner Aufhängebändchen; der Tarsus kippt nach innen
- Folge der Narbenbildung bei Trachom (siehe dort)

Kl.:

- Fremdkörpergefühl (durch Schleifen der Wimpern auf Hornhaut und Sklera)
- Hornhauterosionen, Hornhautgeschwüre

Th.:

Operation

EKTROPIUM

Def.:

Auswärtskippung des Augenlids (meist Unterlid)

Ät.:

- Ektropium senile (= häufigste Form): Verlängerung des Unterlids durch Erschlaffung der Lidsehnen
- Ektropium paralyticum: Lähmung des Musc. orbic. oculi durch Fazialisparese
- Ektropium cicatriceum: als Folge von Verletzungen/Vernarbungen

Kl.:

- Austrocknung der Bindehaut führt zur Metaplasie des Bindehautepithels
- Tränenlaufen (durch Auswärtswendung des Tränenpünktchens)
- Entzündung der Hornhaut durch mangelnde Befeuchtung (Keratitis e lagophthalmus)

Th.:

Operation

GERSTENKORN (HORDEOLUM)

Def.:

akute Staphylokokken-Infektion der Lidrand-Drüsen, meist der Meibom-Drüse (Hordeolum internum), seltener der Zeis- oder Moll'schen Drüsen (Hordeolum externum).

Kl.:

lokale Schwellung und Rötung, starke Schmerzen

Th.:

- Wärme (Rotlicht) im akuten Zustand, um den Eiterherd schneller zur Abkapselung und zum Durchbruch zu bringen
- antibiotische Salben (zur Eindämmung)
- Inzision, wenn der spontane Abfluß des Eiters ausbleibt

Merke: Häufig rezidivierende Gerstenkörner (Hordeolosis) können ein Hinweis auf Diabetes mellitus sein

HAGELKORN (CHALAZION)

Def.:

chronische Entzündung einer oder mehrerer Meibom-Drüsen

Ät.:

meist hervorgerufen durch Verstopfung des Drüsen-Ausführungsgangs

Kl.:

traubenkern- bis haselnußkerngroßer, unverschieblicher Knoten knapp innerhalb der Lidkante; der Knoten ist derb, schmerzlos und druckunempfindlich.

Th.:

Kleine Hagelkörner bilden sich evtl. selbst zurück, größere müssen operativ entfernt werden.

LINSENTRÜBUNG

auch: Katarakt, „Grauer Star“

Def.:

Eintrübung der Linse (meist beidseitig) mit Beeinträchtigung des Sehens (bis zur Blindheit)

Formen:

- Altersstar (häufigste Form; nach dem 60. Lj.; Ursache: Enzymdefekte? UV-Schäden?)
- nach Verletzungen und intraokulären Erkrankungen
- als Folge von Allgemeinerkrankungen: durch Ernährungsstörungen der Linse bei Diabetes mellitus, Muskel- und Hauterkrankungen, Tetanie durch Nebenschilddrüseninsuffizienz
- durch andere Einflüsse (Cataracta electrica nach Stromunfällen, „Feuerstar“ der Glasbläser und Hochofenarbeiter, Strahlenkatarakt, Kortisonstar)
- angeborene Formen (z. B. durch Virusinfekte während der Schwangerschaft, seltener erblich wie z. B. bei Trisomie 21 = Down-Syndrom)

Kl.:

- anfangs nur Lichtempfindlichkeit wegen unregelmäßiger Lichtbrechung (Patienten tragen Sonnenbrille oder breitkrempigen Hut)
- später zunehmende Einschränkung der Sehfähigkeit
- Bei der überreifen Katarakt (meist im hohen Alter) kommt es zur Verflüssigung von Linsenanteilen. Die Linsenkapsel kann sich dabei spontan öffnen. Dies verbessert zwar zunächst oft die Sehfähigkeit, führt jedoch leicht zu gefährlichen Entzündungen des Auges (Operation-Indikation!).

Th.:

- Entfernung der Linse (i. d. R. erst bei deutlicher Einschränkung der Sehfähigkeit)
- Ersatz durch eine eingepflanzte Vorder- oder Hinterkammerlinse, durch eine starke Brille (Starglas) oder durch eine Kontaktlinse
- Ein angeborener, beidseitiger Star soll in den ersten 3 Monaten operiert werden, weil er die zerebrale Entwicklung der Sehfähigkeit in der Großhirnrinde verhindert.

AUGEN-BINDEHAUTENTZÜNDUNG (KONJUNKTIVITIS)

ALLGEMEINES

Def.:

Konjunktivitis ist der Sammelbegriff für entzündliche Erkrankungen der Augen-Bindehaut.

Kl.:

- Bindehautentzündungen sind die häufigsten Augenkrankheiten
- Leitsymptom: rotes Auge
- Sekretion (wässrig, schleimig oder eitrig)
- morgendliche Verklebung der Lidränder durch eingetrocknetes Sekret
- Fremdkörpergefühl im Auge
- Brennen und Jucken im Auge
- Lichtscheu
- Schwellung der Bindehaut (bis zur „Chemosis" = ausgeprägtes Bindehautödem)
- bei viralen Entzündungen: Follikel auf der Innenseite der Lider (Lymphozytenansammlungen)
- bei allergischen Entzündungen: „Papillen" (Vorwölbungen an der Innenseite der Lider, die ein feines Blutgefäßbäumchen zeigen)
- bei Beteiligung des Hornhautepithels (Keratokonjunktivitis): krampfhafter Lidschluß

NICHT-INFEKTIÖSE KONJUNKTIVITIS

UNSPEZIFISCHE KONJUNKTIVITIS (CONJUNCTIVITIS SIMPLEX)

Ät.:

- durch äußere Reize wie Rauch, Staub, klimatische Einflüsse, UV-Licht
- Stellungsanomalien (Lider, Wimpern), Überanstrengung der Augen, Sehfehler

Th.:

Tränenersatzmittel

ALLERGISCHE KONJUNKTIVITIS

Definition und Ätiologie:

Allergische Reaktion der Augenbindehaut auf verschiedene Allergene (z. B. Medikamente, Kontaktlinsen, Tierhaare, Kosmetika oder bei Heuschnupfen)

Kl.:

- Jucken, Brennen, Augentränen
- Fremdkörpergefühl
- evtl. Ödem (Chemosis)

Th.:

Allergenkarenz, Hyposensibilisierung, Augentropfen (adstringierend, evtl. kortisonhaltig; Cromoglicinsäure)

INFEKTIÖSE KONJUNKTIVITIS

BAKTERIELLE KONJUNKTIVITIDEN

Ät.:

- akute Infektion: vor allem Pseudomonas aeruginosa, Staphylokokken, Pneumokokken, Streptokokken u. a.
- chronische Infektion: Haemophilus influenzae, Haemophilus lacunatus und -aegypticus

Verlauf und Komplikationen:

Insbesondere bei Pseudomonas aeruginosa, Proteus, Staphylococcus aureus und Pneumokokken besteht die Gefahr von Hornhautgeschwüren, die Narben hinterlassen oder die Hornhaut perforieren können.

Dg.:

Kulturen aus dem Bindehautabstrich

Th.:

schnellstmöglich lokale Antibiotika

Gonoblennorrhoe
auch: Blennorrhoea neonatorum, Ophthalmia neonatorum

Def.:

Konjunktivitis der Neugeborenen durch okulo-genitale Infektion mit Neisseria gonorrhoeae (Gonokokken) während der Geburt.

Kl.:

Bindehautentzündung mit hochgradiger Gefährdung der Hornhaut (Einschmelzung und Perforation innerhalb weniger Stunden)

Th.

Durch die Credé-Prophylaxe (Einbringen von 1%iger Silbernitratlösung in die Bindehaut sofort nach der Geburt) ist die Gonokokken-Konjunktivitis in Europa fast verschwunden.

Chlamydienkonjunktivitis
auch: Schwimmbadkonjunktivitis

Def.:

bakterielle Bindehautentzündung

Erreger:

Chlamydia trachomatis. Es handelt sich um eine Untergruppe desselben Erregers, der das Trachom hervorruft (s. u).

Übertragungsweg:

Die Krankheit wird zumeist als okulo-genitale Infektion beim Geschlechtsverkehr übertragen (dann: Behandlungsverbot f. HP), seltener in Schwimmbädern („Schwimmbad-Konjunktivitis").

Klinik/Verlauf:

- Unter der Innenseite von Ober- und Unterlid finden sich große reife Follikel (Lymphzell-Ansammlungen)
- Das Oberlid hängt durch die Schwellung etwas herab.
- eitrige Absonderung
- Ähnlich wie beim echten Trachom kann es zu kleinen Knötchen der Bindehaut kommen, von denen eine feine Gefäßeinsprossung in die Hornhaut ausgeht (Pannus). In der Regel heilt aber die Chlamydien-Konjunktivitis (Einschlußkonjunktivitis) innerhalb von 3-6 Monaten folgenlos ab.

Th.:

Antibiotika (Tetrazyklin-Augentropfen, Tetrazyklin-Tabletten u. a.), Mitbehandlung des/der Geschlechtspartners/in

Trachom
auch: ägyptische Körnerkrankheit, trachomatöse Einschlußkonjunktivitis

Def.:

chronische bakterielle Keratokonjunktivitis

Erreger:

Chlamydia trachomatis

Übertragungsweg:

Übertragung durch Insekten

Epidemiologie:

Das echte Trachom kommt in Indien, Afrika und den südlichen Mittelmeerländern vor allem unter schlechten hygienischen Bedingungen vor. Es ist in diesen Ländern die häufigste Ursache der Blindheit (rund 4% der Bevölkerung).

Kl.:

- zunächst follikuläre, seröse Konjunktivitis
- Narbenbildung führt zur Fehlstellung der Lider
- Erblindung durch Übergriff auf die Hornhaut

Th.:

im Stadium der follikulären Entzündung: Tetrazyklin-Salbe lokal (gute Prognose), im Narbenstadium: chirurgische Eingriffe

Prophylaxe:

Verbesserung der hygienischen Verhältnisse (Wasserversorgung)

VIRALE KONJUNKTIVITIS

Keratokonjunctivitis epidemica

Def.:

häufig vorkommende Virusinfektion von Horn- und Bindehaut mit hoher Ansteckungsgefahr

Erreger:

Adenoviren

Übertragungsweg:

vor allem iatrogen durch Tropfpipetten (Augentropfen), Stäube?

Inkubationszeit: 4-10 Tage

Kl.:

- Beginn fast immer einseitig
- schnell einsetzende, erhebliche Schwellung und Rötung der Bindehaut
- Jucken, starkes Fremdkörpergefühl
- Absonderung von wässrigem, selten schleimig-eitrigem Sekret
- Schwellung der präaurikulären und submandibulären Lymphknoten
- Befall des anderen Auges meist um den 4.- 8. Tag
- Abklingen nach ca. 2 Wochen (keine dauerhafte Immunität)
- Im Heilungsstadium bilden sich typischerweise Infiltrate der Hornhaut (Nummuli), die zur starken Blendung (durch Lichtstreuung) führen. Die Rückbildung kann Monate dauern.
- Komplikationen: bleibende Infiltrate, Iridozyklitis

Th.:

Eine spezifische Behandlung dieser Viruserkrankung ist nicht möglich.

Prophylaxe:

Infizierte sollen in der Praxis nicht im allgemeinen Wartezimmer warten; kein Händeschütteln, kein gemeinsamer Gebrauch von Handtüchern, konsequente Händedesinfektion (Patient und Behandler!), sorgfältige Desinfektion von Untersuchungsgeräten

INFEKTIONEN DER AUGENBINDEHAUT DURCH MYKOSEN UND PARASITEN

Epidemiologie:

Pilzinfektionen sind selten und betreffen vor allem die Hornhaut (vorwiegend: Candida albicans). Parasitosen mit Befall der Augen kommen in tropischen Ländern vor; Beispiele sind die Filariosen: Onchocerca volvulus, der Erreger der Flußblindheit (oder Onchozerkose) und Filaria loa, Erreger der Loiasis.

REFRAKTIONSFEHLER (MYOPIE, HYPEROPIE, ASTIGMATISMUS)

Begriffserläuterungen:

- Refraktion (lat. refringere, refractus aufbrechen, hemmen): Lichtbrechung
- Emmetropie (gr. emmetros im Maß) Normalsichtigkeit durch normalen Brechungszustand: Strahlen, die aus der Unendlichkeit in das nicht akkommodierte Auge einfallen, haben ihren Brennpunkt auf der Netzhaut.
- Ametropie: Fehlsichtigkeit durch anormale Brechungsverhältnisse am Auge. Die häufigste Ursache der Ametropie ist ein zu langer (Myopie) oder zu kurzer (Hypermetropie) Augapfel.
- Myopie: (gr. myops kurzsichtig) Kurzsichtigkeit: der Brennpunkt liegt für parallel einfallende Strahlen (im nicht-akkommodierten Auge) vor der Netzhaut.
- Hypermetropie: (syn. Hyperopie) Übersichtigkeit: der Brennpunkt liegt hinter der Netzhaut.
- Presbyopie: (gr. presbys alt) altersbedingte Weitsichtigkeit durch Elastizitätsverlust der Linse. (Die Akkommodationsfähigkeit geht zunehmend verloren.)
- Dioptrie: Maßeinheit für die Brechkraft optischer Systeme (z. B. Linsen)
- 1 Dioptrie = 1: Brennweite (m); die Brennweite unseres Auges beträgt bei flacher Linse 17 mm, die Brechkraft also 1/0,017 = ca 59 dpt.

MYOPIE (Kurzsichtigkeit)

Def.:

Form der Ametropie, bei der die parallel einfallenden Strahlen schon <u>vor</u> der Netzhaut vereinigt werden

Ät.:

- zu langer Augapfel (Achsenmyopie)
- zu starke Brechung des optischen Systems (Refraktions- oder Brechungsmyopie: z. B. durch Keratokonus, Kugellinse, Katarakt, Linsenverlagerung)

Th.:

Durch eine Brille oder Kontaktlinse (Zerstreuungslinse, konkave Linse) wird die Brechkraft so vermindert, daß sich parallele (= aus dem Unendlichen einfallende) Strahlen nicht mehr vor, sondern auf der Netzhaut vereinigen.

MYOPIA SIMPLEX („SCHULMYOPIE")

Def.:

Myopie, die um das 10.-12. Lebensjahr beginnt, meistens 5 dpt. nicht überschreitet und nach dem 20. Lj. in der Regel nicht mehr zunimmt („stationäre Myopie"). (Unterschied zur gutartigen <u>progressiven</u> Myopie: diese stabilisiert sich erst um das 30. Lj. und führt zu Abweichungen bis 12 dpt.)

Ät.:

Früher wurde angenommen, daß die Augenanstrengung durch Lesen und Schreiben die Ursache dieser Myopie sei (⇒ „Schulmyopie"). Heute weiß man, daß sie bei Prädisponierten durch Wachstumsvorgänge entsteht, die nur zeitlich mit dem Schulbesuch zusammenfallen. Die Anlage wird vererbt.

Th.:

Zerstreuungslinsen (Brille, Kontaktlinsen)

MYOPIA MALIGNA (PROGRESSIVA)

Def.:

unaufhaltsam fortschreitende Myopie

Kl.:

- zunehmende Kurzsichtigkeit („hohe" Myopie = hohe Dioptrienzahl)
- später Aderhaut-Risse mit Blutungen und Vernarbungen (durch Dehnungsatrophie)
- Netzhaut-Ablösungen

Th.:

Zerstreuungslinsen (Brille, Kontaktlinsen), ggf. Therapie der Netzhautablösung (siehe unten)

HYPERMETROPIE (Weitsichtigkeit)

auch: Hyperopie, Übersichtigkeit

Def.:

Form der Ametropie, bei der die parallel einfallenden Strahlen im nicht akkommodierten Auge erst hinter der Netzhaut vereinigt werden

Ät.:

- zu kurzer Augapfel (Achsenhypermetropie)
- zu starke Brechung des optischen Systems (Refraktions- oder Brechungshypermetropie)

Kl.:

Der Sehfehler fällt häufig nicht auf, weil er durch verstärkte Akkomodation ausgeglichen werden kann (umso besser, je elastischer die Linse noch ist). Durch die dauernd verstärkte Akkomodation kann es zur Ermüdung der Ziliarmuskulatur kommen (Asthenopie).

Kompl.:

Mit der Hypermetropie (zu kurz gebauter Augenbulbus) geht häufig ein enger Kammerwinkel einher. Eine typische Komplikation bei hypermetropen Erwachsenen ist deshalb ein Winkelblock-Glaukom.

Th.:

Anpassung einer Sammellinse

ASTIGMATISMUS

Def.:

Stigma (gr.) heißt „Punkt". A-stigma-tismus heißt „Brennpunktlosigkeit". Bedingt durch eine unregelmäßige Form der Hornhaut kommt es beim Astigmatismus nicht zur punktförmigen Abbildung der Gegenstände auf der Netzhaut; einen Punkt in der Außenwelt sehen die Betroffenen deshalb als Linie oder unscharf.

Th.:

Gleichmäßige Veränderungen der Hornhautform (regelmäßiger Astigmatismus) sind durch sog. Zylindergläser korrigierbar; bei unregelmäßigen Veränderungen kommen harte Kontaktlinsen oder eine Hornhaut-Transplantation in Frage.

GLAUKOM (GRÜNER STAR)

Def.:

Glaukom ist der Sammelbegriff für Krankheiten des Auges, die mit einem erhöhten Augeninnendruck (intraokularer Druck) einhergehen.

Der normale Augeninnendruck ist in der Regel seitengleich etwa 15 mmHg mit einer oberen Grenze von 22 mmHg. Beim akuten Glaukomanfall treten Drucke zwischen 50 und 80 mmHg auf, beim chronischen Glaukom solche zwischen 25 und 45. Das Glaukom führt zu Sehnervenschäden. Das Glaukom ist eine der häufigsten Erblindungsursachen.

Epidemiologie: 5-10% der über 40jährigen haben einen zu hohen Augeninnendruck; zwischen 500 000 und einer Million Menschen sind nach Schätzungen manifest an einem Glaukom erkrankt und bedürfen einer Therapie.

Ät.:

- Glaukom des Kleinkinds: Entwicklungsstörungen im Bereich des Kammerwinkels
- Offenwinkelglaukom (Glaucoma simplex): Abflußbehinderung im Trabekelwerk
- Winkelblockglaukom: zu enger Kammerwinkel
- Durchblutungsstörungen im Bereich des Sehnerven. Die Rolle des Augeninnendrucks als alleinige Ursache des Glaukoms hat sich relativiert: Eine neuere Studie zeigt, daß ca. 60% der Patienten mit glaukomatösen Gesichtsfelddefekten normale Augendruckwerte (< 21 mm Hg) aufweisen. Durchblutungsstörungen im Bereich des Sehnerven gelten als weitere wesentliche Ursache der Erkrankung.

Pg.:

Ein erhöhter Augeninnendruck kommt durch eine Abflußstörung des Kammerwassers zustande (nie durch Überproduktion von Kammerwasser).

GLAUKOMA SIMPLEX (OFFENWINKELGLAUKOM)

Häufigste Glaukom-Form (über 90 %). Es führt wegen der schleichenden Entwicklung oft zu unbemerkten Sehnervenschäden mit Gesichtsfeldausfällen.

Ät.:

Abflußbehinderung des Kammerwassers im Trabekelwerk

Kl.:

subjektiv keine Beschwerden.

Bei der augenärztlichen Untersuchung finden sich drei Kardinalsymptome:

- Augendruckerhöhung
- Gesichtsfeldausfälle
- Papillenexkavation („Aushöhlung“ aufgrund einer Druckatrophie)

(Im Frühstadium häufig nur einzelne dieser Befunde vorhanden.)

Dg.:

schwierig: regelmäßige Untersuchungen mit genauer Verlaufsbeobachtung sind notwendig: Tagesdruckkurve, Vergleich mit dem anderen Auge, Suche nach Gesichtsfeldausfällen, Verlauf der Papillenveränderungen (Fotodokumentation)

Th.:

Prinzip: Senkung des Drucks auf konstant 15-20 mmHg (Druckregulierung zeitlebens überwachen).

<u>medikamentös</u>:

- Miotika (pupillenverengende Mittel)
- Sympathomimetika und beta-Blocker drosseln die Produktion von Kammerwasser
- Karboanhydrasehemmer setzen ebenfalls die Kammerwasserproduktion herab

<u>operativ</u>:

Durch die Laserbehandlung des Trabekelwerks kann eine Drucksenkung von 6-10 mmHg für einige Jahre erreicht werden. Alternative: bei der „Filteroperation“ wird im Trabekelwerk eine neue Öffnung für das Absickern von Kammerwasser hergestellt.

WINKELBLOCKGLAUKOM

Durch eine Abflußstörung des Kammerwassers kommt es zu einer akuten Augeninnendruckerhöhung. Das Winkelblock-Glaukom macht 5% der Glaukom-Fälle aus. Es verläuft als akutes (= Anfalls-) Glaukom und stellt einen <u>Notfall</u> dar. Durch den hohen Druck ist das Auge prinzipiell stärker gefährdet als bei Glaucoma simplex, aber wegen der starken Beschwerden wird die Erkrankung früher bemerkt.

Epidemiologie: Frauen sind doppelt so häufig betroffen wie Männer. Gipfel der Erkrankung zwischen dem 55. und 70. Lebensjahr.

Pg.:

Durch einen zu kurzen Augapfel mit flacher Vorderkammer ist der Kammerwinkel eng; Iris und Linse haben dadurch eine besonders breite Berührungsfläche. Dadurch kann es zum „Pupillarblock“ kommen (z. B. bei plötzlicher Pupillenerweiterung): Die Hinterkammer ist gegenüber der Vorderkammer verschlossen, das Kammerwasser kann nicht abfließen und drückt zusätzlich die Iriswurzel nach vorn, die nun den Kammerwinkel ganz verlegt. Die Erkrankung verläuft zunächst immer anfallsweise, später evtl. chronisch.

Sekundäre Glaukome können auftreten infolge anderer Augenerkrankungen, Allgemeinerkrankungen und durch lokale Kortison-Therapie.

Kl.:

spontane Auslösung (z. B. durch entzündliche Vorgänge im Auge oder durch pupillenerweiternde Medikamente = Mydriatika)

Leitsymptome:

- Schmerzen: heftige Schmerzen im betroffenen Auge und um das Auge herum. Ausstrahlung in die Zähne, in den ganzen Kopf, evtl. sogar ins Abdomen!
- tastbare Härte des Augapfels: beim akuten Glaukomanfall fühlt sich der Augenbulbus steinhart an (= wichtigstes Symptom, Augeninnendruck 60-80 mmHg).
- Nebelsehen und Farbringe: bei Dunkelheit werden Farbringe um Lichtquellen gesehen (Folge des Hornhautödems).
- weitere Symptome:
  - Bindehaut gerötet
  - episklerale Gefäße erweitert (gemischte Injektion)
  - Hornhaut-Ödem mit matt-hauchiger Trübung
  - Vorderkammer flach oder völlig aufgehoben
  - Iris verwaschen, Pupille erweitert und unregelmäßig entrundet

Dg.:

Anamnese, Klinik, Augendruckmessung

(Die Palpation geschieht zweckmäßig mit beiden Zeigefingern durch das Oberlid. Hände am Kopf des Patienten abstützen, der die Augen nach unten gerichtet hat. Palpieren des anderen Auges (oder des eigenen Auges) zum Vergleich. Der Tastbefund „steinhart" besteht ausschließlich beim akuten Winkelblockglaukom.

Th.:

Der akute Glaukomanfall ist ein Notfall, das Augenlicht ist in Gefahr! Der Patient muß sofort zu einem Augenarzt gebracht werden. Sofortmaßnahmen:

- Pilocarpin-Augentropfen (Miotikum)
- Karboanhydrasehemmer (z. B. Azetazolamid) 500 mg i.v.
- 20%ige Mannitlösung infundieren (ersatzweise Glyzerin - mit Zitronensaft als Geschmackskorrigens - trinken lassen: 1,2 ml/kg Körpergewicht)
- 20 ml Weinbrand trinken lassen
- nur bei starken Schmerzen: Schmerzmittel

Nachbehandlung:

Iridektomie: operative Herstellung einer Verbindung zwischen vorderer und hinterer Augenkammer (bei Engwinkelglaukom stets beide Augen behandeln)

HYDROPHTHALMIE (KINDLICHES GLAUKOM)

Ät.:

angeborene Fehlbildungen des Kammerwinkels; selten als Folge pränataler Augenentzündungen.

Kl.:

Lichtscheu und Tränenfluß

im weiteren Verlauf vorübergehend trübes Hornhautödem

schließlich Vergrößerung des Auges („schöne, große Augen")

Th.:

Operation so früh wie möglich. In 80% d.F. kann das Augenlicht gerettet werden.

SCHIELEN (STRABISMUS)

BEGRIFFSERLÄUTERUNGEN

- Strabismus: Abweichen der Sehachse eines Auges von der Sollrichtung
- Strabismus concomitans: Begleitschielen, Schielen im engeren Sinn: das schielende Auge begleitet das andere Auge in einem bestimmten Winkel.
- Strabismus incomitans: (= Strabismus paralyticus) beruht auf der Lähmung oder Schwäche eines Augenmuskels und kann prinzipiell in jedem Lebensalter (meist plötzlich) auftreten.
- Strabismus convergens: Einwärtsschielen (häufigere Form)
- Strabismus divergens: Auswärtsschielen
- Pseudostrabismus: scheinbares Schielen bei Säuglingen; der Eindruck wird durch einen breiten Nasenrücken hervorgerufen; die einzige Form des „Schielens", die sich „auswächst".
- Heterophorie: latentes Schielen (Normalbefund bei den meisten Menschen), das gewöhnlich durch Fusion der Netzhautbilder ausgeglichen wird. Stellt die Ursache für Doppelbilder bei Übermüdung oder Alkoholgenuß dar.
- Amblyopie: Zentrale Schwachsichtigkeit eines Auges als häufige Folge des Begleitschielens: das störende Bild wird vom Gehirn unterdrückt.

BEGLEITSCHIELEN (STRABISMUS CONCOMITANS)

Das Begleitschielen beginnt in den ersten Lebensjahren. Die gefährlichste Folge besteht in der Amblyopie: das störende zweite Bild des schielenden Auges wird im Gehirn unterdrückt. In der Folge bleibt die zentrale Sehfähigkeit (Sehrinde) unwiderruflich geschädigt, wenn nicht vor dem 6. Lj. Operation u./o. Sehtraining stattfinden.

(Ausnahme: Strabismus alternans = abwechselndes Schielen: hierbei fixiert einmal das linke, einmal das rechte Auge, dadurch werden die Felder der Sehrinde für beide Augen angesprochen; eine Amblyopie entwickelt sich nicht.)

Ät.:

- meist ungeklärt. Fehler bei den im Hirnstamm gelegenen Steuerungsmechanismen für die Koordination der Augenmuskulatur könnten verantwortlich sein.
- Bekannte Ursachen:
  - Weitsichtigkeit
    Pathogenese: Akkomodation (Einstellungsreaktion der Linse) und Konvergenz (Zusammengehen der Sehachsen) sind normalerweise gekoppelt (beim Betrachten eines nahen Gegenstandes ist beides nötig). Hat der Weitsichtige nicht gelernt, diese Funktionen zu entkoppeln, kommt es beim Fixieren zum Schielen, weil er schon beim in die Ferne sehen akkommodieren muß, um scharf zu sehen. Dieses „rein akkommodative Schielen“ wird durch die Verordnung des passenden Minusglases behoben.
  - Sekundärer Strabismus = Schielen infolge anderer Augenerkrankungen (z. B. Netzhautfehler durch Tumoren, Narben und - evtl. angeborene - Trübungen von Hornhaut und Glaskörper.)

Th.:

- Sehtraining durch wechselseitiges Abdecken der Augen (Okklusionsbehandlung = künstliche Herstellung eines Strabismus alternans).
- Operation (Lockerung bzw. Straffung der betroffenen Augenmuskeln)

NETZHAUT-ABLÖSUNG (ABLATIO RETINAE)

Def.:

Ablösung der Netzhaut durch Eindringen von Glaskörper-Flüssigkeit (durch Risse nach Verletzung, durch Vernarbungen, durch Zugkräfte). Führt unbehandelt zur Erblindung.

Epidemiologie: relativ seltene Erkrankung (1:10000 pro Jahr)

Formen:

- Primäre (idiopathische) Ablatio (häufigste Form):

  Im Alter, bei Myopie und nach Kataraktoperation kann es zur Verflüssigung und Umstrukturierung des Glaskörpers kommen. An den Anheftungsstellen zwischen Netzhaut und Glaskörper kommt es zu Rissen. (Bei 15-20 % der Patienten ist auch das zweite Auge betroffen)
- Sekundäre Ablatio entsteht z. B. nach perforierender Verletzung, Entzündung, Aderhautmelanom, Prellung. Prellungen (z. B. Schnee-, Squash- oder Tennisbälle) können auch nach Jahren noch verzögert eine Netzhautablösung zur Folge haben.
- Traktionsablatio entsteht durch strukturelle Veränderungen z. B. nach erfolglosen Netzhautoperationen und bei allen Formen der Unterversorgung der Netzhaut, z. B. bei diabetischer Retinopathie, Netzhautvenenverschlüssen, Frühgeborenen-Retinopathie und Entzündungen.

Kl.:

- Lichtblitze
- „Schwarm schwarzer Mücken“ (Einblutungen)

  Das Symptom der „schwarzen Mücken“ ist nicht zu verwechseln mit den „mouches volantes“ (fliegenden Mükken), die bei den (harmlosen) Glaskörper-Trübungen auftreten. Letztere sind halbdurchsichtige Schlieren, die besonders vor hellem Hintergrund auffallen und bei Blickbewegungen etwas verzögert mitschwimmen.
- später erscheint eine „Mauer“ (meistens von unten aufsteigend; Netzhautablösung oben)

merke: sofortige augenärztliche Untersuchung bei Auftreten dieser Symptome!

Th.:

- Anheftung der Netzhaut durch Laser-Koagulation
- Periphere Läsionen: Unterlegen der Netzhaut mit Silikon-Plomben von der Skleraseite her (85-90% Erfolg in unkomplizierten Fällen). Bei Läsionen im Bereich des hinteren Augenpols: evtl. Entfernung des Glaskörpers (Vitrektomie).

VERÄTZUNGEN DER AUGEN: ERSTE HILFE AM UNFALLORT

(nach Leydhecker/Grehn)

- Sofort spülen. Die ersten Sekunden und Minuten sind entscheidend! (Isogutt®, Wasser, Getränke - z. B. Mineralwasser - , Pufferlösung, physiologische Kochsalzlösung, keine Milch)
- Notarzt benachrichtigen zum sofortigen Transport in eine Augenklinik. Dieser führt am Unfallort weitere Maßnahmen durch:
  - Lokalanästhetikum tropfen. Dadurch wird der Lidkrampf beseitigt, und es können alle Bereiche des Bindehautsackes erreicht werden.
  - erneut spülen (ca. 15 min.) unter Ektropionieren (= Umstülpung der Augenlider zur Fremdkörperentfernung). Zwischendurch mechanische Reinigung unter (wenn möglich doppeltem) Ektropionieren, um z. B. feste (anhaftende!) Kalkpartikel zu entfernen.
  - Notfalltransport in eine Augenklinik

NASE

ANATOMIE UND PHYSIOLOGIE

Kurzfassung siehe Lehrbuch für HP Innere Medizin (KW-07)

UNTERSUCHUNGSMETHODEN

- Inspektion:
  - Äußere Nase: Form, Schwellungen, Hautfarbe, Hautveränderungen;
  - Innere Nase: Die vordere Rhinoskopie mit Hilfe des Nasenspekulums dient der Beurteilung von Nasenvorhof und Nasenhaupthöhle. Häufige pathologische Befunde: Verkrümmung der Nasenscheidewand (Septumdeviation, anlagebedingt oder erworben), Schleimhautschwellung, Schleimhautulzeration, -blutung, -eiterung; Polypen, Borkenbildung, Fremdkörper, selten: Tumoren. Die hintere Rhinoskopie zur Beurteilung des Nasenrachenraumes und der Choanen bleibt gewöhnlich dem HNO-Arzt vorbehalten. (Pathologische Befunde: verdickte Nasenmuschelenden, Polypen, Schleim/Eiter, Rachenmandelvergrößerung, Tumoren).
- Palpation, Perkussion:
  Leichtes Beklopfen der Nasennebenhöhlen ist bei Nebenhöhlenaffektionen schmerzhaft. Die Nervenaustrittspunkte (NAP) von Nervus supra- und infraorbitalis können dabei ebenfalls druckempfindlich sein.
- Funktionsprüfungen:
  - Prüfung der Luftdurchgängigkeit der Nase
  - Riechprüfung (re. u. li. Seite getrennt) mit verschiedenen Riechstoffen zunächst ohne, dann mit Trigeminusreizkomponente. Fehlriechen (Parosmie, Kakosmie) kommt bei Virusinfekten vor, kann aber auch Zeichen von cerebralen Prozessen (z. B. Tumoren) sein.
- Weiterführende Untersuchungen:
  - Endoskopietechniken ermöglichen dem HNO-Arzt eine genauere endoskopische Betrachtung der Nasenhöhle, der Nebenhöhlen (Sinuskopie), und des Nasenrachenraumes.
  - Sonographie kommt bei der Untersuchung der Kieferhöhle zum Einsatz (mit eingeschränkter Aussagekraft auch der Stirnhöhlen und der Siebbeinzellen).
  - Röntgenuntersuchungen dienen der Darstellung von Schleimhautschwellungen, Sekretansammlungen, Tumoren und Frakturen. (Zur orientierenden Untersuchung der Nasennebenhöhlen wird gelegentlich noch die Diaphanoskopie (Lichtdurchleuchtung mit einfacher Lichtquelle) angewendet.

ERKRANKUNGEN DER NASE

VERLETZUNGEN

Die Versorgung von Verletzungen gehört gewöhnlich nicht in das Aufgabenfeld des Heilpraktikers. Wir beschränken uns daher auf die Einteilung und die Erwähnung wichtiger Begriffe und Leitsymptome.

Merke: Auch bei äußerlich unscheinbaren Verletzungen sind die Zerstörungen in der Tiefe teilweise unerwartet groß. Deshalb stets Röntgenuntersuchung.

Einteilung

zentrale Mittelgesichtsfraktur	Nasenbeinbruch
seitliche Mittelgesichtsfraktur	a) Kiefernhöhlen-Jochbeinfraktur b) Blow-out-Fraktur (Bruch nur der Augenhöhle) c) Isolierte Jochbogenfraktur
frontobasale Frakturen	Bruch der oberen Nebenhöhlen (u. evtl. Stirnbein)

NASENBEINBRÜCHE

Einrichtung des Bruches innerhalb von 8 Tagen erforderlich, sonst bleiben häufig Septumdeviation, Schiefnase oder Breit-Sattelnase zurück.

Kompl.:

Septumhämatom: ein Bluterguß im Bereich der knorpeligen oder knöchernen Nasenscheidewand, der des öfteren übersehen wird und dann zu Verunstaltungen führt. Außerdem droht die Entwicklung eines Septumabszesses mit der Gefahr einer aufsteigenden Infektion der Hirnhäute (Meningitis).

SEITLICHE MITTELGESICHTSFRAKTUREN

Schwellung und Bluterguß können die Diagnose erschweren! (exakte Röntgendiagnostik!)

Kl.:

- Monokelhämatom
- Stufenbildung am unteren u./o. seitlichen Rand der Augenhöhle
- Paraesthesien im sensiblen Versorgungsbereich des 2. Trigeminusastes (V2)
- Doppelbilder (Absinken des Augenbulbus)
- Kiefersperre, Kieferklemme

BLOW-OUT-FRAKTUR

Sonderfall einer seitlichen Mittelgesichtsfraktur = isolierte Fraktur des Augenhöhlenbodens durch Gewalteinwirkung auf den Augenbulbus (Faustschlag, Ball). Der Orbitaboden bricht dabei in die Kieferhöhle ein.

Kl.:

- Paraesthesien im Versorgungsbereich des zweiten Trigeminusastes (V2)
- Doppelbilder
- evtl. Enophthalmus
- Augenmuskelbewegungen eingeschränkt (besonders der Blick nach oben)

FRAKTUREN DER OBEREN NEBENHÖHLEN (FRONTOBASALE FRAKTUREN)

Stirnbein, Siebbein und Keilbeinhöhle bilden jeweils in Teilen die Wände der Schädelbasis.

Merke: Bei Verletzungen der Schädelbasis besteht stets die Gefahr aufsteigender Infektionen! (⇒ Meningitis/Enzephalitis).

Kl.:

- Blutung aus Nase und Mund
- Brillenhämatom, Monokelhämatom
- Anosmie (Geruchsverlust)
- offene (Platz-)Wunden
- bei Durazerreißung: Rhinoliquorrhoe (= Verlust von Liquor durch die Nase; stets operativ versorgen wegen der Gefahr von Liquorfisteln und aufsteigenden Infektionen: noch nach Jahrzehnten kann eine Spätmeningitis/ein Hirnabszeß resultieren!)

SEPTUMPERFORATION

1. Traumatisch
2. als unerwünschtes Ergebnis nach Operation einer Septumdeviation
3. Folge eines chronischen trockenen Schnupfens (Rhinitis sicca anterior)
4. bei Kokainschnupfern nach jahrelangem Konsum.

ENTZÜNDUNGEN DER NASE

ÄUßERE NASE

NASENEINGANGSEKZEM

Def.:

Juckflechte in dem von Haut ausgekleideten Nasenvorhof mit Bildung von Krusten, Borken, Rhagaden

Ät.:

langdauerndes Nasenlaufen, chemische u./o. physikalische Reize, Stoffwechselstörungen (Diabetes mellitus!)

Th.:

Behandlung des Grundleidens, Ätzen von Rhagaden, (kortisonhaltige u. a.) Salben

Kompl.: Erysipel durch Eindringen von hämolysierenden Streptokokken in die verletze Haut

FOLLIKULITIS DER HAARE AM NASENEINGANG

Def.:

rezidivierende Entzündungen der Haarbälge (Erreger: meist Staphylokokken)

Kl.:

- Schmerzen und Spannungsgefühl
- Rötung von Nasenspitze und Nasenflügeln
- Krustenbildung im Nasenvorhof
- Kompl.: Nasenfurunkel

Th.:

- lokal antibiotisch
- Kortison
- Epilation (Entfernung) der Haare, deren Haarbälge sich immer wieder entzünden
- fetthaltige Salben im Intervall

NASENFURUNKEL

Def.:

nekrotisierende Haarbalgentzündung im Nasenvorhof, die aus einer Follikulitis oder aus kleinen Rhagaden hervorgeht.

Erreger:

Staphylococcus aureus

Kl.:

- ödematöse Schwellung von Nasenspitze und Nasenrücken (gelegentlich Oberlippe)
- Schmerzen (evtl. stark)
- evtl. Fieber
- Entleerung des Furunkelpfropfes (zumeist in den Nasenvorhof, selten an der Nasenspitze nach außen)
- Differentialdiagnose: Erysipel der Nase (durch hämolysierende Streptokokken), Klinik: akuter Beginn mit hohem Fieber und Schüttelfrost, scharf abgegrenzte Hautrötung (Erythem), schweres Krankheitsgefühl

Komplikationen:

Im venösen Abflußgebiet der oberen Gesichtshälfte bestehen Verbindungen zu den venösen Sammelgefäßen im Schädelinneren (Hirnblutleiter). Kommt es zu einer Venenentzündung (Thrombophlebitis), kann diese über die Vena angularis (Augenwinkel) und Vena ophthalmica bis zum Sinus cavernosus vordringen; die Sinus-cavernosus-Thrombose tritt selten auf, ist aber ein akut lebensbedrohliches Krankheitsbild mit schlechter Prognose (Zeichen: Druckschmerz im inneren Augenwinkel, Lidödem, Chemosis, Exophthalmus, Stauungspapille, Augenmuskellähmungen).

Merke:

- Furunkel niemals Ausdrücken (erhöht das Risiko von Komplikationen!)
- Naseneingangsekzem, rezidivierende Follikulitis oder rezidivierende Furunkel können Hinweise auf Diabetes mellitus sein.

Th.:

- hochdosiert Antibiotika i. m. oder i. v.
- bei schwerem Krankheitsbild: Bettruhe, Breikost und Sprechverbot (zur Ruhigstellung der Oberlippe)
- lokal: Alkoholumschläge, antibiotische Salben

ENTZÜNDUNGEN DER NASENHAUPTHÖHLE

AKUTE RHINITIS (SCHNUPFEN, CORYZA)

Def.:

durch Tröpfcheninfektion übertragene Viruserkrankung

Erreger:

Rhinoviren, Adenoviren, Grippeviren u. a.

Inkubationszeit:

Stunden bis zu 2 Tagen

Kl.:

- Kitzeln in Nase und Nasenrachenraum, Niesreiz, Frösteln
- später Behinderung der Nasenatmung; Kopfdruck; wässrige Sekretion aus der Nase, Augentränen (katarrhalisches Stadium)
- Übergang in schleimig-eitrige Sekretion mit völliger Verlegung der Nase, Geruchsverlust (Hyposmie/Anosmie), dann Eindicken des Sekrets und Trockenheitsgefühl auf der Nasenschleimhaut
- gelegentlich Fieber (bei Kindern)
- Adenoviren neigen dazu, einen auf- bzw. absteigenden Katarrh (Pharyngitis/Laryngitis) hervorzurufen, der fieberhaft verläuft.
- Abklingen des Krankheitsbildes nach 8-14 Tagen
- Nasenschleimhaut gerötet und geschwollen
- bedeckt mit serösem oder schleimig-eitrigem Sekret, Nasenmuscheln verdickt
- Haut am Naseneingang entzündlich gerötet (evtl. Naseneingangsekzem)
- Komplikationen: Nebenhöhlenentzündung (Sinusitis), Mittelohrentzündung (Otitis media)

Th.:

kausale Therapie nicht bekannt; symptomatisch:

- isotonische Kochsalzlösung (als Nasenspray)
- visköse, schleimhautschonende Nasentropfen bei trockener Schleimhaut
- Kamillendampfinhalationen wirken entzündungshemmend und antitoxisch. (Vor Anwendung von Dampfinhalationen stets schleimhautabschwellende Nasentropfen bzw. Kochsalz geben.)

Prophylaxe:

- Jede Nasenseite einzeln ausschneuzen (soll wegen geringerer Druckentwicklung die Gefahr einer Keimverschleppung in die Ohrtrompete mit Entwicklung einer Mittelohrentzündung vermindern).
- Verminderung der Übertragungsgefahr durch Gebrauch von Einmal-Papiertaschentüchern, Abhärtung (Sport, Sauna), ausreichende Versorgung mit Vitamin C
- jährlich zu wiederholende Impfung gegen Influenza (nur in besonderen Fällen zu empfehlen)

Rhinopathia medicamentosa (Privinismus)

Der Name Privinismus leitet sich von dem früher gebräuchlichen schleimhautabschwellenden Mittel Privin ab. Die gefäßverengende Wirkung hat eine reaktive Hyperämie nach 4-6 Stunden zur Folge. Wird das Mittel dann wieder eingesetzt, setzt ein Teufelskreis ein: immer nach 4 Stunden werden erneut Tropfen gebraucht, die natürliche vegetative Gefäßregulation wird vollkommen ausgeschaltet. Abschwellende Nasentropfen sollten nie länger als eine Woche gebraucht werden (alternativ: isotonische Kochsalzlösung).

CHRONISCHE RHINITIS

Def.:

sekundäre, in der Regel bakterielle Rhinitis auf dem Boden

- einer Nebenhöhlenentzündung
- einer vergrößerten Rachenmandel (bei Kindern)
- chemischer und anderer Noxen (z. B. Staub, Hitze)

Kl.:

- eitrige Beläge oder zäher Schleim auf der Nasenschleimhaut
- verdickte Nasenmuscheln
- polypöse Schleimhauthyperplasien (behindern die Atmung)

Th.:

- Ausschaltung der Ursachen z. B. Behandlung der Sinusitis (Nasennebenhöhlenentzündung), Adenotomie (Entfernung einer hyperplstischen Rachenmandel), Begradigung einer Nasenscheidewandverkrümmung (Septumdeviation), Ausschaltung von Noxen
- symptomatisch: lokal (und evtl. systemisch) Antibiotika, Glukokortikoide, Abtragen von hyperplastischen Schleimhautbezirken

RHINITIS ATROPHICANS
UND RHINITIS ATROPHICANS CUM FOETORE = OZAENA, STINKNASE

Def.:

Atrophie und fibröse Umwandlung der Nasenschleimhaut und der Nasenmuscheln

Epidemiologie:

Vorkommen: familiär gehäuft, Frauen häufiger betroffen; vermehrtes Auftreten in Osteuropa

Ät.:

unbekannt

Kl.:

- weite Nase, Trockenheit der Schleimhaut, Absonderung von sehr zähem Schleim, Krustenbildung, Kopfschmerzen
- Ozaena: bei hochgradiger Atrophie kommt es zur Bildung von gelbgrünen Krusten und Eiterborken, die durch bakterielle Zersetzung einen penetranten, aashaften Gestank verbreiten. Die Patienten nehmen wegen des zerstörten Riechfeldes den Geruch nicht wahr.

Th.:

- symptomatisch: ölige Nasentropfen, Salzinhalationen und -spülungen, Salben, Traubenzucker als Schnupfpulver (wasseranziehende Wirkung), Vitamine A und E hochdosiert, Seeklima
- operativ: Verengung des Lumens, um Austrocknung zu vermeiden

Prognose:

Eine vollständige Ausheilung auch nach Operation nicht zu erwarten.

ALLERGISCHE RHINOPATHIE (RHINITIS ALLERGICA)

Def.:

allergische Reaktion der Nasenschleimhäute (und benachbarter Organe) auf verschiedene Allergene, Auftreten saisonal oder perennial (= ganzjährig)

Ät.:

häufige Allergene:

- Pollen (Pollinosis/Heuschnupfen): Beschwerden in der Blütezeit der entsprechenden Pflanzen, oft Mai bis Juni, z. T. weit darüber hinaus
- Hausstaub (= Allergie gegen Exkremente von Staubmilben, Schimmelpilzsporen, Tierhaare)
- Berufsallergene (Mehl, Nahrungsmittel, exotische Hölzer, usw.)

Kl.:

- Juckreiz in der Nase (z. T. auch Hals, Bronchien)
- Niesattacken
- Behinderung der Nasenatmung
- Konjunktivitis (Augenbindehautentzündung) mit Augentränen
- Husten, Asthma bronchiale
- Neurodermitis atopica

Kl.:

- Nasenmuscheln verdickt, livide verfärbt
- Absonderung wässrigen oder glasigen Schleims

Dg.:

Anamnese, Klinik, Pricktest, Intrakutantest, IgE-Nachweis mit RAST (Radio-Allergo-Sorbent-Test), ELISA (Enzyme Linked Immuno Assay)

Th.:

- Expositionsprophylaxe (= Meiden des Allergens, evtl. Berufswechsel), Elimination der Allergene, soweit möglich
- Hyposensibilisierung durch subkutane Injektion kleiner Mengen von Allergenextrakt in ansteigender Dosierung vor Beginn der Saison
- Symptomatisch medikamentös:

  Cromoglicinsäure (hemmt die Freisetzung von Entzündungsmediatoren aus den Mastzellen) Glukokortikoide lokal (Spray, Pulver), Antihistaminika oral; Antihistaminika in Kombination mit Glukokortikoiden oral

VASOMOTORISCHE RHINOPATHIE (VASOMOTORISCHE RHINITIS)

Def.:

gestörte Funktion der Gefäßnerven der Nasenschleimhaut

Ät.:

meist ungeklärt; mehrere Faktoren können das Krankheitsbild auslösen: Rauwolfia-Alkaloide, Antihypertonika, Antiepileptika; Horner-Syndrom, Schwangerschaft; psychische Faktoren, konstitutionelle Überempfindlichkeit gegen klimatische, chemische, und andere Faktoren (Kälte, Rauch, Staub, Alkohol, Chlor), Privinismus (gewohnheitsmäßiger Gebrauch von abschwellenden Nasentropfen)

Kl.:

- wechselnd starke (auch seitenwechselnde) Behinderung der Nasenatmung
- Hyposmie (verminderte Geruchswahrnehmung)
- Absonderung von wässrigem oder glasig-schleimigem Sekret (läuft den Rachen hinab)
- Niesreiz und Benommenheit (treten seltener auf als bei Allergie)
- Verschlimmerung der Beschwerden bei Temperaturwechsel (z. B. Wechsel von warmen Innenräumen in kalte Außentemperaturen), bei Genuß von heißer Flüssigkeit oder Alkohol, bei „Streß"
- Schwellung der Nasenschleimhaut
- Muscheln livide verfärbt und verdickt (besonders die hinteren Anteile)
- oft Kontakt der Muschel mit der Nasenscheidewand (bei Septumdeviation)

Dg.:

Ausschlußdiagnose (intensive allergologische Diagnostik; DD zur allergischen Rhinopathie: fehlende Reaktion auf Allergie-Tests, Fehlen der Eosinophilie)

Th.:

Antihistaminika (evtl. kurzzeitig mit Glukokortikoiden kombiniert), operative Muschelverkleinerung, in schweren Fällen Denervation parasympathischer Nervenfasern, bei Privinismus: Entzug (Tip: Das Tropfen der Nase bei alten Menschen läßt sich durch Einbringen von Panthenol-Nasensalbe häufig positiv beeinflussen.)

SPEZIFISCHE RHINITIDEN

Der Ausdruck „spezifisch" bezieht sich darauf, daß die Rhinitis in diesem Fall nicht durch die üblichen Erreger, sondern durch Erreger einer Allgemeininfektion hervorgerufen wird. Wenn eine Entzündung als „spezifisch" bezeichnet wird, sind lokale Entzündungen im Verlauf meist schwerer Allgemeininfektionen gemeint, z. B:

- Im Rahmen einer Tuberkulose kann es im Sekundärstadium zu Haut- und Schleimhautbefall kommen, der an der Nase auch zu Knorpel- und Knochendefekten führen kann (= Lupus). Knötchenbildungen in der Nase stets histologisch abklären!
- typisch für die angeborene Syphilis ist der syphilitische Schnupfen (Coryza neonatorum) der Neugeborenen; erreicht eine Syphilis das tertiäre Stadium, können Gummen zu Verlust an Knochen- und Knorpelsubstanz führen (syphilitische Sattelnase).
- Diphtherie geht zuweilen mit einseitigen, eitrigen Schnupfen einher.

AKUTE SINUSITIS

Def.:

Bakterielle oder virale Entzündung der Nasennebenhöhlen.

Ät.:

aus der Nasenhöhle (selten auch von Zähnen) fortgeleitete Infektionen

Lokalisation:

Siebbeinzellen und Kiefernhöhle (Sinusitis maxillaris) sind häufig betroffen, Stirnhöhlenbeteiligung ist seltener, Befall der Keilbeinhöhle sehr selten. Der Befall aller Nebenhöhlen wird Pansinusitis genannt.

Kl.:

- heftige, pochende Kopfschmerzen, schlimmer tagsüber und beim Bücken oder Pressen, (Schmerzen über der Stirnhöhle, hinter den Augen auch dann, wenn nur Kiefernhöhlen und Siebbeinzellen betroffen sind)
- Druckschmerzhaftigkeit der Nervenaustrittspunkte (NAP) der Nn. infra- und supraorbitales
- Druck- und Klopfschmerz im Bereich der betroffenen Nebenhöhlen
- behinderte Nasenatmung, reichliche Absonderung von Schleim und Eiter, oft einseitig
- Rhinoskopie: Schleimhautschwellung und Schleimeiter besonders im mittleren Nasengang
- Hyposmie/Anosmie
- Postrhinoskopie: Eiter in den Choanen; bei Keilbeinhöhleneiterung: Eiterstraße an der hinteren Rachenwand

Bei Befall der Stirnhöhle/n (Sinusitis frontalis):

- starker Druckschmerz am Stirnhöhlenboden, besonders im Bereich der inneren Augenwinkel

Bei Befall der Keilbeinhöhle: (Sinusitis sphenoidalis - wird häufig übersehen!)

- uncharakteristisches Bild: dumpfe Schmerzen, die in den Hinterkopf ausstrahlen.

Kompl.:

Fortleitung der Eiterung in die Nachbarschaft (Durchbruch durch die knöchernen Wandungen):

- von der Kieferhöhle (Oberkieferosteomyelitis)
- von den Siebbeinzellen (Lidödem, vor allem bei Kindern)
- von der Stirnhöhle: je nach Ausbreitungsrichtung kann es zum Durchbruch in die Augenhöhle kommen (Orbitalphlegmone), zur Stirnbeinosteomyelitis oder (selten): Durchbruch zum Schädelinneren mit der Gefahr eines Hirnabszesses, einer Meningitis, einer Thrombose von Hirnblutleitern oder des Sinus cavernosus (= Zusammenfluß der Hirnblutleiter).

Dg.:

Anamnese, Klinik, Sonographie (Nachweis einer eitergefüllten Nebenhöhle), Röntgen (Nachweis einer Schleimhautschwellung; Sekretspiegel)

Th.:

- abschwellende Nasentropfen (auch mittels Einlagen), Absaugen des Sekrets aus den Nebenhöhlen
- trockene Wärme (Sollux, Kopflichtbäder, Kurzwellen, Mikrowellen)
- feuchte Wärme (Kamillendampf, Soleinhalation; unmittelbar vor Wärmebehandlung stets abschwellende Nasentropfen anwenden, damit das vermehrt gebildete Sekret abfließen kann.)
- Antibiotika oral (nach Antibiogramm), Mukolytika, Analgetika
- Bei Fieber: Bettruhe

Falls die akute Erkrankung nach 1-2 Wochen nicht ausgeheilt ist:

- Bei Sinusitis maxillaris: Punktion der Kieferhöhle durch den unteren Nasengang (= scharfe Punktion mit Durchstoßen der dünnen Kiefernhöhlenwand) oder durch die natürliche Öffnung (= stumpfe Punktion), Spülung, Einbringen eines flüssigen Antibiotikums
- Bei Sinusitis frontalis: Beck-Bohrung (Durchstoßen der Stirnhöhlen-Vorderwand), Spülen der Stirnhöhle über mehrere Tage über ein Plastikröhrchen oder: Ausräumen der vorderen Siebbeinzellen und Spaltung der Stirnbucht zur Schaffung besserer Sekret-Abflußbedingungen.

CHRONISCHE SINUSITIS

Def.:

chronische Entzündung der Nebenhöhlen infolge nicht ausgeheilter akuter/subakuter Sinusitis

Ät.:

Angeborene Schleimhautempfänglichkeit und allergische Disposition (Asthmatiker sind häufiger betroffen) sind begünstigende Faktoren.

Auftreten in zwei Formen:

- serös-polypöse Form
- eitrige Form

SERÖS-POLYPÖSE FORM

Pathogenese:

In den Nebenhöhlen bildet sich eine polypöse Schleimhaut, die in die Nasenhöhle vorwächst (Polyposis nasi). Choanalpolypen: Polypen, die von den hinteren Siebbeinzellen oder von den Keilbeinhöhen ausgehen und von dort in den Nasenrachenraum hängen. Die polypöse Form der Sinusitis entsteht gelegentlich auch durch Analgetika-Intoleranz.

Kl.:

Die Beschwerden sind geringer als bei der akuten Sinusitis:

- dumpfer Kopfschmerz
- beidseits verstopfte Nase mit z. T. völliger Verlegung der Nasenhöhle (führt zum Näseln)
- Hyposmie/Anosmie (verminderte Geruchswahrnehmung/Geruchsverlust)
- Sekretabfluß in den Rachen kann einen chronischen Rachenkatarrh und/oder eine chronische Bronchitis aufrechterhalten (= Sinubronchiales Syndrom).
- Im Anfangsstadium sind die Polypen nur sonographisch, röntgenologisch (besser) und im CT erkennbar. Bei Polyposis nasi finden sich rhinoskopisch grauglasige Polypen, die meist aus dem mittleren Nasengang kommen.
- Choanalpolyp: In der Postrhinoskopie isolierter, großer, grauglasiger Polyp, der die Choanen verlegt und den Nasopharynx evtl. ganz ausfüllen kann.

Th.:

Bei geringem Befund Versuch mit konservativer Therapie (Tantum, Kalzium, Mikrowellen, Kurzwellen, Aufenthalt im Mittelgebirge), bei stärkerem Befund abklären: Analgetika-Intoleranz? Allergie? Wenn ja: Glukokortikoide, wenn nein: operative Entfernung der Poypen.

EITRIGE FORM

Def.:

chronische Sinusitis mit (Kieferhöhlen-)Empyem bei mäßig verdickter, oft fibrös veränderter Nebenhöhlenschleimhaut.

Kl.:

- evtl. Kopfschmerzen (schlimmer beim Bücken)
- häufig einseitiger Schnupfen mit eitriger Sekretion
- Abfluß von Eiter in den Rachen (Sinubronchiales Syndrom)
- Fötider Geruch weist auf einen Knochenprozesse hin!
- Mischformen mit polypös-serösen Formen kommen vor

Dg.:

Anamnese, Klinik, Diaphanoskopie (bei einseitiger Erkrankung leuchtet die erkrankte Kieferhöhle schlechter), Sonografie, Röntgen, CT; Sicherung der Diagnose durch Punktion und Spülung der betroffenen Höhlen.

Th.:

operative Verbesserung des Sekretabflusses

Operation-Techniken: Wenn wiederholte Spülungen keinen Erfolg bringen, zunächst operative Erweiterungen des Sekretabflusses (Fensterungen). Wenn auch das nicht ausreicht - z. B. bei rezidivierender Polyposis, bei therapierefraktären Pilzerkrankungen und i.d. Tumorchirurgie - wird die Schleimhaut vollständig entfernt; teilweise wird Fettgewebe implantiert, mitbetroffene knöcherne Wände evtl. entfernt (mit nachfolgender plastischer Versorgung).

NASENBLUTEN (EPISTAXIS)

Ät.:

<u>lokale Veränderungen der Nasenschleimhaut</u>:

- Ruptur eines gestauten Gefäßes am Locus Kisselbach (sehr häufig), kleinere Traumen (starkes Schneuzen, bohrender Finger), Rhinitis sicca
- traumatisch durch Zerreißen der Schleimhaut, durch eingedrungene Fremdkörper
- blutender Septumpolyp
- maligne Tumoren
- juveniles Nasenrachenfibrom

<u>bei Allgemeinerkrankungen</u>:

- bei fieberhaften Infekten durch Blutüberfülle (Hyperämie) der Schleimhaut
- bei Gefäß- und Kreislaufkrankeiten (Hypertonie, Arteriosklerose, Nierenkrankheiten)
- bei hämorrhagische Diathesen (z. B. bei Hämophilie, Thrombopathie, Morbus Werlhof, Leukämie, Lebererkrankungen)
- Nasenbluten während der Regelblutung
- iatrogen (z. B. Marcumar-Überdosierung)
- Morbus Rendu-Osler: Blutungen aus Blutgefäßknötchen (Hämangiomen) im Bereich der Scheidewand

Dg.:

Sofern die Ursache nicht bekannt ist, sorgfältige differentialdiagnostische Abklärung: gründliche Untersuchung, Gerinnungsstatus, Urinstatus u. ä.

Th.:

Aufrechtsitzen (oder: Liegen mit angehobenem Kopf), Nasenflügel für einige Momente zusammendrücken (Druck auf das vordere Septum), kalte Halsumschläge, Eisumschläge auf den Nacken, Ätzung des blutenden Gefäßes, Tamponade, Gefäßunterbindung (nur ausnahmsweise bei heftigen arteriellen Blutungen), Hämostyptika (blutstillende Medikamente) i.m. oder i.v.

FREMDKÖRPER

Vorkommen: bei Kindern häufig!

Kl.:

- zunächst einseitige Behinderung der Nasenatmung, später einseitiger eitriger Schnupfen mit fötidem Sekret, Kopfschmerzen, Sinusitis
- nach Jahren: Ablagerung von Kalksalzen um den Fremdkörper (Rhinolith)

Th.:

Entfernung durch HNO-Arzt (merke: Versuche der Entfernung von Fremdkörpern mit Pinzette und ohne geeignete Ausrüstung sind unzweckmäßig!)

SEPTUMDEVIATION

Vorkommen:

- nahezu bei allen Angehörigen der weißen Rasse (verursacht aber bei geringer Ausprägung keine Beschwerden)
- traumatisch nach Frakturen oder als Subluxation durch Geburtstrauma

Kl.:

- behinderte Nasenatmung, Beeinträchtigung des Riechvermögens
- Kopfschmerzen („Spannungsseptum“)
- schlechte Heilungstendenz bei Schnupfen und Sinusitis, Neigung zu Rachen- , Kehlkopf- und Bronchialkatarrhen und Angina tonsillaris (als Folge der Mundatmung)

Th.:

Operation nur bei Beschwerden und erst nach Abschluß des Gesichtsschädel-Wachstums

TUMOREN DER NASE

GUTARTIGE GESCHWÜLSTE DER NASE

RHINOPHYM

auch: Pfundnase, Kartoffelnase, „Säufernase“

Def.:

knollige Verdickung der Nase infolge einer Hyperplasie der Talgdrüsen und des Bindegewebes

Vorkommen:

meist bei älteren Männern, oft vergesellschaftet mit Rosacea

Ät.:

vermutete Ursachen-Faktoren:

- intestinale Erkrankungen, Fettstoffwechselstörungen
- Alkoholismus („Säufernase“), Hitze- oder Kälteschäden

Th.:

Abschälen bzw. Abschleifen der tumorösen Hautverdickungen

OSTEOM

Def.:

gutartiger, meist von der Stirnhöhle, seltener von Siebbein oder Kieferhöhle ausgehender Knochentumor, der sich durch langsam zunehmenden Kopfschmerz, evtl. auch durch Verlegung von Ausführungsgängen oder Verdrängung benachbarter Strukturen bemerkbar macht.

Th.:

operative Entfernung

MALIGNOME DER NASE

ÄUßERE NASE

- Basaliome: lokal destruierend, nicht metastasierend
- Spinaliome (Plattenepithel-Karzinom)
- Sarkome (selten)

Th.:

Exzision, evtl. Bestrahlung

NASENHÖHLE

Papillom

geht von der lateralen Nasenwand oder hinteren Nasenabschnitten aus, histologisch gutartig, klinisch aber bösartig (Destruktion des Knochens und Einbruch ins Schädelinnere)

Kl.:

leicht blutende, lappige, papillomatöse Granulationen mit Verlegung der Nasenatmung

Th.:

radikale operative Entfernung

ÜBRIGE:

meist verhornende Spinaliome (= Plattenepithel-Karzinome), seltener Adeno-Karzinome der Schleimhaut, noch seltener Sarkome

Kl.:

- Doppelbilder, Hervortreten des Augapfels (Protrusio bulbi) bei Einbruch in eine Augenhöhle
- Rötung und Vorwölbung im Nasen-Augenwinkel
- behinderte Nasenatmung
- fötider Geruch
- blutiges Nasensekret
- neuralgische Beschwerden (2. Ast des N. Trigeminus)
- starke Schmerzen bei Beteiligung der Hirnhäute
- Zahnlockerung, Zahnschmerzen, Prothese paßt nicht mehr
- polypöse Schwellungen im Bereich der seitlichen Nasenwand

Dg.:

Anamnese, Klinik, Probeexzision, Röntgen, CT, Kernspin

Prognose:

besonders schlecht bei Befall der „oberen Etage“ (Siebbein-Oberkiefer-Winkel, Siebbein, Keilbeinhöhle, Stirnhöhle); im Schnitt bleiben 35% der Patienten über 5 Jahre rezidivfrei.

MUNDHÖHLE UND PHARYNX

ANATOMIE UND PHYSIOLOGIE

Kurzfassung siehe Lehrbuch für HP Innere Medizin (KW-07)

UNTERSUCHUNGSMETHODEN

- Inspektion:

  Gegenstand der Inspektion - mit Hilfe von Mundspatel und Lichtquelle - sind Lippen, Mundvorhof, Mundhöhle, Gaumenbögen (mit Gaumenmandeln) und die hintere Rachenwand. Führen Sie eine sorgfältige Inspektion durch, damit Ihnen versteckte Befunde (z. B. Mundbodentumoren, Leukoplakien) nicht entgehen. (Zu den Untersuchungsbefunden empfehlen wir D. Lovric: Körperliche Untersuchung - Kompendium, Kreativität & Wissen Verlag, 1996)

- Palpation:

  Palpieren Sie außen die Lymphknoten. Haben Sie bei der Inspektion Veränderungen in der Mundhöhle gefunden (z. B. Geschwüre, Speichelsteine, Tumoren), palpieren Sie dieselben von innen, nachdem Sie Handschuhe übergestreift haben.

- Funktionsprüfungen:
  - Herausstrecken der Zunge (Abweichung zur gelähmten Seite bei Lähmung des N. hypoglossus.)
  - Ausstreichen der Ausführungsgänge der großen Mundspeicheldrüsen bei Inspektion der Papillenöffnung.
  - „A"-Sagen: hiermit prüft man die Beweglichkeit des Gaumensegels (Abweichung von Gaumensegel und Zäpfchen zur gesunden Seite bei Vagus- u./o. Glossopharyngeusparese).
  - Geschmacksprüfung mit Zucker, Zitronenlösung, Kochsalz, Chininlösung (Geschmacksausfall der vorderen 2/3 d. Zunge bei Läsion der Paukensaite im Mittelohr)

- Weiterführende Untersuchungen:

  Röntgenaufnahmen des Schädels zur Abschätzung von Unfallfolgen und zur Tumordiagnostik, Tomographie, Computertomographie und Kernspintomographie (NMR). Bei Weichteiltumoren werden auch spezielle Sonographie-Methoden eingesetzt; digitale Substraktionsangiographie (DSA) bei V. a. Glomustumor oder Nasenrachenfibrom.

ERKRANKUNGEN VON MUNDHÖHLE UND PHARYNX

Die Behandlung von Zahn- Mund- und Kieferkrankheiten ist Ärzten vorbehalten, fällt also für Heilpraktiker unter ein Behandlungsverbot. Die Kenntnis der wichtigsten Symptome und Krankheitsbilder dieser Körperregion ist aber selbstverständlich auch für den Heilpraktiker eine unabdingbare Voraussetzung für eine verantwortliche Ausübung der Heilkunde; sie ist auch Gegenstand der amtsärztlichen Überprüfung.

ERKRANKUNGEN DER MUNDHÖHLE

MIßBILDUNGEN

SPALTBILDUNGEN

Ät.:

- Genschäden (unregelmäßig dominanter Erbgang)
- durch intrauterine Schäden hervorgerufen (Viruserkrankungen, toxisch)

Formen:

- submuköse Gaumenspalte (tastbar unter dem weichen Gaumen)
- Uvula bifida (geteiltes Zäpfchen)
- Spaltbildung nur im weichen Gaumen
- Spaltbildung im weichen und harten Gaumen (evtl. mit Lippenspalte u/o Kieferspalte)
- doppelseitige Spalte

Th.:

Operation: Lippenverschluß mit 6 Monaten, Verschluß des weichen Gaumens ab 2. Lj., Verschluß des harten Gaumens nach Abschluß der Milchgebißbildung, aber möglichst vor der Einschulung, kieferorthopädische Vor- und Nachbehandlung, Logopädie

VERLETZUNGEN

ZUNGENBIß

Ät.:

meist epileptische Anfalle

Kl.:

meist starke Blutung, aber gute Heilungstendenz

Th.:

Naht nur bei klaffender Wunde notwendig

ENTZÜNDUNGEN

STOMATITIS ULCEROSA

Def.:

Ulzerationen (Geschwüre) im Bereich von Mundschleimhaut und Zahnfleisch

Ät.:

Zahnschäden, chemische, thermische, bakterielle Einwirkungen

Kl.:

- leicht blutende Geschwüre mit nekrotischem, fibrinbedeckten Grund (bakteriell besiedelt)
- Brennen, Schmerzen, erschwerte Nahrungsaufnahme
- Fötor ex ore (Mundgeruch) und schlechter Mundgeschmack, Speichelfluß

Th.:

Auswischen mit Chromsäurelösung (5%ig) oder Farbstoffen (Pyoktanninlösung, Gentianaviolett 1%ig), Mundspülungen, Zahnbehandlung

Exkurs: Differentialdiagnose der Stomatitis ulcerosa

- Karzinom: bei Ulzerationen der Mundschleimhaut ist stets ein Karzinom ausschließen (Probeexzision).
- Lues (Syphilis)
  - Primäraffekt: Derbes Infiltrat oder Ulkus mit regionärer, schmerzloser Lymphknoten-Vergrößerung
  - Sekundäres Stadium: etwa 8 Wochen nach Infektion als Erytheme, flache Infiltrate, seichte Ulzera, Papeln (Plaques muceuses, Plaques opalines); die Schleimhaut tragt oft einen weißlichen Fibrinschleier und zeigt dadurch eine rauchige Trübung.
  - Tertiäres Stadium: Gumma im harten oder weichen Gaumen mit späterer Perforation des Gaumens und erheblichen narbigen Veränderungen
- Tuberkulose
  Ät.: Bronchogene oder hämatogene Absiedlungen tuberkulöser Herde
  Kl.: Flache, konfluierende Ulzera, girlandenförmige, livide, granulierte Ränder
  Dg.: Erregernachweis, Probeexzision, Röntgen der Lunge
- Blutkrankheiten
  Vorkommen: bei Agranulozytose, bei akuter Leukämie
  Kl.: tiefe Ulzera und Nekrosen auf Mundschleimhaut und Tonsillen mit schmutzigem Belag, evtl. schwärzlich verfärbt, mit oder ohne Lymphknoten-Beteiligung
  Dg.: Blutbild
- Angulus infectiosus oris (syn. Perlèche)
  Def.: Rhagaden oder Ulzerationen im Mundwinkel mit schlechter Heilungstendenz
  Vorkommen: gehäuft bei Kindern und bei Frauen in der Menopause
  Ät.:
  bakterielle Infektion (meist Strepto- oder Staphylokokken)
  Soor (= Pilzinfektion durch Candida albicans)
  begünstigende Faktoren sind: B-Avitaminose, Diabetes mellitus, Eisenmangelanämie, Zahnlosigkeit (Falten- und Taschenbildung), schlecht passender Zahnersatz, Allergie gegen Zahnersatzmaterial.
  Th: Behandlung der Grundkrankheit, Ätzen der Rhagaden mit Argentum nitricum 5%

GINGIVOSTOMATITIS HERPETICA (STOMATITIS APHTHOSA)

Def.:

Infektion der Mundschleimhaut (einschließlich Zahnfleisch) durch Herpes simplex-Viren

Kl.:

- anfangs Bläschen, die sich zu zahlreichen, linsengroßen Erosionen mit weißlichem Fibrinbelag umwandeln
- Fieber
- starke, brennende Schmerzen im Mund
- schmerzhafte Hals-Lymphknoten
- Mundgeruch, Speichelfluß

Th.:

Betupfen mit Chromsäure (5%ig), Virustatika, Gentianaviolettlösung (1%ig), Mundspülungen, reizlose Kost, Laryngomedin-Spray® (Lokalanästhetikum)

Exkurs: Differentialdiagnose der Gingivostomatitis herpetica

- chronisch-rezidivierende (habituelle) Aphthen
  Ät.: unbekannt
  Kl.: betrifft gehäuft vegetativ labile Menschen, solitäre Aphthen jeweils für 8-10 Tage, kein Fieber, tritt schubweise - insgesamt über Jahre hinweg - auf
- Morbus Behçet
  Def.: Allgemeinerkrankung mit multiplen Aphthen der Mundschleimhaut, Hypopyon-Iritis, Genitalulzera
  Ät.: wahrscheinlich Autoimmunkrankheit (allgemeine Vaskulitis)
  Prognose: kann innerhalb weniger Jahre zu Erblindung und Tod führen
- Pemphigus vulgaris der Mundschleimhaut („Blasensucht")
  Def.: schubweise verlaufende Erkrankung der Oberhaut (Epidermis) mit zunächst fibrinbedeckten Erosionen, nachfolgend Narbenbildung
  Ät.: Autoimmungenese wird vermutet
- Erythema exsudativum multiforme
  Prognose: b. Behandlung mit Corticosteroiden (u. evtl. Immunsuppressiva) heute relativ günstig
  Def.: Fibrinbeläge und Blasen auf der Mundschleimhaut und den Lippen (auch an anderen Schleimhautoberflächen, an den Handflächen und am Stamm)
  Ät.: 1. allerg. Reaktion auf Arzneimittel; 2. unbekannt
  Kl.: Lymphknoten-Schwellungen, hohes Fieber
- Morbus Bowen (= intraepidermales Carcinoma in situ)
  Kl.: rötlich-weißliche, etwas erhabene Plaques der Mundschleimhaut
  Verlauf: langsames Wachstum; erst nach langem Bestand kommt es zum Einbruch in die Lederhaut (Korium) und zur Metastasierung; Ulzeration (geschwüriger Zerfall) ist Hinweis auf Übergang in Bowen-Karzinom
  (Erläuterung: Karzinome sind Krebsgeschwulste, die von einem Epithelgewebe ausgehen. „Carcinoma in situ" ist die Bezeichnung für die Frühform eines Karzinoms; der histologische Befund entspricht bereits einer krebsartigen Entartung, aber die Basalmembran ist noch nicht überschritten. Diese Latenzphase kann sehr lange dauern.)
- Lichen ruber planus
  Kl.: die Schleimhaut zeigt weißliche Knötchen oder flache Plaques (Flecken), die eine Art Netz bilden oder zu Platten konfluieren können.
  Merke: gilt als Präkanzerose (potentielle Vorstufe eines Karzinoms)

SOOR (CANDIDIASIS)

Def.:

Infektion mit Candida albicans (Sproßpilze)

Kl.:

- Brennen in Mund u. Rachen, Schluckbeschwerden
- Schleimhaut dunkelrot verfärbt, dabei bedeckt mit weißen Flecken, die zu Membranen zusammenfließen können; löst man die Membranen ab, kommt es leicht zur Blutung der darunterliegenden Schleimhaut.

Dg.:

Anamnese, Klinik, Keimnachweis aus dem Mundabstrich

Th.:

Nystatin (Spülungen, Pinselungen), Gentianaviolett 1%ig; merke: bei Therapieresistenz an eine HIV-Infektion (Immunabwehrschwäche) als mögliche Ursache denken

LEUKOPLAKIE

auch: Weißschwielenkrankheit

Def.:

epitheliale Hyperplasie und Dysplasie im Bereich der Mund- und Übergangsschleimhäute (Lippen, Anogenitalbereich), gilt als Krebsvorstufe (Präkanzerose).

Ät.:

mechanische Reize, Nikotin, Alkohol

Kl.:

weißliche Verdickungen des Epithels, oft am Einwirkungsort einer auslösenden Noxe

Th.:

Exzision bei Karzinom-Verdacht

ERKRANKUNGEN DER ZUNGE UND DES MUNDBODENS

ENTZÜNDUNGEN

GLOSSITIS

Def.:

Zungenentzündung; Sammelbegriff für entzündliche Veränderungen der Zungenschleimhaut

Ät:

- mechanisch/physikalisch/chemisch: scharfe Zahnkanten, Zahnstein, Verwendung mehrerer verschiedener Metalle bei der Zahnsanierung
- Mangelzustände: Hypo- bzw Avitaminose A, B und C, Eisenmangelanämie, perniziöse Anämie („Hunter-Glossitis")
- allergische Glossitis: Medikamentenallergie, Nahrungsmittelallergie, Insektenstiche
- andere Faktoren: Diabetes mellitus, psychogen (oft bei larvierter Depression), Mundsoor

Kl.:

- Zungenbrennen, Zungenschmerzen (besonders an Spitze und Rändern), Paraesthesien, Störung der Geschmackswahrnehmung
- gerötete Streifen und Flecken an der Zungenoberfläche
- Papillen hochrot und vergrößert
- später häufig Atrophie der Schleimhaut mit glatter, glänzender und geröteter Zungenschleimhaut („Lackzunge")

Dg.:

Anamnese, Klinik, Blutbild, Magensaftuntersuchung (perniziöse Anämie), Serumeisen usw.

Th.

- Behandlung des Grundleidens, ggf. Substitutionstherapie (Vitamine, Eisenpräparate)
- symptomatisch: Mundspülen mit Kamille, Meiden von scharfen Speisen und Getränken sowie Nikotin; lokale Anwendung von Glukokortikoiden (Triamcinolon)

VERÄNDERUNGEN DER ZUNGENOBERFLÄCHE

- <u>Lingua plicata</u>

  (auch: Lingua dissecata)

  Def.:

  Faltenzunge: die Zunge ist von Falten bzw. Furchen durchzogen.

Ät.:

- altersbedingte Veränderung
- angeborene, erbliche Veränderung

Kl.:

harmloser Befund ohne Krankheitswert (gelegentlich Probleme durch Speisereste)

- Lingua geographica

  Def.:

  Landkartenzunge: Zungenveränderung mit hellen, rosafarbenen oder roten Flecken verschiedener Form und Ausdehung.

  Ät.:

  Entstehung durch Epithelabstoßung der Papillae filiformes (Konstitutionsanomalie)

  Kl.:

  harmloser Befund ohne Krankheitswert

- Glossitis rhombica mediana

  Geröteter, erhabener Bezirk in der Mitte der Zunge, hervorgerufen durch Atrophie der Papillen (durch ungeklärte Ursachen). Harmloser Befund ohne Krankheitswert.

- Leukoplakie

  Def.:

  Umschriebene - nicht abwischbare - weiße Epithelverdickung (Hyperkeratose), fakultative Präkanzerose!

  Differentialdiagnose: 1. Plaques muqueuses bei Lues, 2. Haarleukoplakie als Frühsymptom bei AIDS: haarförmige leukoplakieartige Effloreszenz der Zunge (am Rand oder an der Unterseite), evtl. hervorgerufen durch reaktivierte Infektion mit Epstein-Barr-Virus, nicht abstreifbar, neigt möglicherweise zum Übergang in ein Spinaliom, heilt spontan innerhalb von Monaten ab, rezidiviert.

- Haarzunge (Lingua villosa nigra)

  Def.:

  haarige Verlängerung der Papillae filiformes der Zunge mit dunkelgrüner bis schwärzlicher Verfärbung

  Kl.:

  harmloser Befund ohne Krankheitswert, lediglich kosmetisch störend. Der Befund kann auch bei Pilzerkrankung und nach Antibiotika-Behandlung auftreten.

  Th.:

  Entfernen mit harter Zahnbürste, mit einer Schere oder Auflösen mit Salizylspiritus 3%

- belegte Zunge

  Def.:

  grauweißer Zungenbelag aus abgeschilferten Zellen, Speiseresten, Bakterien und Pilzen

  Ät.:

  tritt häufig bei Fieber, Magen-Darm-Krankheiten und Parodontose auf, aber häufig auch als harmloser Normalbefund

- Himbeerzunge

  Def.:

  rote Zunge durch Hervortreten der roten, entzündeten Papillen bei Scharlach, bei Tumoren des Magen-Darm-Kanals, bei Lebererkrankungen, Enterokolitis, Colitis ulcerosa und bei dekompensierter Herzinsuffizienz

- Hunter-Glossitis (Glossitis atrophicans)

  Def. und Kl:

  Zungenentzündung mit Rotfärbung von Zungenspitze und -rücken infolge Atrophie der Zungenpapillen, Zungenbrennen, Paraesthesien: vor allem bei perniziöser Anämie (selten: bei Eisenmangelanämie und chronischem Alkoholismus).

  Th.:

  Behandlung der Grundkrankheit

ERKRANKUNGEN DES RACHENS

AKUTE PHARYNGITIS

Def.:

Entzündung der Rachenschleimhaut im Rahmen eines Infekts der oberen Luftwege, aber auch durch chemische oder physikalische Reize

Ät.:

- meist Virusinfektionen („Erkältung“)
- primäre bakterielle Infekte
- sekundäre bakterielle Superinfektionen eines Virusinfektes

Kl.:

- Kratzen und Brennen im Hals
- Schluckbeschwerden, Trockenheitsgefühl im Pharynx

- bei Kindern evtl. hohes Fieber
- Schleimhaut gerötet (Rachenhinterwand), Schleimabsonderung im Rachen
- Lymphgewebe verdickt (einzelne Lymphfollikel, Seitenstrang) und hochrot verfärbt
- Schmerzausstrahlung zum Ohr
- Für virale Genese sprechen gleichzeitige Konjunktivitis/Rhinitis/Husten.
- Für bakterielle Genese sprechen
  - plötzlicher Beginn mit Fieber, Hals- und Kopfschmerzen.
  - Eiterbeläge („Stippchen") auf den entzündeten Lymphfollikeln.
  - begleitendes scharlachähnliches Exanthem.
- bei vorwiegender Beteiligung der Seitenstränge spricht man von Seitenstrangangina (kommt vor allem bei tonsillektomierten Patienten vor, häufig durch Streptokokken verursacht).

Dg.:

Anamnese, klinischer Befund, Streptokokken-Schnell-Test bei V. a. bakteriellen Infekt (dauert ca. 15 min), Labor (BSG, Blutbild)

Th.:

<u>Virusinfekt</u>:

- warme Halswickel
- heiße Milch mit Honig zur Linderung
- Anwendung milder Öle, die man in die Nase einbringt und in den Rachen laufen läßt (z. B. Coldastop®)
- Lutschtabletten (z. B. Panthenol = Bepanthen®)
- Keine antibiotikahaltigen Lutschtabletten (kein therapeutischer Wert, aber Gefahr von Soor-Infektion und allergischen Reaktionen)!

<u>bakterieller Infekt</u>:

Bei beta-hämolysierenden Streptokokken der Gruppe A Gabe von oralen Antibiotika über 10 Tage (Vermeidung von Folgekrankheiten: Rheumatisches Fieber, Post-Streptokokken-Glomerulonephritis), <u>keine</u> antibiotikahaltigen Lutschtabletten.

CHRONISCHE PHARYNGITIS

Def.:

Chronische Entzündung der Rachen-Schleimhaut unterschiedlicher Genese

Ät.:

- Staubeinwirkung, chemische Reize (Arbeitsplatz!), trockene Luft (Klimaanlagen, Büroräume), Genußgifte (Nikotin, Alkohol)
- Mundatmung infolge verlegter Nase bei Septumdeviation oder Rachenmandelhyperplasie
- chronische Nebenhöhlenentzündung
- Strahlentherapie im Kopf-Halsbereich
- Klimakterium

Kl.:

- unangenehmes Trockenheitsgefühl im Hals
- Räusperzwang, Reizhusten
- Absonderung von zähem Schleim
- Globusgefühl (Kloßgefühl)
- Schluckzwang; Schluckbeschwerden beim Leerschlucken
- Durstgefühl

Th.:

- Meiden von Noxen (Nikotin, Alkohol, scharfe Gewürze, berufliche Noxen)
- Erhöhen der Raumfeuchtigkeit, evtl. Klimawechsel (Seeklima vorteilhaft, Gebirge nachteilig)
- Pastillen zur Befeuchtung der Rachenschleimhaut (z. B. Isla-Moos®, Emser Pastillen echt® ohne Menthol), Nasenöl (Coldastop®), synthetischer Speichel (Glandosane®)
- evtl. Ätzen der hyperplastischen Seitenstränge, Behandlung mit Kryo- oder Laserchirurgie

Exkurs: Differentialdiagnose des „Globusgefühls" im Hals:
Globus hystericus (Globus nervosus): psychosomatisches Krankheitsbild, mit z. T. starken funktionellen Schluckbeschwerden (und häufig mit übersteigerter Karzinophobie = Krebsangst) „Globus hystericus" ist eine Ausschlußdiagnose nach Abklären aller möglichen organischen Ursachen, insbesondere: beginnendes Tumorwachstum im Oro- oder Hypopharynx, Osteochondrose der HWS (Röntgen), verlängerter Processus styloideus (Styalgie), Struma, Zenker-Divertikel
Th.: Psychotherapie, evtl. Tranquilizer

HYPERPLASIE DES LYMPHATISCHEN RACHENRINGES

Def.:

Vergrößerung einzelner oder mehrerer Anteile des lymphatischen Rachenringes

Vorkommen:

Entsteht bei manchen Kindern in den ersten Lebensjahren auf konstitutioneller Grundlage und bildet sich dann normalerweise in der Pubertät zurück. Die Rückbildung kann durch entzündliche Prozesse verzögert sein. Bei Erwachsenen ist die normale Gaumenmandel nur noch klein, die Rachenmandel ist vollständig zurückgebildet.

Ät.:

Immunreaktion, hormonelle Mechanismen?, kohlenhydratreiche Kost begünstigt die Hyperplasie

<u>Anmerkung:</u> Entzündungen im Bereich der oberen Atemwege sind bei Kindern normal, auch wenn sie mehrmals im Jahr auftreten (Aufbau der Immunabwehr). Stärkere, insbesondere immer wieder fieberhafte Entzündungen sprechen aber für eine geschwächte Immunlage.

Kl.:

<u>Gaumenmandelhyperplasie</u>

Sprache kloßig; bei rezidivierenden Entzündungen: Schluckbeschwerden, Schwellung der Kieferwinkel-Lymphknoten

<u>Rachenmandelhyperplasie</u> („Adenoide Vegetationen“ oder Adenoide; im Volksmund auch Polypen oder Wucherungen genannt): Sie zeigt verschiedene Krankheitsverläufe:

- Bei Verlegung der Choanen kommt es zu einer behinderten Nasenatmung. Die Kinder atmen durch den Mund, der ständig offensteht und einen dümmlichen Gesichtsausdruck hervorruft; oft Entwicklung eines hohen, spitzen Gaumens.
- Schnarchen und Störung des Schlafs durch die Atembehinderung führt nicht selten, durch Müdigkeit und Konzentrationsmangel, zum Abfallen der schulischen Leistungen; Appetitlosigkeit, Teilnahmslosigkeit, Rhinophonia clausa (geschlossenes Näseln)
- Bei Verlegung der Öffnung der Ohrtrompete entwickelt sich ein chronischer Tubenkatarrh (Trommelfellretraktion und Schalleitungsschwerhörigkeit), evtl. eine Neigung zu akuten Mittelohrinfektionen (Otitis media acuta) oder: Entwicklung eines Seromukotympanon („Leimohr“) oder einer chronischen Otitis media.
- Neigt die hyperplastische Rachenmandel zu Infektionen, kann sie zur Ursache einer chronischen Rhinitis, Sinusitis oder Bronchitis werden. Typisch sind Lymphknotenschwellungen hinter dem Musculus sternocleidomastoideus.

DD der behinderten Nasenatmung bei Kindern:
Choanalatresie, Nasenrachenfibrom, Malignes Lymphom im Nasopharynx, Fremdkörper in der Nase

Dg.:

Anamnese, Klinik, Palpation des Nasenrachenraumes, Postrhinoskopie: die vergrößerte Rachenmandel verdeckt als gelapptes, längsgefurchtes, rötliches Gebilde die oberen Anteile der Choanen, evtl. auch die Tubenöffnung.

Th.:

- Operation der hyperplastischen Rachenmandel bei klinischen Beschwerden
- Operation der hyperplastischen Gaumenmandeln (Tonsillektomie) nur, wenn die Nahrungsaufnahme oder Atmung behindert sind oder rezidivierende Entzündungen auftreten.

ENTZÜNDUNGEN DES LYMPHATISCHEN RACHENRINGES

ANGINA TONSILLARIS

auch: Angina lacunaris, akute Tonsillitis

Def.:

akute Entzündung der Gaumenmandeln

Vorkommen:

bei größeren Kindern oder Jugendlichen. (Tritt die Erkrankung im Erwachsenenalter auf, handelt es sich zumeist um die akute Exazerbation einer chronischen Tonsillitis)

Ät.:

beta-hämolysierende Streptokokken der Gruppe A, seltener Pneumokokken, Staphylokokken

Kl.:

- zu Beginn: Rötung und Schwellung der Gaumenmandeln, dann Fibrinbeläge als Stippchen und Pfröpfe (= Angina lacunaris) oder konfluierende, auf die Gaumenbögen übergreifende Beläge (typisch für Pneumokokken-Angina)
- Ödeme der Gaumenbögen und des weichen Gaumens
- druckschmerzhafte Halslymphknoten
- Schluckbeschwerden (ein- oder beidseitig), Speichelfluß
- Kopfschmerzen, Fieber, Abgeschlagenheit
- Stiche zum Ohr beim Schlucken
- Abklingen von Fieber und Schluckbeschwerden innerhalb von 3-6 Tagen

Lab.: BSG ↑, Leukozytose

Th.:

- Bettruhe, warme Halswickel, Mundspülungen mit Kamillentee
- Penizillin oral oder parenteral
- evtl. Analgetika (Schmerzmittel), evtl. kreislaufstützende Medikamente

DIFFERENTIALDIAGNOSE DER AKUTEN TONSILLITIS

Differentialdiagnostisch muß man vor allem an die Tonsillen- bzw. Schleimhautveränderungen bei Allgemeinerkrankungen denken:

- Scharlach-Angina: Tonsillen und Rachenring düsterrot, Himbeerzunge (Erdbeerzunge), periorale Blässe u. a.
- Angina Plaut-Vincenti (Angina ulcero-membranosa): meist einseitige Tonsillitis, hervorgerufen durch Borrellia (Treponema) vincenti in Symbiose mit Fusobakterium fusiforme; Kl.: einseitige Schluckbeschwerden, kraterförmige Ulzeration einer Tonsille, Fötor ex ore, schmerzhafte Schwellung der Kieferwinkel-Lymphknoten, auffallend wenig gestörtes Allgemeinbefinden bei dramatisch aussehendem Lokalbefund
- Angina agranulocytotica: schmutzige Nekrosen auf den Tonsillen, starker Fötor ex ore, Fieber, Schüttelfrost, Lymphknoten-Schwellung kann fehlen; Diagnose: Blutbild (Agranulozytose)
- Spezifische Angina bei Lues II: ca. 8 Wochen nach Primärinfektion schleierartige, weißliche, auch papulose Beläge der Tonsillen und der Mundschleimhaut, Plaques muceuses; Diagnose: Luessuchreaktionen positiv (Serologie)
- Tuberkulose: flache Ulzera mit granulierenden Rändern; Diagnose: Lungenaufnahme
- Diphtherie: weißliche, fibrinöse, bei Berührung leicht blutende Pseudomembranen. Die Membranen reichen über die Tonsillen hinaus und verbreiten einen süßlichen Geruch; Gaumensegellähmung (toxinbedingt), starke, druckschmerzhafte Schwellung der Kiefer-Lymphknoten, Fieber um 38°C, Tachykardie
- Pfeiffersches Drüsenfieber (auch: Infektiöse Mononukleose, Lymphoidzellenangina, Monozytenangina, „kissing disease"): Tonsillitis durch Infektion mit dem Epstein-Barr-Virus (EBV), Übertragung durch Speichel, oft durch Küssen („Studentenkrankheit"); Symptome: Tonsillen verdickt und gerötet, Fibrinbeläge (DD zur Diphtherie: nicht übergreifend auf Nachbargewebe), allgemeine Lymphknotenschwellung (50% der Fälle), Milz- und Leberschwellung (Hepatosplenomegalie), Ikterus (5% der Fälle), Fieber; Diagnose: Differential-Blutbild, Mononukleose-Schnelltest u. a.

- Soor (Candidiasis): weiße Stippchen oder Pilzrasen, darunter flache Schleimhaut-Erosionen; Diagnose: Kultur; Therapie: Nystatin
- Tonsillen-Karzinom: Ulzeration der Tonsille, die auf die Umgebung übergreift; Diagnose: Probeexzision und histologische Untersuchung
- Hyperkeratose der Tonsillen: umschriebene, weißliche, stachelartige Epithelverdickungen; im Befund leicht zu verwechseln mit Angina lacunaris; Bewertung: harmlos
- Glossopharyngeus-Neuralgie: stechende Schmerzen im Oropharynx, schlimmer durch Kauen, Sprechen, Schlucken, keine Entzündungszeichen

KOMPLIKATIONEN DER AKUTEN TONSILLITIS

Folgekrankheiten

- Rheumatisches Fieber („leckt die Gelenke und beißt das Herz"): akute wandernde Polyarthritis, Erythema nodosum (rötlich-blaue Knoten, meist Streckseite der Unterschenkel), Erythema anulare rheumaticum (Flecken am Stamm), Karditis (lebensbedrohlich): Endo-, Myo- und Perikarditis, bleibende Klappenveränderungen, Rhythmusstörungen, Chorea minor (Veitstanz: Hyperkinese, Muskelhypotonus), Fieber, Schwitzen, Kopfschmerzen
- Post-Streptokokken-Glomerulonephritis (nach jeder Angina lacunaris: Urinkontrollen auf Eiweiß- und Erythrozytenausscheidung!)

Örtliche Komplikationen

- Peritonsillarabszeß und Retrotonsillarabszeß

  auch: Paratonsillarabszeß = Ausbreitung der Entzündung in das umgebende Bindegewebe

  Kl.:

  – erhebliche einseitige Schluckbeschwerden; Stiche zum Ohr; kloßige Sprache; Kieferklemme (Mundöffnung behindert); erneuter Fieberanstieg
  – Einseitige Rötung und Vorwölbung des Gaumenbogens; einseitige Bewegungseinschränkung des weichen Gaumens
  – Zäpfchen geschwollen und nach der gesunden Seite gedrängt
  – Druckschmerz bei vorsichtigem Betasten des peritonsillären Gewebes
  – schmerzhafte Schwellung der Kieferwinkel-Lymphknoten
  – Komplikation: Durchbruch ins Spatium parapharyngeum, Fortleitung ins Mediastinum

  Merke: Retrotonsillarabszesse sind schwerer zu diagnostizieren (Verdickung des hinteren Gaumenbogens, Ödem desKehlkopfeingangs)

Th.:

- bei Peritonsillitis: Penizillin oral/parenteral
- bei Abszeßbildung: Inzision oder (bei tiefen Abszessen) Tonsillektomie (TE)
- rezidivierende Abszesse: TE im beschwerdefreien Intervall

Allgemeinkomplikation

- Tonsillogene Sepsis

  Def.:

  massiver Bakterieneinbruch in die Blutbahn durch hämatogene oder lymphogene Aussaat, über einen Abszeß oder über eine Phlegmone des Spatium parapharyngeum mit nachfolgender Jugularis-Thrombose

  Kl.:

  septische Temperaturen, Schüttelfrost, lokale Befunde

  Dg.:

  Leukozytose mit Linksverschiebung, BSG ↑↑, Blutkultur

  Th.:

  - hohe Antibiotika-Gaben
  - Tonsillektomie
  - Resektion der Vena jugularis interna bei Thrombophlebitis
  - Eröffnung des Spatium parapharyngeum bei Phlegmone (Ableitung)

  Prognose:

  bei antibiotischer und operativer Behandlung nicht ungünstig; aber stets ernstes - potentiell lebenbedrohliches - Krankheitsbild

CHRONISCHE TONSILLITIS

Def.:

chronische Entzündung in den Krypten einer/beider Gaumentonsillen, im Parenchym oder im peritonsillären Gewebe. Die Krypten enthalten Detritus (= Gewebstrümmer, zerfallene Zellen) aus Epithelien, Lymphozyten, Leukozyten und Bakterien, im Parenchym und im peritonsillären Gewebe finden sich entzündliche Infiltrate und narbige Veränderungen.

Kl.:

- keine oder nur geringe Schluckbeschwerden
- Mundgeruch und schlechter Geschmack
- Tonsillen vergrößert (nur bei gleichzeitiger Hyperplasie und Entzündung) oder klein und atrophiert, Detritus und Eiter lassen sich herausdrücken
- Tonsillenoberfläche zerklüftet und narbig verändert
- vordere Gaumenbögen gerötet

Th.:

Tonsillektomie; konservative Maßnahmen (Pinseln, Gurgeln, Antibiotika, Absaugen der Mandeln) sind unwirksam

KOMPLIKATION DER CHRONISCHEN TONSILLITIS

Pg.:

- Streptokokken-Depots (z. B. in den Krypten der Tonsillen) bewirken Antikörper-Bildung; Störungen im Immunsystem führen dazu, daß Immunkomplexe (Antigen-Antikörper-Komplexe) nicht aufgelöst werden, sondern sich in herdfernen Organen ablagern und dort entzündliche, hyperergische Reaktionen auslösen.
- Zu den Streptokokken-Nachkrankheiten im engeren Sinn gehören das Rheumatische Fieber und die Post-Streptokokkken-Glomerulonephritis; seltenere Herdinfektionen: andere entzündliche Herz- und Gefäßkrankheiten, Pustulosis palmaris und plantaris, entzündliche Augenkrankheiten, evtl. Neuritiden

Dg.:

- Abstrich und Erregernachweis (häufig: beta-hämolysierende Streptokokken A), Blutbild: evtl. Linksverschiebung, BSG ↑, Antistreptolysintiter ↑

Provokationstests (Kurzwellenbestrahlung, Ultraschall, Quetschung der Tonsillen) können zu einem Aufflackern der Herderkrankung führen und sollten deshalb unterlassen werden

Th.:

Herdsanierung

SCHLAF-APNOE-SYNDROM (SAS)

Def.:

Atempause während des Schlafens mit einer Dauer von mehr als 10 Sekunden.

Am häufigsten als obstruktive Apnoe durch Verschluß des Oropharynx (erschlafftes Gaumensegel mit Schnarchen). Die sich entwickelnde Hypoxämie induziert eine Weck-Reaktion, die zur Wiedereröffnung der Atemwege führt.

Ät.:

viele Faktoren:

- Makroglossie, Tonsillenhyperplasie
- Tonusregulationsstörung der glatten Muskulatur des Oropharynx
- zentrale Apnoe (Pickwick-Syndrom: alveoläre Hypoventilation durch Fettablagerungen um die Alveolen führt u. a. zur „CO_2-Autonarkose")
- chronisch obstruktive Atemwegserkrankungen

Kl.:

Verdacht auf SAS bei folgenden Symptomen und besonders bei deren Kombination:

- Müdigkeit am Tag bei ausreichendem Nachtschlaf
- starkes Schnarchen mit Atemstillständen
- Persönlichkeitsveränderungen
- morgendliche Kopfschmerzen
- Polyglobulie
- arterielle Hypertonie und Adipositas
- pulmonal-arterielle Hypertonie mit unklarer Genese
- kardiale Arrhythmien

Hauptgefahren:

- Entwicklung einer chronischen pulmonal-arteriellen Hypertonie
- akute lebensbedrohliche Herzrhythmusstörungen durch Hypoxämie

Dg.:

Untersuchung im Schlaflabor (bei mehr als 10 Apnoe-Phasen pro Stunde über jeweils mehr als 10 Sekunden gilt die Diagnose als gesichert).

Th.:

- Allgemeinmaßnahmen: Gewichtsabnahme, Alkoholkarenz, Vermeidung reicher abendlicher Mahlzeiten, nächtliche Hochlagerung des Oberkörpers, geregelte Schlafenszeiten
- konservative Therapie: Vorbißschiene, nächtl. Maskenüberdruckbeatmung
- operative Therapie (erfolgreich in ca. 1/3 d.F.)

TUMOREN VON MUNDHÖHLE UND PHARYNX

GUTARTIGE TUMOREN

JUVENILES NASENRACHENFIBROM

Def.:

Gutartiger gefäßreicher Tumor (Angiofibrom) bei männlichen Jugendlichen (ab ca. 10. Lj.), der von der Nasenhöhle bzw. dem Nasenrachenraum ausgehend verdrängend und expansiv wächst.

Ät.:

unbekannt

Kl.:

- behinderte Nasenatmung, eitrige Rhinitis
- Nasenbluten
- Kopfschmerzen
- Schalleitungsschwerhörigkeit durch Verlegung der Tuba auditiva (Tubenkatarrh)
- Rhinophonia clausa
- nach der Pubertät z. T. Rückbildungstendenz, die aber in der Regel nicht abgewartet werden kann

Dg.:

Anamnese, Klinik, Postrhinoskopie, Röntgen, DSA, CT

Th.:

Operation (Rezidivneigung nach dem 25. Lj. nur noch selten)

MALIGNE TUMOREN VON MUNDHÖHLE UND PHARYNX

MUNDHÖHLE

- Zunge und Mundboden

Formen: zumeist Plattenepithel-Karzinome (Spinaliome)

Ät.:

Alkohol, Nikotin, Leukoplakien, schlechte Mundpflege gelten als Risikofaktoren.

Kl.:

- Ulzeration am Zungenrand, Zungengrund, Zungenrücken
- Umgebung oft hart infiltriert
- oft beiderseitige Lymphknotenmetastasen
- Speichelfluß, Fötor ex ore
- evtl. brennende Schmerzen, schlimmer beim Schlucken
- DD: Zungengrundstruma (versprengtes Thyreoidea-Gewebe) oder abnorm verlagerte Thyreoidea, Kaposi-Sarkom bei AIDS (harter Gaumen, Gingiva, seltener Kehlkopf)

Dg.:

Anamnese, Klinik, Biopsie, CT, Kernspin-CT

Th.:

Operation z. T. in Kombination mit Chemo- und Strahlentherapie

Prognose:

15 % rezidivfrei über 5 Jahre (Zungengrundtumoren), Zungenrand-Karzinom: etwas besser

- Lippen und Wangen

Formen: zumeist Spinaliome

Ät.:

Rauchen, insbesondere Pfeifenrauchen, ist ein bekannter Risikofaktor

Kl.:

Ulkus mit harten Rand und Infiltration der Lippe (bzw. Wange)

(DD: syphilitischer Primäraffekt)

Dg.:

Anamnese, Klinik, Probeexzision

Th.:

großzügige Exzision, Entfernung vorhandener Metastasen, Nachbestrahlung

NASOPHARYNX

Formen:

- Karzinome (meist Spinaliom, seltener Adeno-Karzinom, adenoidzystisches Karzinom, Übergangszell-Karzinom)
- undifferenziertes Karzinome (lymphoepitheliale Tumoren)
- maligne Lymphome (vorwiegend Non-Hodgkin-Lymphome)

Kl.:

- anfangs nur Tubenventilationsstörungen, behinderte Nasenatmung, schleimig-eitrige Absonderung mit Blutbeimischung
- später Hirnnervenausfälle: Augenmuskellähmungen, Trigeminusneuralgien, Ausfälle des N. vagus und N. glossopharyngeus
- Postrhinoskopie, Lupenendoskopie: oft nur kleine Primärtumoren
- Ohrspiegelung: Seromukotympanon, retrahiertes Trommelfell, Schalleitungsschwerhörigkeit

Dg.:

In 50 % d.F. werden diese Tumoren erst durch Lymphknotenmetastasen unter und hinter dem Ansatz des Musc. sternocleidomastoideus an der Schädelbasis auffällig.

Merke: Bei älteren Patienten mit therapierefraktärem Seromukotympanon Suche nach Tumor!

Th.:

Wegen Einbruch in die Schädelbasis sind die Tumoren häufig nur sehr begrenzt operabel, je nach Tumorart Strahlen- und/oder Chemotherapie.

Prognose:

15 % bleiben über 5 Jahre rezidivfrei; etwas bessere Prognose bei strahlensensiblen Tumoren.

OROPHARYNX (TONSILLE, ZUNGENGRUND)

Formen: Karzinome, Lymphoepitheliale Tumoren, Maligne Lymphome

Kl.:

- frühzeitig treten einseitige Schluckbeschwerden und Stiche ins Ohr auf, evtl. Kieferklemme
- tumorös und verhärtet bei malignem Lymphom
- Ulzeration und geschwüriger Zerfall bei Karzinom
- frühzeitige Metastasierung in die Kieferwinkel-Lymphknoten

Dg.: Biopsie, CT, Kernspin-CT

Th.: Operation, Chemotherapie, Bestrahlung (je nach Stadium und Tumorart)

KEHLKOPF

UNTERSUCHUNGSMETHODEN

- Inspektion:

  Tumoren, Entzündungen
- Palpation:

  Beurteilung von Beweglichkeit, Konsistenz und Druckschmerzhaftigkeit des Kehlkopfes sowie der regionären Lymphknoten; Prüfung der Lage der Schilddrüse zum Kehlkopfgerüst.
- Weitergehende Untersuchungen:

  Laryngoskopie: Die Spiegeluntersuchung ist gewöhnlich dem HNO-Arzt vorbehalten. Pathologische Befunde: Schleimhautrötung, -schwellung, -ulzerationen, Tumoren, Fremdkörper, Bewegungseinschränkung der Stimmlippen, Speichelrückstände in den Recessus piriformis bei Schluckstörungen. Genauere Beurteilung erlauben die Lupenendoskopie, die flexiblen Endoskope (Einführung durch Nase oder Mund) und die direkte Laryngoskopie.

  Röntgenaufnahmen, CT, NMR (Frakturen, Stenosen, Aussackungen, Fremdkörper, Tumoren). Ergänzend kommt Sonographie zum Einsatz.

ERKRANKUNGEN DES KEHLKOPFES

AKUTE ENTZÜNDUNGEN

AKUTE KEHLKOPFENTZÜNDUNG (LARYNGITIS ACUTA)

Ät.:

- Teilerscheinung eines absteigenden Katarrhs der Nasen- oder Rachenschleimhaut (Virusinfekt)
- nicht-infektiös nach stimmlicher Überlastung oder nach Aufenthalt in trockenen, rauchigen Räumen

Kl.:

- rauhe Stimme, Heiserkeit bis zur Aphonie
- Trockenheitsgefühl, Kitzeln und Brennen im Hals
- Hustenreiz, bei stärkerer Entzündung: Schmerzen

Th.

- Stimmschonung, Rauchverbot
- heiße Halsumschläge, warme Getränke
- Dampfinhalationen mit Zusatz von Kamille oder Salbei (Gurgeln ist unwirksam!)
- bei ödematösen Stimmlippen evtl. kortisonhaltiges Spray (Ficortril®)
- Antibiotika nur bei bakterieller Mitinfektion
- evtl. Mittel gegen Husten
- Behandlung eines evtl. bestehenden Allgemeininfekts

LARYNGITIS SUBGLOTTICA (STENOSIERENDE LARYNGO-TRACHEITIS)

Def.:

Ödem des subglottischen lockeren Bindegewebes bei akuter Laryngitis (in der Regel durch Virusinfektion); betroffen sind vor allem Kleinkinder.

Kl.: „Pseudokrupp-Syndrom“:

- bellender Husten
- inspiratorischer Stridor (ziehendes, pfeifendes Atemgeräusch bei der Einatmung)
- Atemnot

- Fieber
- Komplikationen: stenosierende Laryngo-Tracheitis durch Fibrinbeläge und Membranen, meist durch bakterielle Mitbeteiligung oder primär bakterielle Infektion (Kennzeichen: in- und exspiratorischer Stridor)
- DD: aspirierte Fremdkörper; spastische Bronchitis, Diphtherie, Epiglottitis

Th.:

- häusliche Behandlung nur, solange die Atembehinderung gering ist (ständige Überwachung). Wichtig: Eltern und Kind beruhigen, Kind viel trinken lassen, Kind nicht zum Liegen zwingen, eher hochnehmen
- Frisch-Luft-Zufuhr oder Sauerstoffbehandlung, Luftbefeuchtung
- Sedativa, Antibiotika, Glukokortikoide
- Vorbeugung gegen Borkenbildung (Instillationen/Inhalationen von Tacholiquin®), bei Erstickungsgefahr (selten) nasale Intubation oder Tracheotomie (Luftröhrenschnitt)
- bei zunehmender Atemnot: Klinikeinweisung

Neben dem oben beschriebenen (= Pseudokrupp im eigentlichen Sinn) wird auch eine andere Form der subglottischen Einengung als Pseudokrupp bezeichnet:

Ät.:

wahrscheinlich allergisch-infektiös bedingtes submuköses Ödem

Kl.:

- spastischer Pseudokrupp mit vor allem nachts auftretender Atemnot
- kein Fieber

EPIGLOTTITIS

auch: (Kehldeckelentzündung, „Glottisödem“, Epiglottisödem)

Def.:

Abszeß oder Ödem der Epiglottis (Kehldeckel) mit akuter Atemnot (gefürchtet!)

Ät.:

- Infektion mit gramnegativen Keimen (häufig: Haemophilus influenzae Typ B) oder im Rahmen eines Virusinfektes
- Allergie, Insektenstiche, infizierte Tumoren, Bestrahlungsfolgen, Stauung bei Herzinsuffizienz und Mediastinaltumoren, angioneurotisches Ödem (erblich, verschiedene Formen)

Kl.:

- inspiratorischer Stridor
- rauhe Stimme, kloßige Sprache
- starke Schluckschmerzen
- Speichelfluß

- evtl. Fieber
- rasch zunehmende Atemnot
- ödematöse, glasige Schwellung der Epiglottis; bei Abszeß: starke Rötung, gelblich durchscheinende Kuppe

Th.:

- Notarzt, stationäre Behandlung
- Antibiotika, Glukokortikoide, Kalzium
- Eiskrawatte
- evtl. Stichinzision eines Abszesses
- bei Atemnot: Intubation (schwierig!) (Tracheotomie ist selten erforderlich)

Prophylaxe:

Die Impfung gegen Haemophilus influenzae Typ b (Hib) wird für alle Säuglinge und Kleinkinder empfohlen.

CHRONISCHE KEHLKOPFENTZÜNDUNG (LARYNGITIS CHRONICA)

Ät.

- Folgezustand einer akuten Laryngitis
- Staub-, Kälte-, Nässe-Exposition
- Rauchen
- dauernde Mundatmung durch Verlegung der Nasenatmung
- Mitbeteiligung/Fortleitung bei chronischer Sinusitis, Rhinitis, Bronchitis bei entzündlich veränderten Lymphknoten
- falsche Stimmtechnik, lange bestehende funktionelle Stimmstörung

Kl.:

- Heiserkeit - wechselnd stark - über Wochen bestehend
- Trockenheitsgefühl, Reizhusten
- Stimmlippen (und Kehlkopfschleimhaut insgesamt) gerötet, verdickt, schleimbedeckt oder besonders trocken

Th.:

Ursachen ausschalten

- Stimmschonung
- Meiden von Tabak, Alkohol, scharfen Gewürzen
- Wasserdampfinhalationen mit Sole oder Emser Salz
- Sekretolytika
- Antiphlogistika (lokal)
- evtl. Nasenatmung (operativ) verbessern
- Kuraufenthalt mit Sole-Inhalationen oder Seeklima
- evtl. logopädische Behandlung

Merke: Bei Heiserkeit über mehr als drei bis vier Wochen Karzinom oder spezifische Entzündung unbedingt ausschließen (Probeexzision)!

SPEZIFISCHE KEHLKOPF-ENTZÜNDUNGEN

DIPHTHERIE (KRUPP, CROUP)

Ät.:

früher häufig durch Absteigen einer Diphtherie (heute selten)

Kl.:

wie bei akuter Laryngitis, dazu:

- aphonische (= tonlose) Stimme
- Schluckbeschwerden
- bellender Husten
- Fieber
- schlechter Allgemeinzustand
- Atemnot und Zyanose
- weißliche bis gelb-grüne Beläge, die bei Ablösung bluten („Pseudomembranen")
- süßlicher Geruch der Beläge

Th.:

Diphtherie-Serum, evtl. Intubation oder Tracheotomie

TUBERKULOSE

Ät.:

meist sekundär bei offener Tuberkulose (über Sputum aus der Lunge; heute selten)

Dg.:

Röntgen Lunge, Sputum- und Magensaft-Untersuchung, Probeexzision

Th.:

Tuberkulostatika

LUES

Vorkommen: als Miterkrankung bei sekundärem Befall der Rachenschleimhaut; sehr selten als Tertiär-Symptomatik (Gummen)

KEHLKOPF-TUMOREN

GUTARTIGE KEHLKOPF-GESCHWULSTE

STIMMLIPPENPOLYP

Histologie:

entzündliche Schleimhauthyperplasie oder echte Fibrome

Kl.:

Heiserkeit (bei flottierendem Polyp: wechselnd stark)

Th.:

gestielte oder breitbasig aufsitzende „Tumoren" werden operativ abgetragen

STIMMLIPPENKNÖTCHEN

Def.:

durch Überlastung entstehende, meist spontan rückbildungsfähige, entzündliche Knötchen auf den Stimmbändern („Hühnerauge der Stimmlippen")

Vorkommen:

vorwiegend bei Sängern (Sängerknötchen) und bei Kindern (Schreiknötchen)

Kl.:

- heisere, rauhe Stimme
- bis stecknadelkopfgroße Epithel- und Bindegewebsverdickungen, korrespondierend auf beiden Stimmlippen

Th.:

Stimmschonung, Erlernen einer richtigen Stimmtechnik (Logopädie), große, harte Fibrosierungen werden mikrochirurgisch abgetragen

KEHLKOPFPAPILLOMATOSE DES KINDES

Def.:

virusbedingte „Schleimhautwarzen" (Fibroepitheliome) auf den Stimmlippen und im Bereich der übrigen Kehlkopfschleimhaut

Kl.:

Heiserkeit bis Aphonie, evtl. inspiratorischer Stridor

Komplikation:

Eine Verlegung des Kehlkopflumens kann eine Tracheotomie notwendig machen!

Th.:

laryngoskopische Entfernung

Verlauf:

Neigung zu Rezidiven bis zur Pubertät und darüber hinaus (Nachbehandlungen oft mehrfach notwendig); Vorsicht: Papillome bei Erwachsenen gelten als Präkanzerosen!

CHONDROM

Def.:

Gutartige Geschwulst, die vom Kehlkopfknorpel (meist Ringknorpelplatte) ausgeht

Kl.:

Dyspnoe und Heiserkeit

Th.:

Exstirpation (operative Entfernung)

BÖSARTIGE KEHLKOPF-TUMOREN
(UND HYPOPHARYNXKARZINOM)

Vorkommen:

vorwiegend erkranken ältere Männer, bedeutender Risikofaktor: Rauchen; Kehlkopfkrebse stellen 50 % der Tumoren des HNO-Gebietes.

Formen:

überwiegend Plattenepithel-Karzinome (verhornend und unverhornt), daneben undifferenzierte Karzinome, sehr selten Sarkome (1%)

Als Präkanzerosen gelten:

- lange andauernde chronische Laryngitis
- Pachydermien (Verdickung der Hautschichten)
- Leukoplakien
- Papillome der Erwachsenen

HYPOPHARYNX-KARZINOM

Kl.:

- geringe Schluckbeschwerden, Neigung zum Verschlucken
- Stiche zum Ohr
- Kloßgefühl, Fremdkörpergefühl
- Heiserkeit tritt erst spät auf (nach Übergreifen auf den Stellknorpel).
- Lymphknoten-Metastasen am Kieferwinkel, hinter oder unter dem Ohr, an der Schädelbasis sind häufig das erste bemerkte Symptom.

Th.:

Operation, Chemo-, Strahlenbehandlung; im Endstadium ist teilweise noch eine Gastrostomie (Eröffnung des Magens zur Anlage einer äußeren Magenfistel) notwendig, um die Ernährung zu sichern.

Prognose:

Wegen der späten Diagnose (anfangs uncharakteristische Symptomatik) und der frühen Metastasierung ist die Prognose schlecht: nur 20% der Patienten bleiben über 5 Jahre rezidivfrei.

STIMMLIPPEN-KARZINOM

Kl.:

Heiserkeit, evtl. Luftnot

Merke: Bei jeder Heiserkeit, die über 3-4 Wochen andauert, besteht Karzinom-Verdacht! (Laryngoskopie, Probeexzision)

Th.:

Operation (evtl. nachfolgende Bestrahlung). Bei Übergreifen auf Nachbarstrukturen Teilresektion des Kehlkopfes.

Prognose:

günstig, weil: früh Heiserkeit auftritt, die Stimmlippen wenig Lymphbahnen enthalten (späte Metastasierung), gute Therapiemöglichkeiten bestehen. 90 % bleiben innerhalb 5 Jahren rezidivfrei, sofern die Stimmlippe bei Diagnosestellung noch beweglich war.

SUPRAGLOTTISCHES KARZINOM

Kl.: zunächst uncharakteristisch: Druckgefühl im Kehlkopf, später rauhe Stimme, Heiserkeit

Prognose:

Schlechter als beim Stimmlippen-Ca, weil die Diagnose wg. der spät auftretenden Heiserkeit später erfolgt und in 40-50% Metastasen in den tiefen seitlichen Hals-Lymphknoten auftreten: 60% bleiben über 5 Jahre rezidivfrei

Th.:

Je nach Stadium ist Halbseitenresektion, supraglottische Teilresektion oder Laryngektomie notwendig (teilweise mit Nachbestrahlung)

OHR

Abb. 12 Ohr und Gehörknöchelchen (knöchernes Labyrinth)

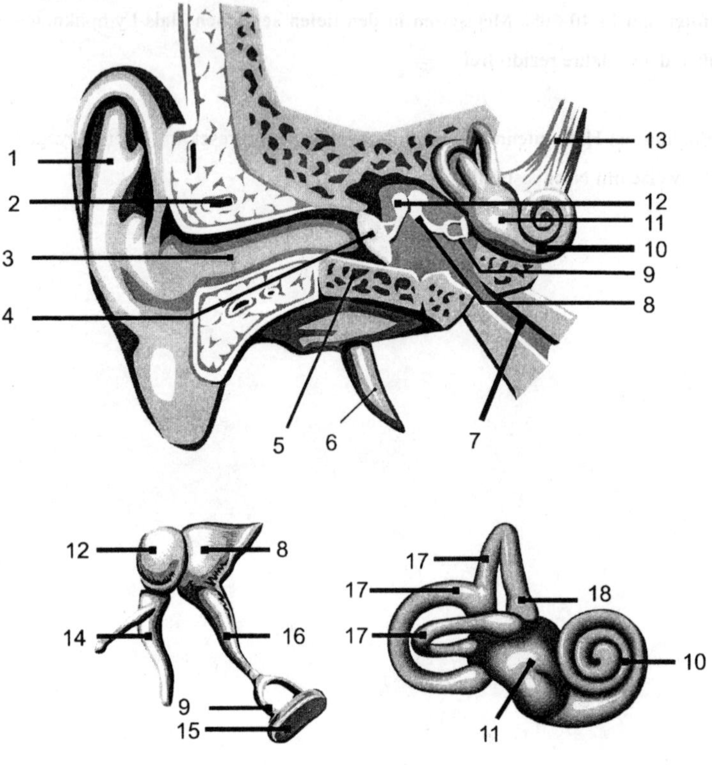

1 **Ohrmuschel** (Auricula)

2 **Wand d. äußeren Gehörgangs** (knorpeliger Anteil)

3 **Äußerer Gehörgang** (Meatus acusticus externus)

4 **Trommelfell** (Membrana tympani)

5 **Wand d. äußeren Gehörgangs** (knöcherner Anteil)

6 **Griffelförmiger Fortsatz** (Processus styloideus)

7 **Ohrtrompete** (Tuba auditiva)

8 **Amboß** (Incus)

9 **Steigbügel** (Stapes)

10 **Hörschnecke** (Cochlea)

11 **Vestibulum**

12 **Kopf des Hammers** (Caput mallei)

13 **Hör- und Gleichgewichtsnerv** (N. statoacusticus)

14 **Handgriff des Hammers** (Manubrium mallei)

15 Fußplatte des Steigbügels

16 Langer Schenkel des Amboß

17 Halbkreisförmige **Bogengänge** (Ductus semicirculares)

18 **Bogengangsampulle**

ANATOMIE UND PHYSIOLOGIE

Am Ohr unterscheidet man

- äußeres Ohr
- Mittelohr
- Innenohr

Das äußere Ohr besteht aus Ohrmuschel und äußerem Gehörgang.

Das Mittelohr besteht aus der Paukenhöhle (Cavum tympani) mit den Gehörknöchelchen, der Ohrtrompete (auch: Tuba auditiva, Tuba Eustachii) und dem Antrum mastoideum. Mittelohr und äußeres Ohr sind durch das Trommelfell voneinander getrennt.

Das Innenohr (Labyrinth) umfaßt die beiden Anteile des Hör- und des Gleichgewichtsorgans. Es ist ein häutiges Gebilde, das in einer vorgebildeten Knochenhöhle liegt.

Die Ohrmuschel erhält ihre Form durch ein Gerüst aus elastischem Knorpel und dient dem Auffangen von Schallwellen. Der äußere Gehörgang (Meatus acusticus externus) ist ca 2,5-3 cm lang und von Epidermis ausgekleidet. Im knorpeligen äußeren Gehörgang finden sich Haare und Drüsenzellen, deren Sekret - zusammen mit abgeschilfertem Epithel - den Ohrenschmalz (Zerumen) bildet. An den knorpeligen Anteil schließt sich der knöcherne Gehörgang an, der durch das Trommelfell gegen das Mittelohr abgeschlossen ist.

Das Trommelfell (Membrana tympani) ist eine 0,1 mm dicke Membran aus straffem, fibrösem Bindegewebe, außen von Haut, innen von Schleimhaut überzogen. Die Form entspricht einem flachen Trichter, der mit der Spitze in die Paukenhöhle (Mittelohrraum) hineinragt. Bei der Otoskopie schimmert das elliptisch geformte, gesunde Trommelfell (ca. 8,5 x 10 mm) perlmuttgrau und läßt den Hammergriff als Beginn der Gehörknöchelchenkette durchscheinen. Bei Beleuchtung zeigt das gesunde Trommelfell einen dreieckigen Lichtreflex, der vom Umbo (Nabel) ausgehend nach vorne unten zeigt.

Das Mittelohr ist mit Schleimhaut ausgekleidet und besteht aus drei Räumen:

- Paukenhöhle (Cavum tympani)
- Ohrtrompete
- Antrum mastoideum

Die Paukenhöhle, ein spaltförmiger, luftgefüllter Raum, beherbergt die Kette der Gehörknöchelchen, die eine mechanische Verbindung zwischen dem Trommelfell und der Abschlußmembran des Innenohrs (ovales Fenster) herstellt. Die drei Gehörknöchelchen sind:

- Hammer (Malleus)
- Amboß (Incus)
- Steigbügel (Stapes)

Zwei Muskeln in der Paukenhöhle (Musculus tensor tympani und Musculus stapedius) regulieren die mechanische Übertragung der Trommelfell-Erregungen.

Die Ohrtrompete (auch: Tuba auditiva, Tuba Eustachii) stellt die Verbindung zum (Nasen-) Rachenraum (Epipharynx) her. Sie besteht aus einem knöchernen und einem knorpeligen Abschnitt. Die Schleimhautoberfläche trägt Flimmerepithel, welches einen Sekretstrom zur Rachenhöhle hin bewirkt. Die Verbindung zum Rachenraum ist in normaler Stellung verschlossen, öffnet sich aber beim Schluckakt und ermöglicht dann den Luftaustausch und Druckausgleich zwischen Epipharynx und Mittelohrraum. Fehlt dieser Druckausgleich kommt es (durch Resorption der Luft) zum Unterdruck im Mittelohr und durch Retraktion des Trommelfells zur Behinderung der Schalleitung.

Im hinteren Bereich der Paukenhöhle schließt das Antrum mastoideum an; es bildet die Verbindung zum schleimhautausgekleideten Hohlraumsystem der Mastoidzellen im Warzenfortsatz (Processus mastoideus).

Zwei verschlossene Fenster verbinden das Mittelohr mit den Räumen des Innenohrs: Das ovale Fenster (ca. 3 mm^2) wird durch die Fußplatte des Steigbügels verschlossen. Sie ist im Fenster beweglich und leitet die vom Trommelfell übertragenen Schwingungen nach innen zum Vorhof (Vestibulum). Das runde Fenster (ca. 2 mm^2) liegt direkt unterhalb. Es ist durch eine bewegliche Membran verschlossen. Diese fängt den durch das ovale Fenster übertragenen Druck auf das Labyrinthsystem ab, nachdem die Druckwelle die Schnecke durchlaufen hat.

Das Innenohr (Labyrinth) enthält zwei Sinnesorgane, die verschiedene Funktionen haben, aber morphologisch einen Komplex bilden:

- Die Cochlea (Schnecke) ist das eigentliche Hörorgan.
- Der Vestibularapparat (bestehend aus Sacculus, Utriculus und den Bogengängen) bildet das Gleichgewichtsorgan.

Das Hör- und Gleichgewichtsorgan (häutiges Labyrinth) liegt in einer detailliert vorgeformten knöchernen Höhle des Felsenbeins (knöchernes Labyrinth). Zwischen den Knochengrenzen und dem häutigen Labyrinth befindet sich Flüssigkeit (Perilymphe), so daß das häutige Labyrinth - von Perilymphe umgeben - im knöchernen Labyrinth schwimmt. Innerhalb des häutigen Labyrinths befindet sich ebenfalls Flüssigkeit (Endolymphe).

Schnecke (Cochlea): Der knöcherne Schneckengang wird durch eine schmale Knochenleiste in eine obere und eine untere Hälfte geteilt. Der obere Teil geht vom Vestibulum aus und heißt Vorhoftreppe (Scala vestibuli); der untere Teil endet im Bereich des runden Fensters, das von der Membrana tympani sekundaria verschlossen wird (Paukentreppe, Scala tympani). Der Endolymphgang (Ductus cochleae) der Schnecke liegt der oben erwähnten Knochenleiste auf. Er bildet als Abschluß gegen die Paukentreppe hin die Basilarmembran, die - zusammen mit der Knochenlamina - erst die Teilung der beiden Treppen vollendet. Die der Vorhoftreppe zugewandte Seite des Endolymphganges heißt „Reißnersche Membran". Über den gesamten Endolymphgang im Bereich der Schnecke (häutige Schnecke) erstreckt sich das Corti-Organ, das die Sinneszellen für das Hören enthält. Sie tragen an der Oberfläche feine Zilien, darüber liegt eine gallertartige Deckmembran (Membrana tectoria). Durch Scherbewegungen der Deckmembran werden die Sinneszellen gereizt. Die Scherbewegungen kommen durch die Schalldruckwelle zustande, welche die Reißner´sche und die Basilarmembran auslenkt. Die Sinneszellen setzen den mechanischen Reiz in einen Nervenimpuls um, der über den Hörnerv (Nervus acusticus) zum Gehirn geleitet wird.

Das Gleichgewichtsorgan (Vestibularapparat): Das Gleichgewichtsorgan liegt wie das Hörorgan im Felsenbein. Der Endolymphsack besteht hier aus den im Vestibulum gelegenen Vorhofsäckchen (Utriculus und Sacculus) und den drei Bogengängen, die dem Utriculus entspringen. Die Bogengänge sind so angeordnet, daß sie in die drei Hauptebenen des Raums zeigen. Dort, wo die Bogengänge in den Utriculus münden, befinden sich Erweiterungen (Ampulle), welche die Sinneszellen für den Gleichgewichtssinn beherbergen. Bei Drehbewegungen, die den jeweiligen Bogengang um seine Achse drehen lassen, setzen diese Zellen den entstehenden mechanischen in einen elektrischen Reiz um, der über den Gleichgewichtsnerv (Nervus vestibularis) zum Gehirn geleitet wird. Das Registrieren von Lageveränderungen mit Hilfe dieses Systems dient in der Hauptsache dazu, die Orientierung im Raum zu ermöglichen. In Sacculus und Utriculus gibt es außerdem je ein ca. 2 x 3 mm großes Feld, das ebenfalls Sinnesepithel trägt (Macula statica). Diese Felder registrieren horizontale bzw. vertikale Beschleunigungen, denen der Körper ausgesetzt ist.

UNTERSUCHUNGSMETHODEN

- Inspektion:

Äußeres Ohr: Form der Ohrmuscheln, Konturen des Knorpelgerüstes, Schwellung oder Rötung von Ohrmuschel oder Umgebung, Hautveränderungen, Absonderungen aus dem Gehörgang.

Otoskopie (Ohrspiegelung): Beurteilung von äußerem Gehörgang und Trommelfell. Häufige path. Befunde: Zerumenpfropf, Gehörgangsfurunkel oder -ekzem, Trommelfell: Rötung, Gefäßzeichnung oder Vorwölbung (z. B. Otitis media), Retraktion (z. B. Tubenmittelohrkatarrh), Trommelfelldefekte, Einlagerungen, blutiger oder seröser Mittelohrerguß, Absonderungen aus dem Mittelohr, seltener: Senkung der hinteren Gehörgangswand bei Mastoiditis, Tumoren. Eine genauere Untersuchung erlauben die pneumatische Ohrlupe oder ein Ohrmikroskop.

- Palpation:

Untersuchung von Veränderungen am äußeren Ohr auf Konsistenz, Ausdehnung und Schmerzhaftigkeit von Schwellungen, Druck- und Zugschmerz an der Ohrmuschel, Tragusdruckschmerz (Kleinkinder: Hinweis auf Mittelohrentzündung, Erwachsene: evtl. Gehörgangsfurunkel), Feststellen von Druck- oder Klopfschmerz auf dem Warzenfortsatz (z. B. bei Mastoiditis) oder in der Ohrmuschelumgebung.

- Funktionsprüfungen:

  Gehör:

  - Prüfung der Hörweite (Alterschwerhörigkeit, Otosklerose, Lärmtrauma, Hörsturz, M. Menière usw.)
  - Stimmgabelprüfung zur Unterscheidung von Schallempfindungs- und Schalleitungsschwerhörigkeit (Tests nach Weber, Rinne und Gellé)
  - Das Ausmaß des Hörverlustes wird durch audiometrische Untersuchungen bestimmt (verschiedene subjektive und objektive Meßverfahren)
  - Die Tympanometrie macht u. a. Aussagen über die Beweglichkeit des Trommelfells und der Gehörknöchelchenkette

  Tubenfunktionsprüfung:

  Für beide Ohren getrennt wird die Durchgängigkeit der Ohrtube mit dem Valsalva-Versuch, dem Politzer-Ballon oder einem Tubenkatheter überprüft.

  Gleichgewichtsorgan:

  - Abweichreaktionen: Romberg-Steh-Versuch, Gangabweichung, Unterberger-Tretversuch, Zeigeversuch
  - Nystagmusprüfungen

- Weitergehende Untersuchungen:

  Verschiedene Röntgenuntersuchungen sind notwendig zur Beurteilung des Pneumatisationsgrades (Luftfüllung der Knochenhohlräume, z. B. im Mastoid), zum Aufdecken entzündlicher Prozesse, eines Cholesteatoms o. a. Tumoren sowie bei Schädelverletzungen. Daneben kommen Tomographie, Computertomographie (CT) und Kernspintomographie (NMR) sowie angiographische Verfahren zur Anwendung.

ERKRANKUNGEN DES OHRES

ÄUßERES OHR

VERLETZUNGEN DER OHRMUSCHEL (RIß, STICH, BIß)

Komplikation:

Perichondritis durch Infektion

Th.:

operative Versorgung

OTHÄMATOM

Def.:

Bluterguß am äußeren Ohr

Ät.:

tangentiale, abscherende Gewalteinwirkung (Boxer, Ringer)

Kl.:

- serös-blutiger Erguß, schmerzlose pralle Auftreibung (fluktuierend)

Kompl.:

- wenn die Verletzung nicht sachgerecht versorgt wird: bindegewebige Organisation des Ergusses und bleibende Verunstaltung (Boxerohr, Ringerohr)
- Perichondritis (siehe dort)

Th.:

Inzision, Punktion und Druckverband (strenge Asepsis!)

ZERUMEN-PFROPF (CERUMEN OBTURANS)

Ät.:

Insbesondere bei vermehrter Schmalzproduktion kann es durch Quellung (z. B. durch Baden) zur vollständigen Verlegung des Gehörgangs kommen

Kl.:

dumpfes Gefühl, Schalleitungsschwerhörigkeit

Th.:

Ohrspülung mit Ohrspritze und körperwarmem Wasser. Kontraindikation: Trommelfellverletzung (Anamnese!)

Technik: Abziehen der Ohrmuschel nach hinten oben und Strecken des Gehörgangs (wie bei Ohrspiegelung), Wasserstrahl gegen die hintere obere Gehörgangswand richten, evtl. vorher mit glyzerolhaltigen Ohrentropfen den Pfropf aufweichen.

Prophylaxe:

Ohrschmalz soll nicht mit Watteträgern o. ä. entfernt werden. (Das Zerumen wirkt bakterizid, bei Entfernung erhöht sich die Gefahr einer Otitis externa.)

GEHÖRGANGSFREMDKÖRPER

Bei intaktem Trommelfell durch Spülung entfernen. Manipulationen mit Häkchen od-. Pinzette nur durch Fachärzte, bei Kindern evtl. in Narkose! (Verletzungsgefahr).

GEHÖRGANGSEXOSTOSEN, -HYPEROSTOSEN

Def.:

gutartige Knochenwucherungen der knöchernen Gehörgangswand

Vork.:

vor allem bei Sportschwimmern als Reaktion auf kaltes Wasser

Th.:

Operation nur bei Gehörgangsverlegung oder bei nicht ausheilender Otitis externa.

ERFRIERUNGEN

Folge sind knotige Infiltrationen (Frostbeulen), juckende Ekzeme oder Verdickungen mit Knocheneinlagerungen.

ENTZÜNDUNGEN AM ÄUßEREN OHR

PERICHONDRITIS DER OHRMUSCHEL

Def.:

bakterielle Entzündung der Knorpelhaut des knorpeligen Skeletts der Ohrmuschel

Ät.:

- meist Folge von Verletzungen oder Othämatomen
- Erreger: in der Regel Staphylokokken, häufig aber auch Problemkeime wie Pseudomonas aeruginosa oder Proteus.

Kl.:

- sehr schmerzhafte Schwellung und Rötung
- Verstreichen des Ohrmuschelreliefs
- Fluktuation zeigt Abszeßbildung an
- evtl. Durchbruch nach außen
- Knorpelnekrose, Abstoßung von Knorpelteilen, Schrumpfung der Ohrmuschel

- Differentialdiagnose: Erysipel (Streptokokken-Infektion im Unterhautgewebe; z. B. als Komplikation bei Gehörgangsekzem): Flammend rote Färbung von Ohrmuschelhaut und angrenzender Kopfhaut. Bei Erysipel ist das Ohrläppchen mitbeteiligt (nie bei Perichondritis), Fieber, evtl. Blasenbildung, Kompl.: Sinusthrombose!

Th.:

- Alkoholumschläge
- Antibiotika nach Resistenzprüfung (Mehrfach-Resistenz der Problemkeime!)
- evtl. Entfernung von nekrotischer Substanz

ERKRANKUNGEN DES MITTELOHRS

AKUTE OTITIS MEDIA

Def.:

akute Entzündung des Mittelohrs durch bakterielle oder virale Infektion

Ät.:

- zumeist vom Nasenrachenraum über die Tuba auditiva aufsteigende Infektion im Anschluß an einen Schnupfen oder eine Erkältung
- seltener Infektion von außen durch Trommelfelldefekt oder hämatogen (bei viralen oder bakteriellen Allgemeininfektionen)

Erreger:

- bakteriell: hämolysierende Streptokokken (Erwachsene), Pneumokokken (Kinder), Hämophilus influenzae, Staphylococcus aureus, Kolibakterien
- viral: z. B. Grippeotitis

Kl.:

- stechender Schmerz und Klopfen im Ohr
- Schalleitungs-Schwerhörigkeit, Ohrgeräusch
- herabgesetztes Allgemeinbefinden, Kopfschmerz
- Fieber

Befund/Verlauf:

Nacheinander treten folgende Befunde am Trommelfell auf:

- Injektion der Hammergriffgefäße, radiäre Gefäßzeichung, Rötung und Vorwölbung des hinteren oberen Trommelfellquadranten mit Verschwinden des Lichtreflexes, Verschwinden der Trommelfellkonturen und scholliger Trübung der Trommelfelloberfläche
- Rückgang der Erscheinungen oder weiterer Verlauf mit den Symptomen: diffuse Rötung und Vorwölbung der Membran, Übergreifen der Rötung auf die Gehörgangswand, Einzelheiten

des Trommelfells sind nicht mehr auszumachen, 2. oder 3. Tag: Perforation im vorderen oder hinteren unteren Quadranten mit Abfluß von zunächst serösem, dann eitrigem Sekret, Ohreiterung (Ohrenlaufen); nach der Spontanperforation schlagartige Besserung der Schmerzen und Rückbildung des Befundes.

Besonderheiten:

- Bei Grippeotitis finden sich häufig Blutblasen auf dem Trommelfell. Nicht selten kommt es dabei zur Labyrinthbeteiligung mit Hochtonverlust.
- Initialer Druckschmerz auf dem Warzenfortsatz (in den ersten Stunden oder Tagen) ist kein Zeichen von Mastoiditis und Knocheneinschmelzung (siehe Komplikationen), sondern lediglich ein Zeichen, daß die Schleimhaut des pneumatischen Systems mitbetroffen ist.

Lab.: BSG ↑, Leukozytose

Th.:

- Bettruhe, fiebersenkende und schmerzlindernde Mittel; Wärmebehandlung nur, solange keine Komplikationen eingetreten sind; bei bakteriellen Infekten Antibiotika, bei Auftreten nach Rhinitis: abschwellende Nasentropfen (keine Ohrentropfen).
- Bei Ausbleiben der Spontanperforation trotz anhaltendem Beschwerdebild oder bei beginnenden Komplikationen: Parazentese (Schnitteröffnung des Trommelfells).
- Bei Ohrenlaufen: Spülung mit körperwarmem Wasser, Austupfen mit Watteträgern.
- Nach Abklingen: Tubenbelüftung mittels Politzer-Verfahren.

Merke: Ist eine akute Otitis media nach 2-3 Wochen nicht abgeheilt, besteht Verdacht auf Entwicklung einer Mastoiditis (Komplikation).

Kompl.:

- Mastoiditis

  Def.:

  Eitrige Einschmelzung der knöchernen Zellen im pneumatisierten Warzenfortsatz. Die Entstehung wird gefördert durch: erschwerten Sekretabfluß, besondere Virulenz der Erreger, schlechte Abwehrlage (insbesondere bei Immunsuppression), unsachgemäße antibiotische Behandlung.

  Kl.:

  Weiterbestehen bzw. Verschlimmerung der Symptome der Otitis media; zusätzlich: Senkung der hinteren oberen Gehörgangswand, Druckschmerz auf dem Warzenfortsatz, Röntgen: Verschattung und Einschmelzung der Zellen und knöchernen Zellsepten

Th.:

Mastoidektomie, kein Versuch der konservativen Behandlung!

Prognose:

gute Ausheilung zu erwarten

- Diffuse Labyrinthitis:

  a) seröse Form: Durchtritt von Toxinen durch die Fenster; Kl.: Drehschwindel, Erbrechen, Nystagmus, Umkehrung der Lateralisation im Weber-Versuch. Heilt zumeist folgenlos aus.

  b) eitrige Form: Einbruch von Erregern durch die Fenster, Verlauf stürmischer, Ausheilung unter bleibendem Funktionsverlust, Gefahr des Fortschreitens (Meningitis)

SONDERFORMEN DER AKUTEN OTITIS MEDIA

SCHARLACH- ODER MASERNOTITIS

entstehen hämatogen und neigen zu Nekrotisierung und Einschmelzung des Trommelfells, häufig Komplikationen (Mastoiditis u./o. Labyrinthbeteiligung), häufig Residuen (Folgezustände), z. B. Trommelfelldefekte (Übergang in chronische Otitis media)

Th.:

hohe Anitibiotika-Gaben bei der bakteriellen Scharlach-Infektion, engmaschige Verlaufskontrollen, evtl. Operation

MUCOSUS-OTITIS

schleichender und symptomarmer Verlauf einer Otitis media durch Streptococcus mucosus (= Streptococcus pneumoniae Typ III); bevorzugt sind alte Männer betroffen; unmerklicher Übergang in latente Mastoiditis mit Gefahr der Menigitis

Dg.:

Anamnese, Klinik, Erregernachweis aus dem Ohr-Sekret, Röntgenaufnahme

Th.:

hohe Antibiotika-Gaben nach Resistenzbestimmung; bei Mastoiditis mit Knocheneinschmelzung operatives Ausräumen der Mastoidzellen (Mastoidektomie)

SÄUGLINGSOTITIS

Ät.:

häufig durch vergrößerte Rachenmandel hervorgerufen (die bei Säuglingen besonders kurze und weite Tube kann die Infektion begünstigen).

Kl.:

- Ohrzwang (Säuglinge greifen häufig ans Ohr), Trommelfellrötung
- Vom Antrum mastoideum aus (Antritis) breitet sich die Infektion aus und kann über die noch nicht geschlossene Naht zwischen Schläfenbein und Warzenfortsatz retroaurikulär (hinter dem Ohr) nach außen durchbrechen.

Th.:

wie bei Otitis media der Erwachsenen, bei retroaurikulärem Durchbruch: Mastoidektomie

OKKULTE OTITIS (UND MASTOIDITIS) DES SÄUGLINGS

Verdachtsdiagnose, wenn sich Säuglinge mit Ernährungsstörungen und Zeichen von Intoxikation nicht erholen. Der Trommelfellbefund kann normal sein. Histologisch: osteomyelitische Prozesse im Warzenfortsatzknochen

Th.:

antibiotisch, wenn ohne Erfolg: Mastoidektomie

TUBENFUNKTIONSSTÖRUNGEN

AKUTER TUBENMITTELOHRKATARRH

Def.:

akute Tubenfunktionsstörung mit Verschluß der Ohrtrompete durch Schwellung der Tuben-Schleimhaut

Ät.:

- Katarrh von Nase, Nasenrachenraum oder Nasennebenhöhlen (infektiös/allergisch bedingt)
- verschleppte Mittelohrentzündungen
- Druckerhöhung in der Außenluft und im Nasenrachenraum z. B. beim Tauchen oder Fliegen („Aero-Otitis media“)
- Behinderung der Nasenatmung/Verlegung der Tubenöffnung durch
  - vergrößerte Rachenmandel bei Kindern
  - Septumdeviation
  - Schwellung der Nasenmuscheln
  - Nasenrachentumor

Pg.:

Schwellung der Tubenschleimhaut → Verschluß des Tubenlumens → Unterdruck in der Paukenhöhle (Resorption der Luft durch die Mittelohrschleimhaut) mit Trommelfell-Retraktion und evtl. Paukenexsudat (= „seröse Mittelohrentzündung“)

Kl.:

- Druck und Völlegefühl im Ohr, Rauschen und Schwerhörigkeit
- Trommelfell-Retraktion (erkennbar an: vorspringender kurzer Hammerfortsatz, Entstehen einer hinteren Trommelfellfalte, der Lichtreflex rückt vom Umbo ab)
- Paukenhöhlen-Erguß (gelblicher Exsudat-Spiegel hinter dem Trommelfell, verschieblich bei Kopfbewegungen)
- Farbe des Trommelfells: evtl. rosa, aber nie gerötet oder vorgewölbt wie bei Otitis media
- Schalleitungsschwerhörigkeit mit Veränderungen im Tympanogramm
- bei Aero-Otitis media (z. B. Flugzeug) oft: blutiger Paukenerguß

Th.:

Normalisierung der Belüftung des Mittelohrs durch

- abschwellende Nasentropfen
- Tubendurchblasung (Politzern; oder Tubenkatheter); kontraindiziert bei akuter Rhinitis!
- Wärmebestrahlung zur Resorption des Exsudats
- evtl. Parazentese (Schnitt-Eröffnung des Trommelfells) und Absaugen des Exsudats
- Punktion der Paukenhöhle durch das Trommelfell hindurch

Maßnahmen zur Normalisierung der Nasenatmung je nach Grundkrankheit, z. B.:

- Entfernung der Rachenmandel (Adenotomie)
- Septumoperation
- Nebenhöhlenbehandlung

Prophylaxe beim Fliegen:
Vor der Landung abschwellende Nasentropfen, bei der Landung Druckausgleich durch Schlucken oder Valsalva-Versuch (bei zugehaltener Nase und geschlossenem Mund kräftig in die Nase atmen)

FOLGEN CHRONISCHER TUBENFUNKTIONSSTÖRUNG

CHRONISCHER TUBENMITTELOHRKATARRH

Def.:

degenerative Veränderungen im Mittelohr infolge lange bestehender Tubenventilationsstörungen

Ät.:

anhaltende Störung der Tubenbelüftung. (Diese hat einerseits rezidivierende akute Tubenmittelohrkatarrhe, andererseits degenerative Veränderungen zur Folge.)

Kl.:

- Schleimhautverdickungen, Kalkeinlagerungen im Trommelfell
- atrophische und retrahierte Trommelfellbezirke
- organisiertes Exsudat in der Paukenhöhle, Verwachsungen und Narben der Mittelohrstrukturen (Adhäsivprozesse): Verwachsung von Gehörknöchelchen, Trommelfell, Paukenhöhlenwänden miteinander, Versteifung der Gehörknöchelchenkette, Paukensklerose (= Tympanosklerose, weiße, kalkhaltige Plaques)
- In der Folge kommt es zur zunehmenden Schwerhörigkeit und Ohrenrauschen.
- Komplikation: Cholesteatom

Th.:

operativ (Tympanoplastik, Dauerdrainage, Ausräumen sklerotischer Massen u. a.)

SEROMUKOTYMPANON

Def.:

zunehmende Verstopfung des Mittelohrraumes durch zäh-schleimiges Sekret, aufgrund einer chronischen Tubenfunktionsstörung mit Umwandlung der Paukenhöhlenschleimhaut in ein (vermehrt) schleimbildendes Epithel

Vorkommen:

vor allem Kinder im Vorschulalter, häufig beidseitig, häufig bei Gaumenspalte

Ät.:

anhaltende Tubenfunktionsstörungen verschiedener Ursache, in Einzelfällen allergisch bedingt

Kl.:

- zunehmende (Schalleitungs-)Schwerhörigkeit
- Druck- und Völlegefühl im Ohr
- Trommelfell matt, milchig, oft leicht vorgewölbt, zeigt eine radiäre Gefäßinjektion

Th.:

- Parazentese und Absaugen des Sekrets
- bei zähem schleimigen Sekret: Paukendrainage legen
- bei Rachenmandelhyperplasie: stets operative Entfernung (Adenotomie)

Merke: Jeder einseitige chronische Tubenkatarrh beim Erwachsenen ist solange verdächtig auf einen Nasopharynx-Tumor, bis das Gegenteil bewiesen ist.

CHRONISCHE OTITIS MEDIA

Def.:

chronische Entzündung des Mittelohres mit Trommelfelldefekt (zentral oder randständig), hervorgerufen durch anhaltende frühkindliche Tubenventilationsstörung im Zusammenwirken mit rezidivierenden Infektionen

Die chronische Otitis media resultiert nicht aus einer rezidivierenden (wiederholt auftretenden) akuten Otitis media. Sie muß vielmehr als Folge einer frühkindlichen Tubenventilationsstörung verstanden werden. Diese kann zu unterschiedlichen Krankheitsverläufen führen:

- Bei einem symptomarmen Verlauf ohne bakterielle Entzündungen kommt es zum chronischen Tubenmittelohrkatarrh (mit Adhäsivprozessen) oder zum Seromukotympanon.
- Besteht bei einer Tubenventilationsstörung gleichzeitig Neigung zu rezidivierenden Infektionen, kann sich die chronische Otitis media entwickeln.
- Infolge der frühkindlichen Tubenventilationsstörung bilden sich die luftgefüllten Hohlräume im Mastoid nur gering aus (geringe Pneumatisation); eine Mastoiditis tritt bei diesen Patienten weniger leicht auf.

Tubenfunktion im frühen Kindesalter	Pneumatisation des Mastoids	Mögliche Erkrankungen
gute Tubenfunktion	Warzenfortsatz pneumatisiert	• akuter Tubenmittelohr-Katarrh • akute Otitis media oder • als Komplikation: Mastoiditis
Tuben-ventilationsstörung	gehemmte oder fehlende Pneumatisation des Warzenfortsatzes	• rezidivierende akute Tubenmittelohrkatarrhe • chronischer Tubenmittelohrkatarrh • Seromukotympanon • chronische Otitis media • Cholesteatom infolge Trommelfell-Retraktion

Die chronische Otitis media tritt in zwei Formen auf:

Chronische Schleimhauteiterung (zentraler Trommelfelldefekt)

Kl.:

- nach jeder Infektion durch die Tube (Schnupfen) oder durch den Gehörgang (Badewasser) schleimig eitrige Sekretion aus dem Ohr ohne (stärkere) Ohrenschmerzen
- Merkmal: Sekret nicht oder wenig riechend
- Schalleitungsschwerhörigkeit

Befund:

- Zentraler Trommelfelldefekt, der Trommelfellrand (Anulus fibrosus) ist erhalten.
- Die Paukenhöhlenschleimhaut ist entweder blaß, grau, trocken (bei fehlender Sekretion) oder: rot, feucht, verdickt (bei akuter Exazerbation).

Th.:

- bei Eiterung: lokal antibiotisch, nur selten systemische antibiotische Therapie nötig
- zur Vorbeugung gegen weitere Eiterungen: Ohr vor eindringendem Wasser schützen (Gehörgang beim Baden mit gefetteter Watte verschließen)
- evtl. Nasenatmung frei machen, wenn sie behindert ist (Adenotomie usw.)
- Bei Trockenheit über mehr als drei Monate: operative Trommelfellplastik

Chronische Knocheneiterung und Cholesteatom

Ät.:

wie bei chronischer Schleimhauteiterung

Kl.:

- jahrelange fötide (stinkende) Eiterung
- Schalleitungsschwerhörigkeit
- Druck oder nur geringer Schmerz im Ohr
- randständiger Trommelfelldefekt (mit Arrodierung des Gehörgangsknochens)
- Granulationen oder Polypen, die durch den Defekt in den Gehörgang wachsen (Karzinom ausschließen!)
- meist zusätzlich: Cholesteatom (Perlgeschwulst, s.u.): weißliche Schüppchen oder Massen im Trommelfelldefekt

Kompl.:

- eitrige Labyrinthitis (siehe bei Otitis media), Meningitis, Sinusthrombose, otogene Sepsis
- Schwindel, Erbrechen, Benommenheit, Fieber, Schüttelfrost, Ertaubung, Fazialisparese

Th.:

operative Ausräumung der vereiterten Knochenherde, plastische Versorgung (mit dem Versuch, die Hörfähigkeit zu erhalten bzw. zu verbessern).

CHOLESTEATOM (Perlgeschwulst)

Def.:

Geschwulst im Mittelohr, bestehend aus abgeschilferten Epithelmassen (devital), die - zwiebelschalenartig geschichtet - von einer vitalen Schicht verhornenden Plattenepithels umgeben sind. Entsteht meist durch Einwachsen von verhornendem Plattenepithel vom Gehörgang aus (bei Trommelfellretraktion oder -defekt).

Formen:

primär:

- Als Folge von Unterdruck in der Paukenhöhle (durch Tubenbelüftungsstörungen) bilden sich Trommelfellretraktionstaschen. Das Epithel der äußeren Trommelfellschicht sammelt sich in diesen Taschen an (= Retraktions/Einsenkungs-Cholesteatom)
- Immigrations- oder Einwanderungs-Cholesteatom durch Einwachsen von Epithelzapfen durch das geschlossene Trommelfell hindurch

sekundär:

Plattenepithel schiebt sich aus dem Gehörgang durch einen randständigen Trommelfelldefekt in das Mittelohr (früher relativ häufig nach Scharlach-Otitis)

(Primäre Cholesteatome können verborgen bleiben und langsam die Mittelohrstrukturen zerstören. Trommelfelldefekte ergeben sich evtl. sekundär. Primäre und sekundäre Cholesteatome werden auch als Pseudo-Cholesteatome bezeichnet.)

kongenital (sehr selten):

„wahres" oder „echtes" Cholesteatom, (= Epidermoid) durch embryonale Keimversprengung

OTOSKLEROSE

Def.:

Knochenumbauprozesse im Bereich der knöchernen Labyrinthkapsel, meist im Übergangsbereich zum Mittelohr (ovales Fenster)

Pathologische Anatomie:

Die normale Knochensubstanz wird herdförmig resorbiert und durch einen überschießend wachsenden geflechtartigen spongiösen Knochen ersetzt. Im späteren, inaktiven Stadium geht diese Knochensubstanz in einen sklerotisch-kompakten Knochen über.

Ät.:

unbekannt. (hormonelle Einflüsse? Mineralstoffwechselstörung? Entstehung aus embryonalen Knorpelresten?)

Vorkommen:

- häufig: ca. 7% der Bevölkerung betroffen
- Schwerhörigkeit tritt aber nur bei ca. 10% der Betroffenen auf
- Frauen sind häufiger betroffen (Manifestationsalter 20.-40 Lj.) (Zunahme der Beschwerden während Schwangerschaft)
- familiär gehäuftes Auftreten (unregelmäßig dominanter Erbgang)

Kl.:

- Ohrensausen (tiefer Ton)
- zunehmende Schwerhörigkeit
- ein Ohr ist stärker betroffen als das andere
- im Lärm wird oft besser verstanden (= Parakusis Willisii; Erklärung: die tiefen Lärmfrequenzen werden bei dieser Form der Schwerhörigkeit weniger gehört, aber die Gesprächspartner sprechen im Lärm lauter.)
- bei Fixierung des Stapes (Stapesankylose) kommt es zur Schalleitungsschwerhörigkeit
- Trommelfell normal (gelegentlich rosa durchscheinend), Tube frei durchgängig
- Otosklerose-"Herde" in der Cochlea (selten) können zur Innenohrschwerhörigkeit führen
- Schalleitungsschwerhörigkeit (Rinne negativ); Weber-Versuch: Lateralisation zum schlechteren Ohr

Th.:

- keine Erfolge bei konservativer Behandlung (evtl. Versuch mit Sedativa gegen das Ohrgeräusch).
- wenn Operation nicht möglich: Hörgerät
- Operation: heute in der Regel als Stapedektomie (Entfernung des Steigbügels und Durchbohrung der Fußplatte, Versorgung mit einem Kunststoffstempel, der am Amboß befestigt wird).

Prognose:

Die Operation führt in 90% zu einer Hörverbesserung; bei 1% der Operierten kommt es zur Hörverschlechterung durch operationsbedingten Innenohrschaden. Die Ohrgeräusche werden nur in ca. 50% der Fälle gebessert.

ERKRANKUNGEN DES INNENOHRS

MORBUS MENIÈRE

Def.:

Einseitige Erkrankung des Innenohrs mit anfallsartig auftretenden Beschwerden durch Hydrops (Wassersucht, vermehrte Flüssigkeitsansammlung) des häutigen Labyrinths.

Vorkommen:

- vegetativ labile Menschen
- psychische Belastung, Föhneinbrüche, Nikotin- oder Alkoholabusus können eine ursächliche Rolle spielen bzw. Anfälle auslösen

Ät.:

unbekannt (vasomotorische Regulationsstörung?)

Kl.:

Symptome-Trias:

- <u>Drehschwindelanfälle</u> oder Schwankschwindel mit Übelkeit und Erbrechen
- <u>einseitiges Ohrgeräusch</u> (Sausen), Druck und Völlegefühl im Ohr
- <u>einseitige Schwerhörigkeit</u>, häufig mit Diplakusis (= im kranken Ohr werden die Töne höher empfunden)

Die Schwindelanfälle dauern Minuten bis Stunden an und kehren nach Tagen oder Wochen unregelmäßig wieder.

Befund:

- Im Anfall: Spontannystagmus (meist zur kranken, anschließend zur gesunden Seite), Innenohrschwerhörigkeit mit Haupthörverlust im tiefen und mittleren Frequenzbereich (Menière-typischer Befund im Tonaudiogramm)
- Im Intervall (= zwischen den Anfällen): nach mehreren Anfällen ergibt sich eine Untererregbarkeit des betroffenen Vestibularorgans. Die Schwerhörigkeit wird von Anfall zu Anfall schlimmer bis hin zur vollständigen Ertaubung des betroffenen Ohrs. Das Ohrensausen ist im Anfall stärker als im Intervall.

Dg.:

Anamnese, Klinik. Der Hydrops kann mittels Elektro-Cochleographie nachgewiesen werden.

Th.:

Im Anfall:

- Bettruhe, symptomatische medikamentöse Behandlung des Schwindels

Nach dem Anfall/im Intervall:

- Durchblutungsförderung mit Infusionen (Nachbehandlung mit oraler Medikation)
- Natriumreduktion der Kost zur Verminderung der Hydrops-Ausbildung, evtl. Diuretika (Hydrochlorothiazid) bei ausreichender Flüssigkeitszufuhr
- falls erforderlich Herz- und Kreislauftherapie (Blutdruck kontrollieren!)

Merke: Bei rezidivierenden Anfällen besteht grundsätzliche Fahruntüchtigkeit!

Prophylaxe:

psychische Belastungen möglichst meiden; Einschränkung von Nikotin, Alkohol, Koffein, Salz

Bei Nicht-Erfolg der angeführten Maßnahmen evtl. Operation:

Saccotomie: Eröffnung des Saccus endolymphaticus an der hinteren Pyramidenfläche, oder: Ausschaltung des Vestibularorgans (Einbringen von Gentamicin in die Paukenhöhle, welches ins Innenohr diffundiert). Oder: Durchtrennung des Nervus vestibularis im inneren Gehörgang, oder: Mechanische Zerstörung des häutigen Labyrinths (nur bei bereits erloschener Hörfähigkeit!)

HÖRSTURZ

auch: akuter Hörverlust, sudden deafness

Def.:

plötzlich auftretende, meist einseitige Schwerhörigkeit verschiedener Ursache

Ät.:

- Durchblutungsstörung:
  - kardiogen (mangelnde Herzleistung)
  - plötzlicher Blutdruckabfall (hypotone Kreislaufregulationsstörung)
  - vasomotorische Störungen, Gefäßprozesse, venöse Stase bei Akustikusneurinom
  - durch Veränderungen an der Halswirbelsäule (HWS)
  - Erythrozyten-Verklumpung (Störung der Mikrozirkulation, erhöhte Blut-Viskosität)
  - Streß
  - Embolie des Innenohrs
- Virusinfektion (u. a.: HIV)
- Autoantikörper im Rahmen von Autoimmunprozessen
- Ruptur des runden Fensters (traumatisch oder durch Druckerhöhung im Innenohr)
- Stoffwechselstörungen (Hyperlipämie, Hyperurikämie, Diabetes mellitus)

Kl.:

- plötzlich eintretende einseitige Schwerhörigkeit
- Gefühl wie Watte im Ohr, Druckgefühl im Ohr; häufige Fehldiagnose: Cerumen obturans (Ohrenschmalz)
- Ohrgeräusch
- kein Drehschwindel (Ausnahme: Ruptur des runden Fensters), keine anderen neurologischen Symptome
- Innenohrschwerhörigkeit mit typischen Befunden im Tonaudiogramm
- Weber-Versuch: Lateralisation in das gesunde Ohr; Rinne-Versuch: nicht durchführbar: Die Knochenleitung scheint besser zu sein, als die Luftleitung, jedoch wird der Ton ohnehin auf die gesunde Seite „übergehört"

Th.:

- Verbesserung der Fließfähigkeit des Blutes: HAES-Steril (6%) und Rheomacrodex (10%), durchblutungsfördernde Medikamente

- Stellatumblockaden (Ganglion stellatum) zur Verbesserung der Durchblutung bei Patienten unter 50 Jahren
- bei Fenster-Ruptur: operative Abdeckung des runden Fensters (bei Verdacht auf Fenster-Ruptur: Probe-Tympanotomie!)
- bei Autoimmungenese: Glukokortikoide

Die Therapie muß innerhalb der ersten Woche einsetzen, möglichst innerhalb von 24 Std. (Restitution dann in 90% der Fälle). Später bestehen nur geringe Aussichten auf Besserung! Spontanremissionen kommen vor.

AKUSTISCHES TRAUMA

Def.:

Degeneration von Haarzellen im Corti-Organ durch kurz- oder langandauernde Lärmexposition oder durch Schädeltrauma

Pg.:

Bei erhöhtem Schalldruck erfolgt zunächst eine Anpassung (Adaptation) durch das Innenohr. Bei anhaltend starken Einwirkungen kommt es zu - zunächst vorübergehendem, später bleibendem - Tonschwellenschwund. Innenohrschwerhörigkeit mit typischen Befunden im Tonaudiogramm.

Formen/Verläufe:

- <u>Knalltrauma</u> (Schalldruckwelle 1-2 msec.): kurzdauernde, akute Schädigung; oft deutliche Besserung i.d. ersten Tagen; kein Fortschreiten der Schädigung
- <u>Explosionstrauma</u> (Schalldruckwelle über 2 msec.): oft mit Trommelfellzerreißung, teils mit Luxation der Knöchelchen; Fortschreiten möglich (evtl. mit Hörstörung über den gesamten Frequenzbereich)
- <u>chronisches Lärmtrauma</u> (Lärmschwerhörigkeit): ein Lärmpegel über 85-90 dB (A) (A steht für hohen Frequenzbereich) bewirkt dauerhaft Schwerhörigkeit. Nur anfangs kommt es zur Erholung des Hörvermögens in Lärmpausen. Im Laufe der Zeit stellen sich irreversible Schäden ein; wird die Lärmarbeit aufgegeben, schreitet die Erkrankung nicht fort.

<u>Merke</u>: Meldepflicht bei der Berufsgenossenschaft besteht (für den Arzt) bereits bei Verdacht auf berufsbedingte Lärmschwerhörigkeit!

ALTERSSCHWERHÖRIGKEIT (PRESBYAKUSIS)

Ät.:

Degenerative Prozesse vorwiegend im Corti-Organ, seltener im Hörnerven. Als ursächliche Faktoren kommen neben dem altersgemäßen Abbau viele exogene und endogene Faktoren in Frage (Lärm, Durchblutungsstörungen, Ernährung, Stoffwechselstörungen, Hypertonie u. a.)

Kl.:

- seitengleiche Hörverschlechterung nach dem 55. Lj. (v. a. für hohe Töne)
- Stör- und Nebengeräusche verschlechtern das Sprachverständnis besonders (z. B. Party o.ä.)
- Ohrgeräusche (werden vor allem in ruhiger Umgebung wahrgenommen)

Th.:

Hörgerät, bei Ohrgeräuschen evtl. Versuch mit Sedativa. „Besserung“ meist nur durch Gewöhnung bzw. Verdrängung. Manche Patienten empfinden einen Rauschgenerator („Tinnitus-Masker“) als angenehm.

OHRGERÄUSCHE (TINNITUS AURIUM)

Einteilung:

1. Objektive Ohrgeräusche (können auch vom Untersucher wahrgenommen werden)
2. Subjektive Ohrgeräusche

- Objektive Ohrgeräusche:

  Kennzeichen: pulssynchron oder klickend; nicht selten können diese Geräusche durch Behandlung des Grundleidens beseitigt werden.

  - Glomustumoren des Mittelohres
  - Spasmen des Musculus tensor tympani
  - Myoklonien der Gaumenmuskulatur

- Subjektive Ohrgeräusche:

  Erfolgsaussichten relativ gut bei tieffrequenten Geräuschen durch:

  - Mittelohrerkrankungen (Tubenkatarrh, Otitis media, Otosklerose)
  - Hörsturz und Morbus Menière dann, wenn sich auch die Hörleistung unter der Therapie bessert.

  Erfolgsaussicht schlecht bei hochfrequenten Geräuschen, wie sie bei einer Vielzahl von dauerhaften Innenohrschädigungen auftreten

Th.:

Zuweilen werden Ohrgeräusche durch die konsequente Behandlung von bestehenden Herz/Kreislauf- oder Stoffwechselerkrankungen gebessert oder beseitigt. In den übrigen Fällen ist zu beachten, daß die subjektive Intensität der Störung durch vegetative Störungen, Streß, Schlafstörungen gesteigert wird.

- Beratung
- autogenes Training, Entspannungs- und Verhaltenstraining, Selbsthilfegrupppen
- Sedativa
- Antiarrhythmika führen manchmal zur Unterdrückung des Geräusches
- transkutane oder transtympanale Elektrostimulation
- Tinnitusmasker erzeugen einen permanenten Rauschton, der das Ohrgeräusch überspielt.
- Hörgeräte helfen evtuell, indem sie die Umweltgeräusche im Verhältnis verstärken.

TUMOREN

TUMOREN AM ÄUßEREN OHR

Basaliom
(siehe auch S. 317)

Befund:

- scharf begrenzte, flach und langsam wachsende Tumoren, häufig mit geschwürig veränderter Oberfläche (= Ulzeration)
- typisch: erhabener Randwall, Zentrum atrophiert, keine Metastasen

Th.:

großzügige Exzision, evtl. Nachresektion (je nach Befund der Schnellschnitt-Untersuchung)

Plattenepithelkarzinom
auch: Spinaliom, Epithelioma spinocellulare, spinozelluläres Karzinom, Stachelzellkrebs
(siehe auch S. 318)

Kl.:

unscharf begrenzter, z. T. schnell und nach außen (exophytisch) wachsender Tumor, häufig mit Ulzeration, neigt zu regionären Lymphknoten-Metastasen (20%)

Th.:

- Exzision im Gesunden, evtl. vollständige Entfernung der Ohrmuschel (Ablatio)
- Bei Metastasen der Hals- oder Unterkieferlymphknoten: „Neck dissection“ (Halsausräumung mit Entfernung der regionären Lymphknoten bis zum Thorax-Eingang, einschließlich: Musculus sternocleidomastoideus, A. carotis externa, Vena jugularis)

Merke: Basaliome und Spinaliome werden vermehrt gefunden bei Landarbeitern und Seeleuten (Sonneneinstrahlung).

DD:

- senile Keratose: bräunlich-schwarze, warzige Hauterhebungen bei alten Menschen (Präkanzerose, die sich zu einem Epitheliom entwickeln kann)
- Cornu cutaneum: tierhornartige Hyperkeratose auf dem Boden einer Warze, eines Basalioms oder einer senilen Keratose
- Morbus Bowen: intraepidermales Karzinom (langsames Wachstum)

(1. und 3. sind wie maligne Tumoren zu behandeln und immer radikalchirurgisch zu entfernen)

Malignes Melanom
siehe auch S. 320

Bef.:

- meist dunkel pigmentierte, erhabene Neubildungen (aber: viele verschiedene Erscheinungsformen!)
- gelegentlich ulzerierend, meist schnell wachsend
- häufig finden sich bereits früh sowohl regionäre Lymphknoten-Metastasen als auch über den Blutweg gestreute (= hämatogene) Fernmetastasen

Th.:

- **Ablatio der Ohrmuschel (Keine Probeexzision, sd. Exzisionsbiopsie 1 cm im Gesunden)**
- bei entsprechender Eindringtiefe u./o. Metastasierung: Neck Dissection, evtl. Strahlen- und Chemotherapie

Prognose:
abhängig von Stadium (Eindringtiefe)

TUMOREN DES MITTELOHRES

Verhornende Plattenepithel-Karzinome (Erwachsene) und Sarkome (Jugendliche)

Entwicklung der Tumoren in der Paukenhöhle oder Einwachsen vom äußeren Gehörgang aus

Kl.:

- anfangs Sekretion und Hörstörung wie bei chronischer Knocheneiterung; dann:
- blutige Granulationen und blutiges Sekret mit fötidem Geruch
- Abstoßung von Teilen (Sequestern)
- frühzeitig Fazialisparese
- Zerstörung des Innenohrs, Schmerzen
- Metastasierung in die regionären Lymphknoten

Dg.:

Anamnese, Klinik, Röntgen und CT, Biopsie

Th.:

Operation und Nachbestrahlung

Prognose:

ungünstig

Glomustumoren

Def.:

Tumorwachstum, das von Paraganglien ausgeht.

Paraganglien sind Nebenorgane des peripheren autonomen Nervensystems; sie werden von präganglionären Fasern des autonomen NS versorgt und stehen „anstelle des Ganglion" (deshalb: „Paraganglion"). Besitzen wahrscheinlich physiol. Funktionen als Chemorezeptoren (im Karotissinus nachgewiesen).

Kl.:

- pulssynchrones Ohrgeräusch, Schalleitungsschwerhörigkeit
- rötlich-blaue Veränderungen im Mittelohr (durch das Trommelfell hindurch zu sehen)
- evtl. ist Pulsieren zu beobachten (Otoskopie)
- im Spätstadium Hirnnervenlähmungen: VII, IX, XI, XII und N. recurrens (aus X)
- Einwachsen des Tumors in die hintere Schädelgrube

Dg.:

Anamnese, Klinik, Biopsie, Röntgen, CT, Angiographie, Kernspin-CT

Th.:

frühzeitig Operation, bei Inoperabilität: Bestrahlung

ORTHOPÄDIE

ELEMENTARE ANATOMIE

Abb. 13 Das Skelettsystem

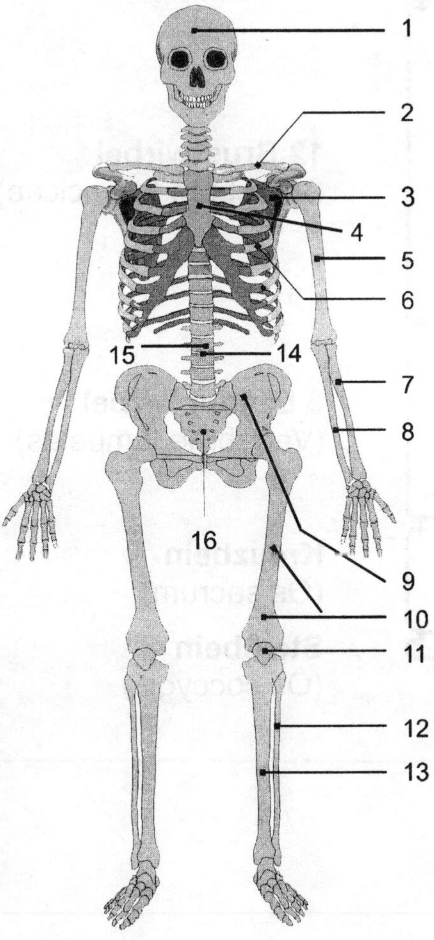

1. **Schädel** (Cranium)
2. **Schlüsselbein** (Clavicula)
3. **Schulterblatt** (Scapula)
4. **Brustbein** (Sternum)
5. **Oberarmknochen** (Humerus)
6. **Rippen** (Costae)
7. **Speiche** (Radius)
8. **Elle** (Ulna)
9. **Becken** (Pelvis)
10. **Oberschenkelknochen** (Femur)
11. **Kniescheibe** (Patella)
12. **Wadenbein** (Fibula)
13. **Schienbein** (Tibia)
14. **Zwischenwirbelscheiben** (Disci intervertebrales)
15. **Wirbel** (Vertebra)
16. **Kreuzbein** (Os sacrum)

Abb. 14 Die Wirbelsäule

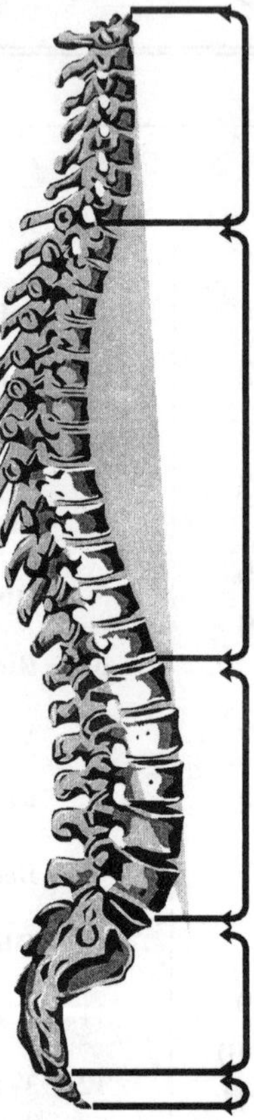

Abb. 15 Das Fußskelett

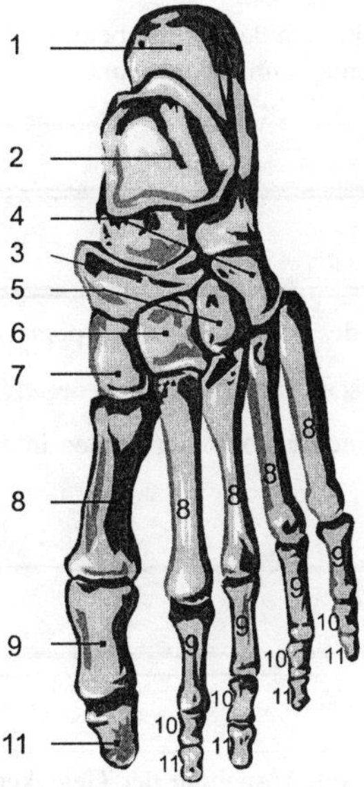

1. **Fersenbein** (Calcaneus)
2. **Sprungbein** (Talus)
3. **Kahnbein**
4. **Würfelbein** (Os cuboideum)
5. **Äußeres Keilbein**
6. **Mittleres Keilbein**
7. **Inneres Keilbein**
8. **Mittelfußknochen** (Metatarsalia)

Zehenknochen (Phalanges)

9. Grundglieder (1-5)
10. Mittelglieder (2-5)
11. Endglieder (1-5)

Abb. 16 Das Handskelett

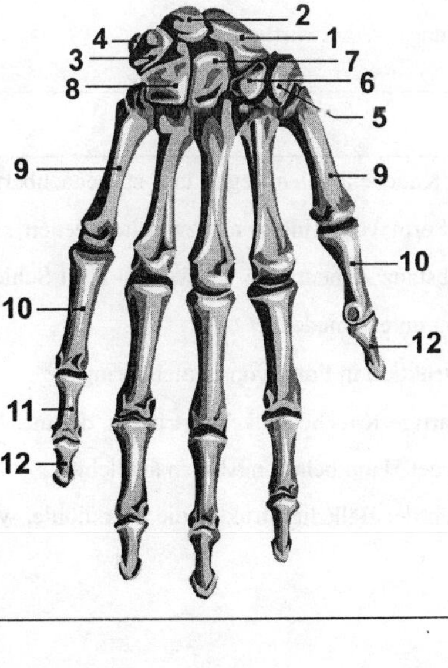

1. **Kahnbein** (Os scaphoideum)
2. **Mondbein** (Os lunatum)
3. **Dreieckbein** (Os triquetrum)
4. **Erbsenbein** (Os pisiforme)
5. **Großes Vieleckbein** (Os trapezium)
6. **Kleines Vieleckbein** (Os trapezoideum)
7. **Kopfbein** (Os capitatum)
8. **Hakenbein** (Os hamatum)
9. **Mittelhandknochen** (Ossa metacarpalia)

Finger (Phalanges, Digiti)

1. Fingergrundglieder
2. Fingermittelglieder
3. Fingerendglieder

Merkvers für die Handwurzelknochen 1-8:
Ein Kähnchen fährt im Mondenschein dreieckig um das Erbsenbein;
Vieleck groß, Vieleck klein, der Kopf, er muß beim Haken sein.

ALLGEMEINES

Stütz- und Bewegungsorgane sind das größte Organsystem des menschlichen Körpers.

Überlastungserscheinungen des Bewegungsapparates, Verschleißprozesse (degenerative Veränderungen), entzündliche Erkrankungen und Knochenstoffwechselstörungen spielen in der alltäglichen Praxis aufgrund ihrer Häufigkeit eine große Rolle.

KNOCHENBESTANDTEILE

KNOCHENHAUT (PERIOST)

Die Knochenhaut ist eine derbe Haut, die den Knochen - mit Ausnahme der Gelenkenden, die von Knorpel überzogen sind - allseitig umhüllt. Sie besteht aus straffem Bindegewebe und ist reich an Blutgefäßen und Nerven. Von der Knochenhaut strahlen Faserbündel in den verkalkten Knochen ein und verankern so die Knochenhaut am Knochen. Sie enthält Zellen, die für die Knochenregeneration nach einer Fraktur (Kallusbildung) verantwortlich sind.

KNOCHENSUBSTANZ

Sie besteht aus Osteozyten (Knochenzellen), die in Knochenhöhlen liegen und zu benachbarten Osteozyten Kontakt haben. Diese ordnen sich in Form von Ringen an, zwischen denen sich kollagene Fibrillen und verkalkte organische Kittsubstanz zementieren. Es werden zwei Schichten mit unterschiedlicher Knochensubstanzanordnung unterschieden:

- die äußere Substantia compacta, eine Säulenkonstruktion in Form von Lamellenringen
- die innere Substantia spongiosa, eine schwammartige Knochenbälkchenstruktur, die aus Lamellenbruchstücken besteht und sich in Richtung der Hauptbelastungslinien ausrichtet.

Im Innern der Röhrenknochen befindet sich zwischen der Bälkchenstruktur die Markhöhle, welche vom Knochenmark ausgefüllt wird.

KNOCHENMARK

Das Knochenmark kleidet die Markhöhle aus.
Es werden unterschieden

- das fetthaltige gelbe Knochenmarkt
- das blutbildende rote Knochenmark: findet sich in den Epiphysen der Röhrenknochen (postpubertär nur noch als erbsgroßer Herd), in den Wirbelkörpern, Rippen, Hand- und Fußwurzelknochen und im Brustbein.

KNOCHENENTWICKLUNG

In der embryonalen Entwicklungsstufe eines Menschen befindet sich an der Stelle der späteren Knochen das aus Mesenchymzellen bestehende embryonale Bindegwebe. Auf zwei verschiedene Arten kann dieses embryonale Bindegewebe zu Knochen umgebildet werden:

- Desmale Ossifikation (bindegewebige Verknöcherung),
- Chondrale Ossifikation (Verknöcherung über eine hyalinknorpelige Zwischenstufe).

DESMALE OSSIFIKATION (BINDEGEWEBIGE VERKNÖCHERUNG)

Darunter wird die direkte Umwandlung der Mesenchymzellen zu Knochenzellen (Osteoblasten) verstanden. Die Osteoblasten lagern sich zu Verknöcherungskernen (Ossifikationskernen) zusammen und durchsetzen das Bindegewebe mehr und mehr mit Knochensubstanz. Dieser Umbau findet nur im Fötus zur Bildung der platten Knochen des Gesichts- und des Hirnskeletts und des Schlüsselbeins statt. Das weitere Wachstum des Individuums erfolgt dann durch Knochenzellaktivitäten der Osteoklasten und der Osteoblasten (Knochenbildner).

CHONDRALE OSSIFIKATION

Hier erfolgt die Verknöcherung über eine hyalinknorpelige Zwischenstufe. Das bindegewebige Gebilde wird zunächst in ein Knorpelskelett umgebaut. Einsprossende Gefäße schwemmen im Kern des Knorpels Knochenzellen (Osteoblasten) an, diese verdrängen die Knorpelzellen und bilden Verknöcherungskerne (Ossifikationskerne). Solche Umbauzonen befinden sich in der Diaphyse (Schaftmitte des Röhrenknochens) und in den beiden Epiphysen (Endstück des Röhrenknochens). Am Übergang von Dia- zur Epiphyse bleibt ein knorpeliger Grenzspalt (Epiphysenfuge) bestehen, der nicht umgebaut wird, aber an dessen Rändern ständig Knochensubstanz angebaut wird. Auf diese Weise wächst der Knochen in die Länge. Bei Abschluß des Wachstums, am Ende der Pubertät, verknöchern dann auch die Epiphysenfugen. Diese innere

Verknöcherung des Knorpelskeletts bezeichnet man als enchondrale Ossifikation: sie dient dem Längenwachstum. An der Außenseite des Knochens baut sich zeitgleich ringförmig Knochensubstanz an. Dies führt zum Dickenwachstum des Knochens (perichondrale Ossifikation), ähnlich den Jahresringen bei Bäumen.

Obwohl physikalisch fest, ist Knochen lebendes Gewebe, das ständigen Remodellierungsvorgängen unterworfen ist, um den ständig wechselnden Anforderungen an die Stützfunktion des Skeletts gerecht zu werden: Abbauvorgänge durch Osteoklasten und Aufbauvorgänge durch Osteoblasten stehen beim gesunden Skelett in einem ausgewogenen Verhältnis zueinander.

ANGEBORENE SKELETTENTWICKLUNGS-STÖRUNGEN

Unter diesem Begriff werden eine Reihe von Erkrankungen zusamengefaßt, die sich in ihrem Erscheinungsbild sehr unterschiedlich darstellen. Art und Ausmaß der Veränderungen hängen davon ab, welcher der Entwicklungsvorgänge (Osteoblasten- oder Osteoklastentätigkeit) gestört ist.

NEUROFIBROMATOSE

auch: Morbus von Recklinghausen, Recklinghausen-Krankheit, Neurofibromatosis generalisata, Fibroma molluscum multiplex, Elephantiasis neuromatodes

Def.:

Es handelt sich um eine Erbkrankheit, bei der sich multiple Neurofibrome bilden. Diese Neurofibrome sind Wucherungen der Schwannschen Zellen, sie können in allen Organen auftreten

Ät.:

Erbkrankheit (autosomal-dominant)

Kl.:

- multiple Neurofibrome der Hautnerven. Die Neurofibrome der Haut machen nur selten klinische Beschwerden, sie sind eher ein kosmetisches Problem.
- Cafe-au-lait-Flecken der Haut (hellbraune „milchkaffeefarbene" Hautverfärbungen). Erst beim Vorliegen von mehr als sieben der Cafe-au-lait-Flecken gilt die Diagnose als gesichert.
- Neurofibrome am Skelett (Unterschenkel und Wirbelsäule). Sie sind klinisch bedeutsam, da sie Knocheneinbrüche und Verbiegungen auslösen können, die nur schwer heilen.
  - angeborene Varusdeformität der Unterschenkel: charakteristisch treten diese Verbiegungen im mittleren und unteren Drittel des Unterschenkels auf und neigen sehr stark zu Spontanfrakturen, unter Umständen schon bei der Geburt.
  - kindliche Skoliose: charakteristisch treten kurzbogige hochthorakale und zervikale Skoliosen auf, die durch den Zusammenbruch neurofibromatotisch durchsetzter Wirbel entstehen. Röntgenologisch zeigen sich starke Eindellungen an den Wirbelkanten. Kombiniert mit intraspinalen Neurofibromen neigen diese Deformitäten sehr stark zu neurologischen Komplikationen (Lähmungen).

Th.:

evtl. chirurgische Entfernung der Neurofibrome bzw. operative Korrektur der Skoliose

OSTEOGENESIS IMPERFECTA

auch: Glasknochenkrankheit
Def.:
angeborene Unterfunktion der Osteoblasten, bei der es zu einer generalisierten verminderten Knochendichte kommt.
Ät.:
Erbkrankheit
Pathogenese:
Die Insuffizienz der Osteoblasten behindert den Kollagenaufbau aller Binde- und Stützgewebe, so daß es sich um eine Systemerkrankung handelt. Die Kollagenstörungen betreffen besonders deutlich die Prozesse der Ossifikation, wobei keine normale Knochenmatrix aufgebaut werden kann, die Kompakta der Röhrenknochen dünn und die Spongiosa nur sehr gering ausgeprägt ist. Der Knochen ist dünn, kalkarm und zerbrechlich Daraus ergeben sich schwerste Stabilitätseinbußen des Skeletts, die sich klinisch meist als kongenitale Osteoporose mit Knochenbrüchigkeit und -verbiegungen sowie Minderwuchs manifestieren.
Vier Verlaufsformen werden aufgrund der Klinik und der Prognose unterschieden (nach Sillence):
Typ I (Tardaform):
Es handelt sich um eine leichte Verlaufsform mit charakteristisch blauen Skleren Störung der Fibroblastentätigkeit der Skleren) und bläulichen Säumen an den Zähnen (Störung der Odontoblastentätigkeit) . Die multiplen Frakturen treten häufig erst mit dem Laufenlernen oder im Schulalter auf. Eine Normalisierung des Krankheitsbildes ist erst nach Eintritt der Pubertät zu boebachten. Im Erwachsenenalter entwickelt sich häufig eine Innenohrschwerhörigkeit oder Taubheit aufgrund einer Otosklerose.
Es besteht keine nennenswerte Beeinträchtigung der Lebenserwartung.
Typ II (kongenitale Form):
Schwere Form der Osteogenesis imperfecta. Bereits intrauterin kommt es zu zahlreichen Frakturen, Deformierungen, Minderwuchs. Bei lebend geborenen Kindern fallen die blauen Skleren, der weiche Schädel, die offenen Suturen und Fontanellen auf. Die Kinder überleben nur selten das erste Lebensjahr.
Typ III und IV:
Ähneln dem Typ I, stellen eher leichte Verlaufsformen dar. Die Kinder weisen jedoch keine blauen Skleren auf, leiden im weiteren Verlauf der Erkrankung unter fortschreitenden Deformierungen der Röhrenknochen, des Schädels, der Wirbelsäule und des Beckens.
Röntgendiagnostik: verminderter Kalkgehalt, große Markhöhle bei schmaler Kortikalis (Erscheinungsbild eines gläsernen Knochens), Verbiegungen und Frakturen der schlanken Röhrenknochen, Kartenherzform des Beckens durch multiple Knocheneinbrüche, Fischwirbeldeformitäten durch Deckplatteneinbruch.
Therapie:
Bei allen Maßnahmen wird eine Vertikalisierung des Skelettsystems der Kinder angestrebt: operative Stabilisierung der Röhrenknochen, Gehhilfen, Gehapparate, Stützkorsett, u. ä.

OSTEOPETROSE, MARMORKNOCHENKRANKHEIT, M. ALBERS-SCHÖNBERG

auch: Glasknochenkrankheit
Def.:
Erbliche generalisierte Skeletterkrankung mit einer angeborenen Unterfunktion der Osteoklasten.
Pathogenese:
Die Knochenneubildung (Osteoblastentätigkeit) bleibt unbeeinflußt, während der physiologische Knochenabbau (Osteoklastentätigkeit) erheblich eingeschränkt ist, was zu einer generalisierten Sklerosierung (Verdichtung) des Knochengewebes führt. Dieser mangelnde Knochenumbau bedeutet mangelnde Anpassung an veränderte Belastungssituationen, es resultiert eine erhöhte Brüchigkeit bei außerordentlich kompakt erscheinendem Knochen.
Klinische Verlaufsformen:
- Frühkindliche Manifestation: Bereits im frühen Säuglingsalter imponieren Minderwuchs, Knochendeformierungen und Frakturen. Schwerste Blutveränderungen durch den Ersatz des Knochenmarks durch Knochensubstanz führen früh zum Tode.
- Spätere Manifestation: Sie können klinisch völlig stumm verlaufen und werden zufällig bei Röntgenuntersuchungen entdeckt. Das Skelett weist eine homogene Knochenverdichtung (Marmorierung) auf. Dieser zunächst harmlose Verlauf kann je nach Verlaufsform im mittleren Erwachsenenalter zu lebensbedrohlicher Einengung des blutbildenden Knochenmarks führen. Anämie oder Sepsis führen zum Tode.

Therapie:
Eine kausale Therapie ist nicht möglich. Bei der kongenitalen Form besteht die Möglichkeit der Knochenmarkstransplantation.

METABOLISCHE KNOCHENKRANKHEITEN

Das Knochengewebe unterliegt wie jedes andere Gewebe ständigen Auf- und Abbauprozessen, die über verschiedene Regulationsmechanismen gesteuert werden. Vitamin D und verschiedene Hormone (Parathormon und Kalzitonin der Nebenschilddrüse, Schilddrüsenhomone, Östrogene und Kortikoide = Glukokortikoide) beeinflussen entscheidend den Kalziumhaushalt und damit den Knochenstoffwechsel.

ALLGEMEINES

Knochenstoffwechsel:
Als Knochenstoffwechsel bezeichnet man alle Stoffwechselvorgänge, die Osteoblasten und Osteoklastentätigkeit sowie die Mineralisierungsvorgänge der Grundsubstanz. Dies alles wird von mehreren Faktoren bestimmt: Osteoblasten (Knochenbildner) und Osteoklasten (Knochenabbauer) sind Zielzellen verschiedener Hormone, darüberhinaus wird der Knochenstoffwechsel ganz entscheidend von Metaboliten des Vitamin D beeinflußt.

VITAMIN D

Teils in der Haut unter ultravioletter Bestrahlung gebildet oder im Darm aus der Nahrung resorbiert werden die Vorstufen in Leber und Niere zu Vitamin D hydrolysiert, welches die intestinale Resorption von Kalzium und Phosphat erhöht und die normale Knochenmineralisation ermöglicht.

PARATHORMON

sorgt für erhöhtes Serum-Kalzium, indem es intestinal und renal zu verstärkter Kalziumresorption führt und das im Knochen gespeicherte Kalzium durch Aktivierung der Osteoklasten mobilisiert.

KALZITONIN

ist direkter Antagonist (Gegenspieler) des Parathormons und steigert die Anzahl und Funktion der Osteoblasten, der Serum-Kalzium-Spiegel sinkt unter Kalzitoninwirkung ab.

GLUKOKORTIKOIDE

drosseln die intestinale Kalziumresorption und steigern die renale Kalziumausscheidung. Dies führt zur Reaktion des Hormonsystems: um den Serum-Kalzium-Spiegel wieder zu normalisieren wird über einen Hyperparathyreoidismus das Kalzium der Knochen mobilisiert. Dieser Mechanismus führt zum Knochenabbau.

RACHITIS

auch: englische Krankheit

Def.:

gestörte Mineralisation der Knochengrundsubstanz (Matrix) aufgrund eines unzureichenden Kalzium- und Phosphatangebotes. (Da es sich bei der Rachitis meist um eine Erkrankung der Mangelernährung handelt, ist sie bei uns relativ selten geworden.)

Ät.:

- Vitamin-D-Mangel
- Nierenerkrankungen mit gestörter Rückresorption von Kalzium u./o. Phosphat
- Intestinale Resorptionsstörungen

Pathogenese:

aufgrund eines mangelhaften Kalzium- und Phosphatangebotes kommt es zur Mineralisationsstörung der Knochenmatrix, zu ungenügender Verkalkung des Osteids. Der Knochen bleibt weich und es resultieren charakteristische Skelettveränderungen.

Kli:

- in den ersten Lebensmonaten allgemeine Krankheitszeichen (durch Kalziummangel) wie Appetitlosigkeit, Blässe, verzögerter Milchzahndurchbruch, Unruhe, Schreckhaftigkeit, Schwitzen, Obstipation, ev. Krämpfe
- später imponieren schmerzhafte Knochenverformungen und Knochenverbiegungen (durch ungenügende Verkalkung des Osteids) wie
  - Kraniotabes (Schädelknochen ist weich und läßt sich eindrücken)
  - Harrison-Furche (der Brustkorb ist in Höhe des Zwerchfells eingezogen, da das weiche Brustkorbskelett dem von innen wirkenden Muskelzug nicht standhalten kann)
  - deutliche Auftreibungen an den Knorpel-Knochen-Grenzen, z. B. im Bereich der Wachstumszonen, des Innenknöchels (Doppelknöchel), an den Rippen als tast- und sichtbarer „rachitischer Rosenkranz
  - deutliche Deformierungen
    - ⇒ Kopf: Caput quadratum (Abflachung der Schädelknochen, Viereckform)
    - ⇒ Brustkorb: Glockenthorax, Hühner- oder Kielbrust
    - ⇒ Wirbelsäule: Skoliosen, Kyphose
    - ⇒ Becken: Kartenherzbecken (Abflachung/Verschmälerung der Beckenknochen)

⇒ untere Extremität: Stauchung des Oberschenkelhalswinkel, O-Beine, Knick-Senkfüße

- allgemeiner Minderwuchs

Dg:

Anamnese, Klinik, Labor (Hypophosphatämie, Hypokalzämie oder Normokalzämie durch gegenregulierende Parathormonausschüttung, alkalische Phosphatase erhöht), Röntgen (vermehrte Strahlentransparenz, Knochenverbiegungen, Auftreibungen im Bereich der Wachstumszonen)

Th.:

Vitamin-D-Zufuhr, evtl. als Prophylaxe bei Neugeborenen

HYPERPARATHYREOIDISMUS

vgl. Lehrbuch für Heilpraktiker Bd. 1 (Innere Medizin)

KNOCHENKRANKHEITEN MIT VERMINDERTER KNOCHENDICHTE

Eine herabgesetzte Knochendichte ist lediglich ein röntgenologischer Befund, bei dem der Knochen pathologisch strahlentransparenter wird.

Handelt es sich um lokale Prozesse, lassen sich diese durch Entzündungen, Tumoren oder zirkulatorische Störungen erklären (siehe unten).

Bei einer allgemeinen Verringerung der Knochenmasse findet sich ein Ungleichgewicht zwischen Knochenresorption und Knochenneubildung, das sich generalisiert auf das Skelettsystem auswirkt. Dabei kann die Grundsubstanz und der Mineralanteil in gleicher Weise betroffen sein (Osteoporose) oder ausschließlich der Mineralanteil (Osteomalazie) . In beiden Fällen büßt der Knochen an Stabilität ein, die er normalerweise durch die in der Knochenmatrix eingelagerten anorganischen Salze erfährt.

OSTEOPOROSE

Def.:

Im Gegensatz zur physiologischen Altersatrophie des Knochens handelt es sich bei der Osteoporose um einen über das altersübliche Maß hinausgehenden pathologischen Verlust an Knochenmasse, der den organischen (Matrix) und Mineralanteil (Salze) des Knochens gleichermaßen betrifft.

Osteoporose ist eine Störung im Knochenstoffwechsel. Durch verstärkten Abbau der Knochensubstanz kommt es zum Verlust von Knochenmasse, Knochenstruktur und Knochenfunktion. Durch den damit einhergehenden Stabilitätsverlust kann es schon bei banalen Überlastungen zu Frakturen kommen. Die Osteoporose beginnt meist jenseits des 50. Lebensjahrs, Frauen sind sehr viel häufiger betroffen als Männer, w:m = 8:1.

Läßt sich die Osteoporose auf ein anderes Grundleiden zurückführen so spricht man von sekundärer Osteoporose.

Die häufigste Form der primären Osteoporose stellt neben der senilen Osteoporose die postmenopausale Osteoporose dar.

Ät.:

- Primäre Osteoporose (95%)
  - Typ I-Osteoporose bei Frauen nach der Menopause (postmenopausale Osteoporose)
  - Typ II-Osteoporose = senile Osteoporose (normaler Knochenabbau im Alter, besonders jenseits des 70. Lebensjahres)
- Sekundäre Osteoporose (5%)
  - Hormonstörungen: Hyperkortisolismus (M. Cushing), Hypogonadismus, Hyperthyreose
  - Malabsorptionssyndrom (verminderte Kalziumaufnahme im Magen-Darm-Trakt)
  - Immobilisation (Bewegungsmangel)
  - iatrogen/medikamentös bedingt (z. B. durch Glukokortikoide)
- erblich bedingte Osteoporose: seltene Erbkrankheiten wie Osteogenesis imperfecta, Ehlers-Danlos-Syndrom, Marfan-Syndrom, Homozysteinurie
- Krankheiten, die aus unbekannten Gründen mit Osteoporose verknüpft sein können: z.B. Rheumatoide Arthritis

Kl.:

- Knochenschmerzen (dumpf, diffus, tief in der Wirbelsäule)
- Neigung zu Frakturen/Spontanfrakturen (Frakturen ohne erkennbare Ursache) besonders der Wirbelkörper und des Oberschenkelhalses, da diese hohen Belastungen ausgesetzt sind (merke: zuerst bricht der Oberschenkelhals, dann kommt der Sturz!)
- Wirbeldeformitäten (Röntgenbild: Flachwirbel = Wirbel flachen ab, Keilwirbel = Wirbel sind ventral zusammengestaucht, Fischwirbel = Deckplatten sind eingebrochen) mit Ausbildung eines Rundrückens oder Buckels (Gibbus), Kleinerwerden

Dg.:

Anamnese, Klinik, Röntgen, Spezialdiagnostik (Knochendichtemessung, Knochenbiopsie)

Th.:

- Therapie des Grundleidens
- symptomatisch: kalziumreiche Diät, Bewegung, physikalische Therapie, Krankengymnastik, Schmerzmittel (Analgetika)
- Medikamente: Östrogene, Kalzium, Vitamin D, Kalzitonin, Biphosphonate, Fluoride, zyklische Therapie mit Parathormon (PTH)

OSTEOMALAZIE

Def.:

Osteomalazie ist eine Störung in der Knochenbildung. Ursache ist eine Mineralisationsstörung (mangelhafter Kalziumeinbau in die Knochensubstanz). Die Knochen weisen einen stark verminderten Mineralgehalt auf. Dies führt zu einem Verlust an Knochenstabilität. Ebenso wie bei der Osteoporose verringert sich die Knochendichte, jedoch ist bei der Osteomalazie nur der Mineralanteil der Knochenmatrix betroffen, die Knochensubstanz (Spongiosa und Kompakta) bleibt unverändert erhalten. Bei der Osteoporose imponiert das verbleibende Knochenskelett als „brüchig", das der Osteomalazie als „biegsam". Ausgelöst wird die Osteomalazie durch eine Störung im Vitamin D-Stoffwechsel, die eine Hypokalzämie verursacht. Beginnt die Erkrankung noch im Wachstumsalter, nennt man sie Rachitis (siehe oben). Bei Rachitis sind zusätzlich die normalen Vorgänge in der Wachstumsfuge (Epiphyse) gestört.

Ät.:

- Vitamin D-Mangel tritt meist im Rahmen einer Darmresorptionsstörung auf (das ausreichend zugeführte Vitamin D kann aus dem Darm nicht aufgenommen werden).
- gestörter Vitamin D-Stoffwechsel (aufgrund einer Nieren- oder Lebererkrankung)
  Exkurs: Vitamin D-Stoffwechsel: Vitamin D_3wird entweder (aus 7-Dehydrocholesterol) unter UV-Lichteinfluß in der Haut gebildet oder es muß in der Nahrung zugeführt werden. In der Leber wird Vitamin D_3 dann zu 25-OH-D_3 umgewandelt. In den Nieren entsteht aus 25-OH-D_3 das biologisch sehr aktive 1α-25$(OH)_2$-D_3 = Calcitriol. Calcitriol fördert die Aufnahme von Kalzium und Phosphat im Magen-Darm-Trakt.

Kl.:

Die Weichheit der Knochen führt zu Skelettschmerzen und Knochenverbiegungen mit Gehstörungen (z. B. Watschelgang).

Dg.:

Anamnese (Niere? Leber? Grundkrankheit!), Klinik, Röntgen, Labor (Hypokalzämie und erhöhte alkalische Phosphatase), Biopsie

Th.:

bei Vitamin-D-Mangel Substitution von Vitamin D_3, bei Vitamin-D-Stoffwechselstörungen: Behandlung der Grundkrankheit (Leber, Niere) und Substitution stoffwechselaktiver Vitamin-D-Verbindungen, Überwachung des Serumkalziums während der Therapie (Vorsicht vor Hyperkalzämie)

KNOCHENKRANKHEITEN MIT ERHÖHTER KNOCHENDICHTE

M. PAGET

auch: Osteodystrophia deformans, Ostitis deformans, Paget-Krankheit

Der M. Paget stellt eine benigne, lokalisierte Knochenumbaustörung dar, die sich nie generalisiert manifestiert.

Ät.:

ungeklärt, evtl. Infektion mit einem „slow-virus“ (bestimmte Verbreitung nachweisbar)

Pathogenese:

Bei der Umbaustörung steht in der Anfangsphase ein gesteigerter Knochenabbau durch die Osteoklasten im Vordergrund, der zu Zerstörung der Bälkchenstruktur und fibröser Umwandlung des Markraums führt. Nach und nach überwiegen die Osteoblasten gegenüber den Osteoklasten und sorgen für übermäßigen, jedoch minderwertigen, Knochenanbau. Der lokale Knochenumbau ist bis zum 20fachen der Norm erhöht, und trotz der erhöhten Knochendichte neigt der Knochen zu Frakturen und Deformierungen.

Kl.:

- in 1/3 d. F. asymptomatischer Verlauf (Röntgenzufallsbefund)
- im Frühstadium: eher diffuse Beschwerden am Bewegungsapparat (brennende, stechende Schmerzen mit wechselnder Intensität), vornehmlich der Lendenwirbelsäule, dem Kreuzbein und der Tibia, evtl. Überwärmung der Haut über dem betroffenen Gebiet. Zu Beginn der Erkrankung sind Frakturen eher selten
- später: Umfangvermehrung (durch vermehrten Knochenanbau) und Deformierungen/Spontanfrakturen (durch Stabilitätsverlust), charakteristische Veränderungen sind:
  - Schädel: Vergrößerung des Schädelskeletts („Hut wird zu eng"), Hörstörungen, Kopfschmerzen
  - lumbosakrale Wirbelsäule: evtl. Nervenwurzelkompressionssyndrom durch Verengung der Zwischenwirbellöcher
  - Becken: Knochensinterungsprozesse (durch Verlust der Spongiosastruktur) führen zur sog. „Kartenherzform" des Beckens.
  - Tibia: hier zeigt sich die verminderte mechanische Belastbarkeit in Form von Deformierungen, man spricht von der Säbelscheidentibia, einer Verbiegung der Tibia nach vorne und seitlich.

Dg.:

Röntgen (Atrophie der Spongiosa, Verdickung der Kortikalis, Aufhellungen im Markraum, Deformierungen), Szintigraphie (auch als Suchmethode für befallene Bereiche), Labor (alkalische Phosphatase ↑)

Th.:

kausale Behandlung nicht möglich, Schmerzbekämpfung (Analgetika), operative Korrektur bei Nervenausfällen, evtl. medikamentöse Osteoklastenhemmung (z. B. durch Kalzitonin, führt jedoch zu Resistenzen)

ASEPTISCHE (ISCHÄMISCHE) KNOCHENNEKROSEN, SPONTANE OSTEOCHONDROSEN

Diese Gruppe von Skeletterkrankungen entsteht auf dem Boden zirkulatorischer Störungen des Knochengewebes, bei denen es zu nekrotischen Veränderungen des betroffenen Gebietes kommt. Sie treten vorwiegend am wachsenden Knochen, also bei Kindern und Jugendlichen auf (Ausnahme: Hüftkopfnekrose des Erwachsenen). Jungen sind häufiger betroffen als Mädchen, eine familiäre Häufung ist nachweisbar.

Lokalisation:

- Endbereiche der langen Röhrenknochen (Epi-, Meta- und Apophysen)
- kurze Knochen (Hand- und Fußwurzelknochen, Wirbelkörper)

Beispiele:

- Wirbelrandleisten und -deckplatten: M. Scheuermann
- Femurkopf und -hals: M. Perthes, Hüftkopfnekrose des Erwachsenen
- Tibiakopfapophyse: M. Osgood-Schlatter
- Gelenkflächen: Osteochondrosis dissecans

Ät.:

Der eigentliche Auslöser der Ischämie kann nur selten eindeutig nachgewiesen werden. Neben einer konstitutionellen, d. h. genetisch fixierten, Störung der Gefäßversorgung werden verschiedene Einflüße diskutiert, die die Blutzufuhr in einem bestimmten Knochenbereich drosseln oder abschnüren können:

- mykotisch-embolische Gefäßverschlüsse, Infekte
- Traumatisierung des Knochens oder eines Gefäßes
- vegetative Dysregulation mit Gefäßspasmen und -lähmungen
- wachstumsbedingte Neu- aber Mangeleinsprossung der Endarterien

Pathogenese:

Die Ischämie führt zum Knocheninfarkt, zur ischämischen aseptischen Nekrose. Die Osteozyten und das Knochenmark gehen zugrunde. Im anschließenden Heilungsprozeß sprossen neue Blutgefäße ein, und die eingeschwemmten Osteoklasten beseitigen das abgestorbene Zellgewebe, so daß Osteoblasten neues gesundes Knochengewebe anbauen können. Während dieser Zeit ist der Knochen weich und nur vermindert belastungsfähig. Bis zur völligen Ausheilung können je nach Ausbreitung und Lokalisation der Nekrose mehrere Jahre vergehen. Komplikationen in der völligen Wiederherstellung ergeben sich, wenn die sich neu aufbauende Knochensubstanz durch Überbelastung deformiert wird oder die Wachstumsfuge geschädigt wurde.

Kl.:

- lokale Schmerzen (unterschwellig bis stark ausgeprägt, ständig oder nur nach Belastung)
- evtl. druckschmerzhafte Schwellung

Dg.:

Anamnese, Klinik, Angiographie, Kernspintomographie und Szintigraphie können eine Osteonekrose schon im Frühstadium darstellen, röntgenologische Veränderungen zeigen sich erst im Spätstadium der Knochenzerstörung.

Th.:

Entlastung des Knochens, Verbesserung der Durchblutungsverhältnisse

M. SCHEUERMANN

auch: juvenile Kyphose, Adoleszentenkyphose, Osteochondrosis deformans juvenilis vertebralis dorsalis sive lumbalis, Scheuermann-Krankheit

Def.:

Aseptische Knochennekrosen führen zu Wachstumsstörungen der Deck- und Grundplatten der Brustwirbelkörper. Es kommt zu einem ventralen Höhenverlust der Wirbelkörper (Keilwirbel), der zum charakteristischen Bild des Rundrückens (Hyperkyphose) führt. Die ersten Veränderungen beginnen im Alter von 10-13 Jahren, Jungen sind häufiger betroffen als Mädchen. Der M. Scheuermann gilt als die häufigste Wirbelsäulenaffektion.

Ät.:

Der Prozeß einer ischämischen Nekrose konnte noch nicht bestätigt werden, so daß einige Autoren den M. Scheuermann aus der Gruppe der Osteochondrosen ausklammern. Mehrere Faktoren werden für das Auftreten eines M. Scheuermann verantwortlich gemacht:

- <u>kollagene Stoffwechselstörungen</u>: Die Deckplatten weisen Verteilungsstörungen des Kollagens und der Proteoglykane auf, so daß ein nur minderwertiges Fasergerüst gebildet wird und die Wirbelsäule vermindert belastbar wird.
- <u>endogene Faktoren</u>: familiäre Häufung, erhöhte Konzentration von Wachstumshormonen
- <u>Gewohnheitshaltung</u>: eine schlaffe, buckelige Rundrückenhaltung im Kindesalter ist einer der Hauptauslöser, warum die vermindert belastbaren Wirbelkörper besonders ventral deformiert werden.

- hohe Druckbelastungen: ständige Kompressionen auf die wachsende Wirbelsäule können z. B. bei Leistungssportlern (Turnen, Trampolin) einen M. Scheuermann auslösen.

Pathogenese:

Durch die zunehmende Deformierung der ventralen Bereiche der Wirbelabschlußplatten kommt es allmählich zum keilförmigen Fehlwachstum der Wirbelkörper. Durch zusätzliche Einbrüche in die Deck- und Bodenplatten wird Bandscheibenmaterial in den Wirbelkörper hineingedrückt, die sogenannten Schmorl´schen Knötchen bilden sich aus. Der Verlust von Bandscheibenmaterial führt zur Höhenabnahme. Es kommt zum Rundrücken.

Kl.:

- im Kindes- und Jugenalter fällt die „schlechte Haltung" auf, es treten eher selten direkt an der Brustwirbelsäule Schmerzen auf, häufiger sind lumbale Ermüdungen und Lumbalgien.
- im Erwachsenenalter prägen Überlastungssbeschwerden der Muskeln und Bänder und Fehlbelastungen der kompensatorischen Hyperlordose von Hals- und Lendenwirbelsäule das Beschwerdebild.

Dg.:

Anamnese, Klinik, Röntgen (Keilwirbel, Höhenabnahme, Schmorl´sche Knötchen, Verlängerung des sagittalen Wirbelkörperdurchmessers, Vermessung der Kyphose)

Th.:

frühzeitig Krankengymnastik, schwere Formen werden bis zum Abschluß des Wachstums mit einem Korsett versorgt, schwerste Kyphosen werden operativ korrigiert und gestützt.

M. PERTHES

auch: Perthes-Calvé-Legg-Krankheit, Osteochondropathia deformans coxae juvenilis

Def.:

Bei der Perthes-Erkrankung handelt es sich um die häufigste aseptische Knochennekrose. Sie betrifft - ein- oder doppelseitig - die Femurkopfepiphyse und tritt bei Kindern zwischen dem 3. und 9. Lebensjahr auf. Der Krankheitsverlauf erstreckt sich über 2-4 Jahre.

Ät.:

unbekannt, erbliche Disposition (?), mangelhafte Gefäßbildung (?)

Kl.:

- Hinken ist oft erstes Krankheitszeichen
- wechselhafte Schmerzen nur bei der Hälfte der Fälle (als projezierter Knieschmerz, Ziehen in der Leiste, Ausstrahlung bis ins Knie)
- Frühsymptom: Bewegungseinschränkung (besonders Abduktion, Innenrotation)
- Spätsymptom: Muskelatrophien, Adduktions- und Beugekontraktur

MERKE: Jeder unklare Hüftgelenksbefund im Alter zwischen 3 und 9 Jahren muß als Perthes-verdächtig gewertet und abgeklärt werden!

Dg.:

Anamnese, Klinik, Röntgen (Nachweis der Hüftkopfveränderungen)

Th.:

muß möglichst frühzeitig einsetzen! Ziel: Ausschaltung der auf den leicht deformierbaren Hüftkopf wirkenden Kräfte, Verbesserung der Durchblutungssituation:

- konservativ (Entlastung, Extension, Thomas-Schiene, Krankengymnastik)
- operativ (zentrierende Osteotomie wirkt der Deformierung entgegen und verbessert die Revaskularisierung)

HÜFTKOPFNEKROSE DES ERWACHSENEN

Ät.:

Im Gegensatz zur idiopathischen Perthes-Erkrankung bei Kindern geht der Hüftkopfnekrose des Erwachsenen häufig ein Trauma, ein Gelenkerguß oder eine Infektion voraus, bei der die Gefäßversorgung des Hüftkopfes in Mitleidenschaft gezogen wird. Daneben können metabolische Ursachen (Kortison-, Zytostatikabehandlung, Lebererkrankungen) eine Rolle spielen.

Kl.:

- beginnt mit Leisten- und Knieschmerzen
- deutliche Bewegungseinschränkung im Hüftgelenk
- bei Begleitsynovitis zusätzlich starke Schmerzen und Belastungsunfähigkeit

Dg.:

Anamnese, Klinik, Röntgen, Szinitigramm, Kernspintomogramm, Computertomogramm

Th.:

Behandlung der zugrundeliegenden Krankheit, Operation

OSTEOCHONDROSIS DISSECANS

Def.:

aseptische Knochennekrose mit umschriebener Erweichung und Herauslösung eines Knochen- oder Knorpelstücks aus einer Gelenkfläche mit Bildung eines freien Gelenkkörpers (Arthrolith, Gelenkmaus) und einer muldenförmigen Vertiefung in der Gelenkfläche (Mausbett).

Sie tritt bevorzugt beim männlichen Geschlecht und bei Jugendlichen und jungen Erwachsenen auf. Häufigste Lokalisationen sind Knie-, Hüft-, Ellenbogen- und Sprunggelenk.

Ät.:

- Durchblutungsstörungen
- mechanische Reize, Überbelastungen (Leistungssport)

Kl.:

- Gelenkschmerzen nach oder bei Belastung
- rezidivierende Gelenkergüsse
- absolute Bewegungssperre mit blitzartig einschießenden Schmerzen, wenn der freie Gelenkkörper das Gelenk blockiert
- Entwicklung einer Früharthrose

Dg.:

Anamnese, Klinik, Röntgen, Kernspintomogramm (Frühdiagnose)

Th.:

im Kindesalter Ruhigstellung, evtl. Operation

M. SCHLATTER- OSGOOD

auch: M. Osgood-Schlatter, Osteochondrosis deformans juvenilis tuberositas tibiae

vorwiegend bei Jungen zwischen dem 10. und 15. Lebensjahr vorkommende aseptische Knochennekrose der Apophyse des Schienbeins (Tuberositas tibiae: dient dem Kniestrecker als Sehnenansatz).

Ät.:

Mechanische Zugüberlastung des knorpeligen Übergangsgewebes zwischen Sehne und Knochen gilt als der Hauptfaktor für die Verknöcherungsstörung der Tuberositas tibiae, die schließlich aus ihrem Knochenbett gelöst wird. Kinder im Wachstumsschub und Kinder mit besonderer sportlichen Beanspruchung des Kniestreckers sind hauptsächlich davon betroffen.

Kl.:

- belastungsabhängige Knieschmerzen an der Tuberositas
- lokaler Druckschmerz
- Prominenz der Tuberositas

Dg.:

Anamnese, Klinik, Röntgen (nur radiologisch ist Diagnose sicher zu stellen. Eine Vergleichsuntersuchung der gesunden Seite ist erforderlich.)

Th.:

Entlastung, Krankengymnastik, Operation

DER RHEUMATISCHE FORMENKREIS

Unter dem Begriff „Rheuma" verbergen sich zahlreiche Erkrankungen des Bewegungsapparates, die durch ihren „fließenden" Schmerzcharakter gekennzeichnet sind (griech. rheuma = Fließen, Strömen). Der Sammelbegriff Rheuma steht für etwa 100 Krankheiten mit unterschiedlicher Ursache, Lokalisation, Pathogenese und Ausprägung. Unterschieden werden.

- Entzündlich-rheumatische Gelenkerkrankungen:
  chronische Polyarthritis, M. Bechterew, Psoriasis-Arthritiden, rheumatologisch-immunologische Systemerkrankungen
- Degenerativ-rheumatische Gelenkerkrankungen:
  Arthrosen
- Rheumatische Weichteilerkrankungen:
  entzündliche und degenerative Erkrankungen an Sehnen, Sehnenscheiden, Bändern und Muskeln.

ENTZÜNDLICH-RHEUMATISCHE GELENKERKRANKUNGEN

CHRONISCHE POLYARTHRITIS

auch: cP, primär chronische Polyarthritis, pcP, rheumatoide Arthritis, RA, entzündlicher Rheumatismus

Def.:

Die cP stellt die häufigste Systemerkrankung des Bindegewebes dar. Sie verläuft schubweise und progredient. Es handelt sich um eine systemische Autoimmunerkrankung, die sich neben den Gelenken auch an anderen Organen manifestieren kann (Herz, Lunge, Leber, Niere, Nerven, Muskel, Haut). An den Gelenken kommt es zur entzündlichen Schädigung von Gelenkkapsel und -knorpel. Gelenkfehlstellung und -verknöcherung sind die Folge. Die cP befällt zu Beginn symmetrisch vorwiegend Hand- und Fingergelenke, kann aber auch alle anderen Gelenke, sowie die paraartikulären Weichteile betreffen.

Frauen sind 4x so häufig betroffen wie Männer. Die Erkrankung beginnt meist um das 40. Lebensjahr.

Ät.:

ungeklärt

Hypothese:

Bei vorliegender genetischer Disposition induziert ein Virus- oder Bakterieninfekt einen Defekt im Steuersystem der Immunantwort. Die pathologische Immunantwort wird bestimmt durch zytotoxische T-Zellen, die durch einen aufgehobenen Suppressoreffekt aktiviert werden und durch autoreaktive B-Zellen(Autoantikörper).

Auslöser:

Psychsoziale Faktoren haben bei entzündlich-rheumatischen Erkrankungen Auswirkung in Bezug auf die zeitliche Auslösung. So sind Zusammenhänge zwischen psychischen Konflikten (vor allem Verlusterlebnisse, Depressionen) und Änderungen immunologischer Parameter nachweisbar. Auch der weitere Umgang im Verlauf der Erkrankung ist von der psychischen Verfassung abhängig, so daß für viele eine psychotherapeutische Begleitung wichtig ist, die eine gesunde Selbstwahrnehmung herbeiführt. Das Erheben der Familienanamnese ist hier besonders wichtig.

Pathogenese:

Der entzündliche Prozeß startet in der Gelenkkapsel mit verschiedenen zellulären und humoralen Immunphänomemen (Autoantikörper = autoreaktive B-Zellen, Immunkomplexe aus IgG und IgM-Antikörpern = Rheumafaktoren). Diese lagern sich an die Synovia an und führen mit Hilfe phagozytierender Ganulozyten zu Entzündung der Synovia und im weiteren zu Wucherung der Synovia, die durch mechanische und enzymatische Prozesse in Knorpel, Knochen, Bänder und Sehnen eindringt, und diese nach und nach zerstört. Endstadium ist eine schwere, stark deformierende Arthrose oder die Ankylose (knöcherner Durchbau des Gelenkes).

Kl.:

Allgemeine Klinik des entzündlichen Rheumatismus:

- Gelenksteifigkeit
- Entzündungszeichen: Rötung, Schwellung, Schmerz, eingeschränkte Funktion
- Synovitis mit Gelenkfehlstellung und Muskelatrophie

Klinischer Verlauf:

- beginnt meist symmetrisch an den kleinen Fingermittel- und Grundgelenken und schreitet zentripedal fort
- in 20% d. F. ist die Erstmanifestation eine Monarthritis eines großen Gelenkes (Knie, Schulter), evtl. ebenfalls symmetrisch
- anfangs Bewegungsschmerz und Schwellung ohne Deformierungen, morgendliche Steifigkeit (für 1-2 Stunden)
- später Muskelatrophie der Interossealbereiche, Durchblutungsstörungen der Finger, extraartikuläre Weichteilbeteiligung (z. B. Karpaltunnelsyndrom, Gelenkergüsse, Sehnenscheidenentzündungen, Myalgien), Gelenkdeformierungen (z. B. Ulnarabweichung im Handgelenk, Schwanenhalsdeformität der langen Finger, Valgusdeformität im Knie (X-Bein, Genu valgum), Platt- und Knickfuß, Instabilität der oberen Halswirbel)
- unspezifische Allgemeinsymptome: Abgeschlagenheit, Schweißneigung, abnorme Pigmentation an den dem Sonnenlicht am meisten ausgesetzten Stellen

Mögliche Befallmuster:

- Gelenke: Synovitis, Muskelatrophie, Deformierungen
- Haut: subkutane und tendinöse Rheumaknoten an den Streckseiten
- Herz: Myo- oder Perikarditis
- Lunge: Pleuritis, interstitielle Fibrose
- Magen-Darm: Mikroblutungen, Erosionen, Ulzera
- Gefäße: Vaskulitiden

Dg:

Anamnese, Klinik, Labor, Röntgen, Histologie

Eine eindeutige Frühdiagnose ist äußerst schwierig. Die Gelenkdeformierungen - als eindeutige Zeichen der cP - kennzeichnen bereits das fortgeschrittene Stadium.

Zur Diagnosefindung hat die Amerikanische Rheumagesellschaft ARA (American Rheumatism Association) Kriterien entwickelt, die die cP in eine mögliche, wahrscheinliche und gesicherte einteilen (s. u).:

ARA-Kriterien der cP:

- morgendliche (Finger-)steifigkeit
- Schmerzhaftigkeit von mindestens einem Gelenk
- Kapselschwellung von mindestens einem Gelenk
- Schwellung von mindestens einem weiteren Gelenk (höchstens 3 Monate Abstand)
- symmetrisch beidseitige Gelenkschwellung (außer Fingerendgelenken)
- subkutane Rheumaknoten
- typische röngenologische Veränderungen
- laborchemischer Nachweis von Rheumafaktoren
- schwache Muzin-Ausfällung (Präzipitation) in der Synovia
- charakteristische Histopathologie der Synovialmembran
- charakteristische Histopathologie der subkutanen Knötchen

Wahrscheinlichkeitseinteilung:
- mögliche cP: 2 Kriterien (der Symptome 1, 2, 3, 6 und BSG ↑) bei mindestens dreiwöchiger Dauer
- wahrscheinliche cP: 3 Kriterien (Symptome 1-5) von mindestens sechswöchiger Dauer
- definitive cP: 5 Kriterien (Symptome 1-5) von mindestens sechswöchiger Dauer
- klassische RA: 7 Kriterien von mindestens sechswöchiger Dauer

Sonderformen:

- Caplan-Syndrom: PcP + Silikose (bei Grubenarbeitern)
- Still-Krankheit: schwere, atypisch verlaufende cP im Kindesalter mit Gelenkergüssen, Fieber, Milz- und Leberschwellung, Lymphknotenschwellung, Exantheme, Rheumafaktor negativ
- Felty-Syndrom: schwere cP im Erwachsenenalter mit Milz- u. Lymphknotenschwellung, Leukopenie, Rheumafaktor stark positiv

DD (Differentialdiagnose):
- Rheumatisches Fieber: meist Kinder, wandernde Arthritis, große Gelenke, Fieber
- Arthritis psoriaca: Haut- und Nagelveränderungen, asymmetrischer Befall und strahlenförmige Ausbreitung der Fingergelenke
- M. Bechterew: gürtelförmige Beckenschmerzen, Steifheit von Wirbelsäule und Thorax, Trochanterschmerz
- eitrige Arthritis: Erregernachweis

Th.:

Medikamente: Analgetika, Antiphlogistika, Kortikoide, Langzeitbehandlung mit Basistherapeutika (Immunsuppressiva); lokale physikalische Anwendungen, Krankengymnastik, Ergotherapie, Psychotherapieverfahren, Sozialarbeit, prophylaktische und rekonstruktive Operationen

M. BECHTEREW

auch: Spondylitis ankylosans, Spondylarthritis ankylosans, Spondylitis ankylopoetica, Bechterew-Strümpell-Marie-Krankheit

Def.:

Der M. Bechterew ist eine chronische, progrediente, abakterielle systemische Entzündung mit bevorzugter Manifestation im Bereich der Wirbelsäule, in erster Linie der Iliosakralgelenke und der kleinen Wirbelgelenke. Im Gefolge der schubweisen Entzündung kommt es zu Atrophie des Gelenkknorpels und zu einer aufsteigenden knöchernen Durchbauung von Gelenken, Bandscheiben und Bändern und damit zur Einsteifung der Wirbelsäule (Bambusstabform). Periphere Gelenke, Sehnen- und Bänderansätze können mitbetroffen sein. Männer erkranken ca. 10x häufer als Frauen, Erkrankungsgipfel zwischen dem 15. und 40. Lebensjahr.

Ät.:

unbekannt; genetische Disposition (Assoziation mit HLA-B27: Das HLA-B27 ist in über 95% d. F. positiv - Normalbevölkerung 7%).

Kl.:

<u>Frühsymptome</u>

- allgemeine Schwäche, Morgensteifigkeit und meist nächtliche Rückenschmerzen in der Iliosakral-Region (Sakroiliitis)
- atemabhängiger Thoraxschmerz
- Extravertebralarthritiden (in 50-70% d. F.)
- Iridozyklitis (in 30% d. F.)
- Achillessehnen- und Fersenschmerzen (in 20% d. F.)

<u>Spätsymptome</u>

- Bewegungseinschränkung der Wirbelsäule (völlige Versteifung der gesamten Wirbelsäule in thorakolumbaler Hyperkyphose. Die schweren Rundbuckeleinsteifungen, bei denen der Blick nur noch auf den Boden gerichtet werden kann, sind, dank der heutigen Behandlungsmethoden, selten geworden).
- eingeschränkte Atembreite

Dg.:

Anamnese, Klinik, Röntgen-Aufnahme des Beckens, Szintigraphie, Labor (BSG beschleunigt, HLA-B 27, Rheumafaktor negativ)

Th.:

konsequente krankengymnastische Behandlung (lebenslang), im Schub Analgetika (Schmerzmittel) und Antiphlogistika (entzündungshemmende Medikamente).

ARTHRITIS PSORIATICA

auch: Psoriasis-Arthropathie, Psoriasis arthropathica; vgl. auch Psoriasis S. 275

Def.:

Die Arthritis psoriatica ist eine bei ca. 5-10% der Psoriasis-Patienten auftretende Beteiligung des Bewegungsapparates.

In seltenen Fällen beginnt die Psoriaca vulgaris mit einer akuten oder chronischen Polyarthritis, d. h. ohne die charakteristischen Hautveränderungen (Arthritis psoriatica sine Psoriasis).

Kl.:

- entzündliche Gelenkbeteiligung mit Rötung, Schwellung, Schmerz. Die Gelenkbeteiligung ist asymmetrisch und betrifft einzelne oder zahlreiche Gelenke.
- an den Fingern und Zehen häufig strahlenartiger Befall (z. B. alle Gelenke eines Fingers)
- Wirbelsäule und die Iliosakralgelenke sind in 20% d. F. mitbetroffen
- die chronische Form ist gekennzeichnet durch unregelmäßige Schübe mit relativ langen Remissionen

Dg.:

Fehldiagnosen sind häufig!

Anamnese, Klinik (Befallmuster: asymmetrischer, strahlenartiger Befall in Kombination mit evtl. diskretem Herdbefall der Haut - z. B. Kopfhaut), Labor (BSG ↑, Harnsäure ↑, Rheumafaktor meist negativ), Röntgen

GRUPPE VON KRANKHEITEN MIT HYPERERGISCHER IMMUNREAKTION

vgl. S. 306

Gelenkbeteiligungen sind bei diesen autoimmunologischen Erkrankungen häufig nur ein Nebenbefund, im Vordergrund stehen die Veränderungen am Gefäßbindegewebe (z. B. Systemischer Lupus erythematodes) und der Haut (z. B. Sklerodermie).

SYSTEMISCHER LUPUS ERYTHEMATODES (SLE)

vgl. S. 309

Klinik am Skelettsystem

- Gelenke: Polyarthralgien ohne Gelenkdeformität, Synovitis

PROGRESSIV SYSTEMISCHE SKLERODERMIE (PERGAMENTHAUTKRANKHEIT)

vgl. S. 310

Klinik am Skelettsystem

- Arthralgien

DEGENERATIV-RHEUMATISCHE GELENKERKRANKUNGEN (ARTHROSEN)

Def.:

Hierbei handelt es sich um alle Arten von degenerativen Gelenkerkrankungen (Arthrosen), bei denen kein immunologisch-entzündliches Geschehen ursächlich ist, sondern die sich aus einer chronischen Abnutzung des Gelenkknorpels bzw. der Zwischenwirbelscheiben ergeben.

Die chronische Abnützung des Gelenkknorpels führt sekundär zur Schädigung von Knochen und Gelenkkapsel in Form einer Degeneration. Besonders häufig sind die Wirbelsäule und die großen Extremitätengelenke (Knie, Schulter, Hüfte) betroffen, da hier besonders hohe Druck- und Reibungsbelastungen auf den Gelenkknorpel wirken. Ist das Verhältnis zwischen Belastung und Belastbarkeit gestört, beginnt der Prozeß der Degeneration, der auch durch regenerative Vorgänge nicht verhindert werden kann.

Im Verlauf einer chronischen Arthrose kann es durch Belastungsreize immer wieder zu akuten Synovitiden kommen (aktivierte Arthrose).

Ät.:

- normaler Alterungsprozeß des Binde- und Stützgewebes (mit 40 weist jeder zweite, mit 65 nahezu jeder radiologisch nachweisbare, degenerative Veränderungen auf).
- Fehlbelastung (Überlastung, Achsenfehler, Instabilität, Dysplasien)
- lokale Schädigung (Trauma, Infektion, Entzündung, Gelenkblutungen)
- sonstige Erkrankungen (Gicht, Hyperparathyreoidismus, hämatologische Erkrankungen, Neuropathien)

Pathogenese:

- zunehmender Knorpelabrieb, Knorpelschaden
- Osteophyten (Knochenauswüchse) an den Gelenkrändern aufgrund ungewohnt hoher Belastung
- zunehmende Deformierung der Gelenkflächen
- lokale subchondrale Knochendestruktion
- Arthrosis deformans

Kl.:

- anfangs Bewegungsschmerz, später Ruheschmerz
- Schwellung im und ums Gelenk
- schmerzhafte Bewegungseinschränkung
- zunehmende Deformität mit Fehlstellung, Instabilität und Muskelatrophie
- Symptomatik kann trotz weitreichender Degeneration sehr diskret ablaufen

Dg.:

Anamnese, Klinik, Röntgen

Th.:

physikalische Therapie, medikamentöse Schmerzlinderung und Muskelrelaxans, operative Korrektur oder Gelenkersatz, Nutzen von Chondroprotektiva („Knorpelschutzmittel“) umstritten

RHEUMATISCHE WEICHTEILERKRANKUNGEN

Def.:

Unter rheumatischen Weichteilerkrankungen versteht man alle akuten oder chronischen mechanischen Überlastungen und Traumatisierungen an den gelenkbegleitenden Weichteilen wie Muskeln, Bänder, Sehnen und Sehnenscheiden.

Behandlungsmethode der Wahl ist, neben der möglichst kausalen Therapie, die physikalische Therapie, mit ihrer großen Palette an spezifischen Techniken.

MUSKELVERHÄRTUNGEN

Muskelverhärtungen sind druckschmerzhafte Verspannungszustände in einem umschriebenen Muskelareal oder in großflächigen Muskelpartien. Einseitige Dauerbelastung, Überanstrengung, Fehlbelastung z. B. auch im Zuge von Gelenkerkrankungen führen direkt zur Tonussteigerung, eine reflektorische Spannungszunahme erfährt ein Muskel/eine Muskelgruppe bei einem lokalen Schmerzgeschehen, aber auch bei psychischer Belastung und Streß.

BANDLÄSIONEN

Läsionen des kollagenen Bandgewebes sind meistens traumatischer Natur. An mechanisch stark beanspruchten Bandinsertionen kann es zu Ansatzreizungen mit den klassischen Entzündungszeichen kommen (besonders Knie, Sprunggelenk, Wirbelsäule), Rupturen führen zu Gelenkinstabilität, langdauernde Immobilität führt zu Verkürzung von Bandstrukturen.

TENDOPATHIEN

Def.:

Tendopathien sind degenerative Veränderungen an Sehnenursprüngen und -ansätzen bzw. Läsionen oder Entzündungen der Sehne selbst.

Nekrotisierende oder kalzifizierende Prozesse sind dabei keine Seltenheit und behindern die völlige Ausheilung. Dauernde Zugbelastung des zugehörigen Muskels führt zu entzündlichen Infiltraten, die sich ins kollagene Bindegewebe der Sehne einlagern und die normale Fasermotilität verhindern. Schmerzen bei Muskelanspannung ist die Folge. Besonders betroffen sind Sehnen mit besonders starker Beanspruchung (Rotatorenmanschette, Handstreck- und -beugemuskeln, Achillessehne und Sehnenansätze am Knie).

SEHNENSCHEIDENENTZÜNDUNGEN

auch: Tendovaginitis, Quervain-Erkrankung, Entzündung des Sehnengleitgewebes

Def.:

Entzündung des Sehnenscheidengleitgewebes

Sehnenscheiden schützen hüllenartig die Sehnen dort, wo Sehnen über Knochenvorsprünge oder wo Sehnen über Sehnen reiben würden. Durch ungewohnte Arbeit oder Überlastung der entsprechenden Muskeln erzeugt die hohe Reibungsbelastung in der Sehnenscheide eine lokale Entzündung. Oft davon betroffen sind die Sehnenscheiden der Hand- und Fingerbeugemuskeln, der Daumenmuskeln und der Bizepssehne.

SPEZIELLE WIRBELSÄULENERKRANKUNGEN

SPINA BIFIDA

Def.:

enchondrale Ossifikationsstorung der Wirbelbogen (nicht vollstandig knochern durchsetzt).

SPINA BIFIDA OCCULTA

Im Fall der Spina bifida occulta bleibt der Wirbelbogen in seiner Entwicklung auf dem Stand der knorpeligen Vorstufe stehen, wobei jedoch der Rückenmarkskanal schützend geschlossen ist. Das Rückenmark bleibt von dieser Ossifikationsstörung unbeeinflußt, so daß die Spina bifida occulta ohne klinische Bedeutung ist.

SPINA BIFIDA CYSTICA

Bei der Spina bifida cystica führt eine frühembryonale Schädigung zu einer Fehlbildung des Rückenmarks, das zystisch aufgetrieben mitsamt den umgebenden Rückenmarkshäuten durch den gänzlich unverschlossenen Wirbelbogen nach außen tritt. Im schlimmsten Fall liegt die rudimentäre Rückenmarksanlage offen auf der Hautoberfläche. Eine neurochirurgische Korrektur ermöglicht das Überleben des Neugeborenen, das mit schwersten Lähmungen zur Welt kommt.

SPONDYLOLYSE/SPONDYLOLYSTHESIS

Def:

Die Spondylolyse, eine angeborene oder erworbene (im Wachstumsschub der Pubertät oder durch Traumen beim Turnen, Trampolinspringen, Speerwerfen, Delphinschwimmen) Spaltbildung meist der Bogenwurzel von L4 oder L5. Sie ist die Grundlage für das Phänomen der Spondylolysthesis, des Wirbelgleitens.

Die Facettgelenke rutschen voneinander ab, die Wirbel proximal der Spondylolyse gleiten nach ventral und können durch Verletzung oder Kompression von Nervenstrukturen zu einer ausgeprägten neurologischen Symptomatik führen. Das Abrutschen läßt sich häufig als Stufenbildung der Dornfortsätze palpieren.

SKOLIOSE

Def.:

Eine Skoliose ist eine durch Versteifung fixierte Wirbelsäulenverbiegung in C- oder S-förmiger Seitneigung, in Kombination mit einer Drehung der einzelnen Wirbelkörper (Torsion, Torquierung) und einer Rotation, die zu einer Verdrehung des gesamten Thorax führen.

Auf der konvexen Seite der Skoliose kommt es zur Ausbildung eines Rippenbuckels, auf der konkaven wölbt sich der Thorax auf der Vorderseite vor. Die Schwere der Skoliose wird in Winkelgraden gemessen.

Obwohl Verschlimmerungen von Skoliosen besonders in der Wachstumsphase (Pubertät), während der Gravidität und im Klimakterium beobachtet werden, gelten ein Großteil als idiopathisch. Mädchen sind vier mal häufiger betroffen als Jungen.

M. SCHEUERMANN

vgl. S. 242

DISKUSPROTUSION/DISKUSPROLAPS

auch: Bandscheibenvorfall, Diskopathie

Def.:

Verlagerung bzw. Austritt von Gewebe des inneren Gallertkerns der Bandscheibe durch Risse im äußeren Faserring.

Die Bandscheibe besteht aus einem äußeren Faserring (Anulus fibrosus) und einem inneren Gallertkern (Nucleus pulposus) . Der Faserrring besteht aus knorpeligen Stützringen und sorgt so für die Lagestabilität des Gallertkerns, der unter einem sehr hohen Innendruck steht und sich bei Belastung gleichmäßig in alle Richtungen an den Faserring andrückt. Durch degenerative Veränderungen kommt es zu Einrissen im Faserring, die durch den Druck des Gallertkerns allmählich ausgeweitet werden, und sich schließlich Bandscheibenmaterial des Kerns in den Wirbelkanal vorwölben kann.

Sind nur die inneren Schichten des Faserrings durchrissen, und Gelmasse dorthin übergetreten, spricht man von einer Bandscheibenvorwölbung, der Protusion. Ist jedoch der Faserring bis in die äußerste Schicht, z. B. bis zum hinteren Längsband gespaltet, quillt der Gallertkern in den Wirbelkanal vor, man spricht vom Bandscheibenvorfall, dem Prolaps.

Am häufigsten betroffen sind die Segmente der Lendenwirbelsäule L5/S1, L4/L5 und L3/L4, bei denen es meist zu einem nach posterolateral (hinten-außen) gerichteten Prolaps kommt, der Kompressionssymptome am hinteren Längsband, an der Dura und/oder am Spinalnerv des Segments auslöst.

Kl.:

Protusion

- subakute Rückenschmerzen
- Muskelhartspann der umliegenden Region

Prolaps

- u. U. starke Schmerzen, Nervendehnungsschmerzen (Lasègue, Brudzinski), Schmerzprovokation beim Husten, Niesen, Pressen
- Bewegungseinschränkung mit fixierter Schonhaltung
- segmentale Beschwerden: Schmerzausstrahlung, Sensibilitätsstörungen, Paresen, Paraesthesien, Reflexabschwächung

CAUDA-EQUINA-SYNDROM, REITHOSENANÄSTHESIE

Beim Cauda-equina-Syndrom besteht eine schwerwiegende bilaterale (beidseitige) Kompression der Cauda equina, ausgelöst durch einen Massenprolaps meist im Niveau L3/L4 oder L4/L5. Die Nervenschädigung verursacht akute Rückenschmerzen, beidseitige Ischialgie-ähnliche Ausstrahlungsschmerzen, Reithosenanästhesie (Taubheit an den Oberschenkelinnenseiten), neurologische Ausfälle der Unterschenkel, Blasen- und Mastdarmlähmung und führt zu Impotenz.

Das Cauda equina-Syndrom stellt eine der wenigen Indikationen dar, die notfallmäßig operativ behoben werden müßen, da schon nach wenigen Stunden Ausfallerscheinungen (z. B. Inkontinenz) irreversibel sein können.

MALIGNE PRIMÄRE KNOCHENTUMOREN

Primäre Knochentumoren machen nur ca 1% aller malignen Tumoren aus. Häufig erkranken Kinder und Jugendliche während der Wachstumsphasen. Sehr viel häufiger sind sekundäre Tumoren durch Metastasen. Hier sind hauptsächlich Erwachsene betroffen.

Merke: Viele benigne und maligne Tumoren finden sich in Kniegelenksnähe. Besonders die aus Knochengewebe hervorgehenden malignen Tumoren treten in der präpubertären Wachstumsphase auf. Dies führt dazu, daß allgemeine oder lokale Knieschmerzen im Kindes- und Jugendalter oft verkannt werden, und eine genaue Diagnostik (Röntgen!) oft zu spät eingeleitet wird.

Dg:

Früherkennung nur durch Röntgen möglich!

Die Gestaltung des Tumorrandbereichs im Röntgenbild gibt Aufschluß über

- Wachstumsschnelligkeit (deutliche Sklerosierung = langsames, Osteolyse und Mottenfraß = rapides Wachstum)
- malignes Wachstum (mineralisiertes, abgehobenes Periost in Form eines Periostsporns).

Die Lokalisation entlarvt die Gewebeart, das Ursprungsgewebe

- Osteosarkom am Ort des intensivsten Knochenwachstums, der Epiphysenfuge
- Plasmozytom des Knochenmarks
- Ewing-Sarkom des Knochenmarks
- Chondrosarkom des Knorpelgewebes

und gibt Hinweise ob ein lokaler oder multipler Prozeß (Plasmozytom) zugrunde liegt.

OSTEOSARKOM

Das Osteosarkom ist der häufigste maligne Knochentumor.

Vorwiegend betroffen sind männliche Jugendliche und junge Erwachsene. Seine Hauptlokalisation sind die Zonen intensivsten Knochenwachstums, die Epiphysenfuge der Metaphysen in Kniegelenksnähe und des Oberarmknochens, sowie das Becken.

Kl.:

- heftige Schmerzen (auch nachts)
- reflektorische Muskelkontrakturen
- Weichteilschwellung mit Hautüberwärmung
- Lungenmetastasen (zum Zeitpunkt der Primärdiagnose in 80% d. F.)

Dg.:

Anamnese, Klinik, Röntgenbild

Th.:

speziell für diesen Tumor entwickelte Chemotherapie, Operation (nach Möglichkeit extremitätenerhaltende Resektion)

MULTIPLES MYELOM

auch: M. Kahler, Plasmozytom (vgl. Lehrbuch für Heilpraktiker Bd. 1)

Def.:

Non-Hodgkin-Lymphom vom niedrigen Malignitätsgrad. Ausgehend von einer einzigen bösartig veränderten Plasmazelle bildet sich eine Gruppe von identischen Plasmazellen (= Plasmazellklon), die dann regellos im Überschuß den gleichen Antikörper produzieren (monoklonaler Antikörper oder monoklonales Immunglobulin), Infiltration des Knochenmarks.

Kl.:

3 Kardinalsymptome:

1. Auftreten monoklonaler Immunglobuline im Plasma u./o. Urin: "Paraproteinämie" (Immunelektrophorese)
2. Plasmazellnester im Knochenmark oder Knochenmarksinfiltration > 10%
3. osteolytische Herde in den Knochen oder Osteoporose
   (röntgenologisch z. B. als "Schrotschußschädel" nachweisbar)

Allgemeinerscheinungen:

- Abgeschlagenheit, Gewichtsverlust, subfebrile Temperatur (subfebril = „unter dem Fieber" = leicht fieberhaft: von 37,1 - 38,0°C, axillar gemessen), Nachtschweiß
- Knochenschmerzen, Spontanfrakturen

Dg.:

Anamnese, Klinik, Histologie (Plasmazellinfiltrate), Labor, Röntgen, Labor:

- extrem beschleunigte Blutsenkung (mäßige Beschleunigung der Blutsenkung schließt ein multiples Myelom aber nicht aus!)
- Proteinurie mit Ausscheidung sog. Bence-Jones-Proteine ("Bence-Jones-Proteinurie": leichte Ketten von Antikörpern)
- Gesamteiweiß vermehrt, Hyperkalzämie, Anämie
- typische Veränderungen in der Elektrophorese und Immunelektrophorese ("M-Gradient")

Fehldiagnosen sind häufig (Rheumatismus, Kopfschmerzen, Altersosteoporose usw).

Th.:

Chemotherapie, alpha-Interferon, Strahlentherapie (je nach Stadium der Erkrankung)

EWING-SARKOM

Def.:

Das Ewing-Sarkom ist ein hochmaligner Knochentumor, der fast nur Kinder und Jugendliche bis zum 15. Lj. betrifft (meist Jungen) und hauptsächlich in den Diaphysen der langen Röhrenknochen von Femur und Tibia aber auch im Becken lokalisiert ist. Ausgangszellen sind unausgereifte Retikulumzellen des Knochenmarks.

Kl.:

uncharakteristische lokale und allgemeine Entzündungszeichen (Schwellung, Überwärmung, Schmerzen, Fieber bis 40°C, BSG beschleunigt, Leukozytose); Differentialdiagnose: Osteomyelitis (Abklärung häufig nur durch Biopsie möglich)

Dg:

Anamnese, Klinik, Röntgen, Biopsie

Th.:

präoperative Chemotherapie, operative Entfernung, postoperative Bestrahlung (sehr strahlensensibel!), anschließend erneute Chemotherapie

CHONDROSARKOM

auch: Knorpelsarkom

Def.:

Dieser langsam wachsende Knorpeltumor entwickelt sich in den meisten Fällen im Becken und schulternahen Oberarmbereich bei Patienten jenseits des 40. Lebensjahres. Durch die häufig schon lange Zeit bestehenden diskreten Beschwerden wird der Tumor erst spät erkannt und ist dann schon sehr groß.

Kl.:

- lokale, gering ausgeprägte Schmerzsymptomatik
- evtl. Weichteilschwellungen

Th.:

radikale operative Entfernung (Chemo- und Strahlentherapie wirkungslos).

MALIGNE SEKUNDÄRE KNOCHENTUMOREN

Bei dieser Gruppe von Tumoren handelt es sich um Knochenmetastasen anderer maligner Primärtumoren. Die Knochenmetastasierung erfolgt meist über den Blutweg bisweilen auch über die Lymphbahnen. Die Metastasen sind in über 60% d. F. an der Wirbelsäule lokalisiert, können aber am gesamten Skelett vorkommen.

Primärtumoren an der Wirbelsäule bei über 50jährigen sind eher selten. Es handelt sich bei älteren Patienten meist um Metastasen. Folgende Primärtumoren metastasieren gerne ins Skelettsystem:

- Bronchialkarzinom
- Prostatakarzinom
- Mammakarzinom
- hypernephroides Karzinom (Hypernephrom)

HAUTKRANKHEITEN (DERMATOLOGIE)

ANTOMIE UND PHYSIOLOGIE

HISTOLOGISCHER AUFBAU DER HAUT

Die Haut besteht aus drei Schichten:

- Oberhaut (Epidermis)
- Lederhaut (Korium, Dermis)
- Unterhaut

Epidermis und Dermis Zusammen werden auch als Kutis bezeichnet. Einige Autoren sprechen von nur zwei Hautschichten: Epidermis und Dermis. Sie grenzen die Subkutis als besondere Form des Bindegewebes von der Haut ab.

Abb. 17 Die Haut (schematisch)

A Oberhaut (Epidermis)

B Lederhaut (Dermis, Korium)

C Unterhaut (Subkutis)

1 Haarschaft
2 Talgdrüse
3 M. arretor pili
4 Schweißdrüse
5 arterielles Gefäß
6 venöses Gefäß
7 Meissner-Tastkörperchen
8 Vater-Pacini-Lamellenkörperchen

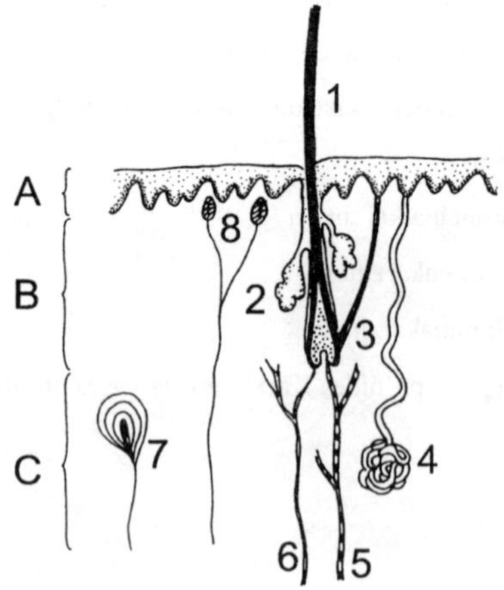

DIE SCHICHTEN DER HAUT VON AUßEN NACH INNEN

- Epidermis = mehrschichtiges verhornendes Plattenepithel der Haut
  - Stratum corneum (Hornschicht) (Verbreiterung: Hyperkeratose)
  - Stratum lucidum (Glanzschicht, nur an Hand- und Fußsohlen ausgeprägt)
  - Stratum granulosum (Körnerzellschicht) (Verbreiterung: Hypergranulose)
  - Stratum spinosum (Stachelzellschicht) (Verbreiterung: Akanthose)
  - Stratum basale (Basalzellschicht): Keratinozyten und Melanozyten

  Merke: (Stratum spinosum und Stratum basale werden zusammen als Stratum germinativum bezeichnet.)
- Dermis (auch: Korium = Lederhaut)
  - Stratum papillare (Papillarschicht)
  - Stratum reticulare (Geflechtsschicht)
- Subkutis oder subkutanes Fettgewebe

Merke:

Epidermis und Dermis werden zusammen auch als Kutis bezeichnet.

EPIDERMIS

Die Epidermis ist ein Proliferationsgewebe, d. h. sie unterliegt einer dauernden Erneuerung. Die Zellteilungen erfolgen normalerweise nur im Stratum basale (siehe unten) aus sog. Keratinozyten. Eine Tochterzelle bleibt basal erhalten und teilt sich nach 20 Tagen erneut. Die andere wandert unter Veränderung ihrer Struktur (Stachelzelle, Körnerzelle, Hornzelle) zur Hautoberfläche, wo sie als Hornschuppe abgeschilfert wird. In der Basalschicht finden sich auch die sog. Melanozyten, die das dunkle Hautpigment Melanin synthetisieren an die Keratinozyten abgeben. Die Ernährung der Epidermis erfolgt von kutanen Gefäßen aus. Gefäße dringen nicht in die Epidermis ein.

DERMIS

Die Dermis ist das unter der Epidermis gelegene Bindegewebe, das sich in die Tiefe bis zum subkutanen Fettgewebe erstreckt. Ihre Hauptkomponenten sind Bindegewebszellen (Fibroblasten, Histiozyten, Mastzellen, Makrophagen) und Bindegewebsfasern (Kollagenfasern, Retikulinfasern, elastische Fasern), die in eine gelartige Grundsubstanz eingebettet sind. Die epithelialen Anhangsgebilde - Schweißdrüsen, Haare, Nägel, Talgdrüsen - sind in die Dermis eingebettet, sie enhält ferner Nerven, nervale Rezeptoren (Meissner-Tastkörperchen als Druckrezeptoren), Gefäße und glatte Muskelfasern.

SUBKUTIS

Unter der Dermis schließt die Subkutis (auch Tela subcutanea oder Unterhautfettgewebe) an. Sie besteht aus Fettgewebe zwischen bindegewebigen Septen und wird von größeren Gefäßen durchzogen. Die Subkutis dient als verschiebliche Verbindung zu Muskeln und Muskelfaszien und zu Knochen und Knochenhaut. Sie isoliert das Körperinnere gegen thermische Einflüsse und hat metabolische Funktionen im Fett- und Kohlenhydratstoffwechsel. An ihrer Oberfläche liegen die Vater-Pacini Lamellenkörperchen zur Wahrnehmung von Vibrationsempfindungen.

HAUTANHANGSGEBILDE

- Nägel
- Haarfollikel (als Haarfollikel wird das Haar selbst zusammen mit seiner Wurzel, der Talgdrüse und dem Musculus arrector pili, der das Haar aufstellt, bezeichnet).
- Hautdrüsen
  - Talgdrüsen Der von den Talgdrüsen produzierte Talg ist ein gelbliches dünnflüssiges Gemisch aus Triglyzeriden, Fettsäuren und Wachsen. Er dient der Einfettung der Hautoberfläche und der Haare. Bei verminderter Talgproduktion werden Haut und Haare trocken: Sebostase. Die vermehrte Talgproduktion heißt Seborrhoe.
  - Apokrine Drüsen: Diese Drüsen kommen beim Menschen nur im Anogenitalbereich, am Nabel, in den Achselhöhlen, um die Mamillenregion und im Gehörgang vor. Sie sezernieren ein Sekret, das vornehmlich Fette enthält. Die Sekretion ist hormonabhängig. Das Sekret ist geruchlos. Der typische "apokrine Schweiß geruch", z. B. der Achselhöhlen, entsteht erst durch bakterielle Zersetzung des Sekretes an der Hautoberfläche. Die Funktion der apokrinen Drüsen beim Menschen ist unbekannt. Bei Tieren spielen sie eine Rolle beim Sexualverhalten.
  - Ekkrine Drüsen: Sie kommen in der gesamten Hautoberfläche vor. Ihre Zahl wird auf 2 Millionen geschätzt. Der Schweiß den sie produzieren ist eine wäßrige Salzlösung. Die Funktion der Schweißdrüsen liegt in der Thermoregulation durch Erzeugung von Verdunstungskälte an der Hautoberfläche. Daneben führen auch emotionale Reize zur Schweißproduktion.

FUNKTIONEN DER HAUT

- Schutzfunktion (gegen mechanische, biologische, chemische, physikalische und thermische Einflüsse)
- Austauschfunktion: Wärmeabgabe zur Aufrechterhaltung der Körpertemperatur (Wärmeabstrom durch Verdunstung von Schweiß)
- Reizaufnahme: Tastsinn (Meissner-Tastkörperchen), Temperatursinn (freie Nervenendigungen), Schmerzsinn (Schmerzrezeptoren für verschiedene Reize). Geringe Reize erzeugen Juckreiz, starke Reize erzeugen Schmerzen.
- Stoffwechselfunktion: z. B. Vitamin-D_2-Synthese, Cholesterinsynthese, Umbau von Kohlenhydraten in Fette und umgekehrt

PATHOLOGIE

ALLGEMEINE DERMATOLOGIE

Die Dermatologie (Lehre von der Haut und den Hautkrankheiten) beschäftigt sich mit den Veränderungen und Erkrankungen der Haut, der Hautanhangsgebilde und der angrenzenden Schleimhäute. Zwar gibt es eine große Vielzahl von Krankheiten an Haut und Geschlechtsorganen, die Zahl der krankhaft sichtbaren Veränderungen an der Haut ist jedoch begrenzt und definiert. Zur Diagnose müssen diese Veränderungen erkannt, eingeordnet und mit einer eindeutigen Bezeichnung versehen werden. Die Hautveränderungen wurden früher als "Blüten der Haut" bezeichnet, hierauf beruht die jetzige Bezeichnung Effloreszenz (Hautblüte).

EFFLORESZENZENLEHRE

Effloreszenzen sind mit freiem Auge sichtbare Hautveränderungen. Je nach Entstehungsart unterscheidet man

- Primäreffloreszenzen
- Sekundäreffloreszenzen

Es gibt fünf Primäreffloreszenzen:

1. Makula = Fleck
2. Papula = Knötchen
3. Urtika = Quaddel
4. Vesikula = Bläschen
   Bulla = Blase
5. Zyste = abgegrenzter Hohlraum

Es gibt acht Sekundäreffloreszenzen:

1. Squama = Schuppe
2. Pustula = eitergefülltes Bläschen
3. Crusta = Kruste
4. Erosio = oberflächlicher Epidermisverlust
5. Rhagade = Schrunde

6. Excoriatio = Abschürfung
7. Ulkus = Geschwür
8. Cicatrix = Narbe

PRIMÄREFFLORESZENZEN

MAKULA (FLECK)

Makulae (Flecken) sind umschriebene, im Hautniveau liegende Verfärbungen, die auf drei verschiedenen Wegen entstehen können:

- veränderte Gefäßfüllung:
  - Erythem: flächenhafter Fleck aufgrund von Gefäßerweiterung, die bei verstärkter Durchblutung (Hyperämie) hellrot, bei Stauung dunkelrot sind.
  - Roseolen: linsengroße Flecken (bei Typhus, Masern, Lues)
  - Blässe: Naevus anaemicus, Digitus mortuus ("toter Finger" z. B. M. Raynaud)
- Blutaustritt ins Gewebe:
  - Purpura: punktförmige Blutungen in exanthematischer Ausbreitung
  - Vibices: striemenartige Purpura
  - Petechien: follikelnahe punktförmige Blutungen
  - Ekchymosen: flächenhafte, unregelmäßige Blutungen
- Pigmentationen und Tatauierungen (Tätowierungen):
  - Pigmentationen: Melanin-Pigmentnaevus, Melanodermie, M. Addison, Arsenmelanose, Argyrose, Hämosiderinablagerungen
  - Pigmentschwund: Leukoderm, Vitiligo, Lepra
  - Tatauierungen: durch chinesische Tusche, Zinnober, Farbstoffe oder Pulvereinsprengungen

PAPULA (KNÖTCHEN)

Papulae sind über das Hautniveau ragende, feste, stecknadelkopf- bis linsengroße Knötchen, bisweilen eingedellt, die narbenlos abheilen können. Sie entstehen durch:

- lokale Epidermisverdickung = epidermale Papel, gelbe Farbe
- lokale Zellvermehrung in der Dermis = kutane Papel (Condylomata), rote Farbe
- durch 1) und 2) = gemischte Papel, gelb bis rot (z. B. Lichen ruber planus)

URTICA (QUADDEL)

Eine Urtica ist ein umschriebenes, erhabenes Ödem der Haut von heller Farbe, oft umgeben von einem roten Hof und hervorgerufen durch Plasmaaustritt in die Dermis. Das Auftreten zahlreicher Quaddeln an weiten Stellen der Körperoberfläche nennt man Urtikaria.

VESICULA UND BULLA (BLÄSCHEN UND BLASE)

Vesiculae sind ein- oder mehrkammerige, oberflächliche Bläschen, die mit einer klaren Flüssigkeit gefüllt sind. Es werden intra- und subdermale Blasen unterschieden. Große Bläschen (z.B. bei Verbrennungen) heißen Bullae.

CYSTIS (ZYSTE, ABGEGRENZTER HOHLRAUM)

Eine Zyste ist ein mit Epithel ausgekleideter, durch eine Kapsel abgeschlossener, tiefer Hohlraum.

Neben den klassischen Primäreffloreszenzen werden noch unterschieden:

- Tuber (Nodus) = Knoten, mit großer Ähnlichkeit zur Papel, doch gegenüber dieser, wegen der Einbeziehung der Dermis und der Basalzellen, narbige Abheilung.
- Phymata = unregelmäßig geformte Erhebungen der Haut, wie sie bei der sog. "Säufernase", dem Rhinophym, vorkommen
- Lichen (Flechte): mehrere Knötchen in gruppierter Anordnung
- Pustula (Pustel): eitergefüllter Hohlraum (tw. auch als Sekundäreffloreszenz)
- Herpes: mehrere Bläschen in gruppierter Anordnung
- Tyloma (Schwiele): umschriebene, oberflächliche, verhornte Hautverdickung

SEKUNDÄREFFLORESZENZEN

Durch Fortschreiten der krankhaften Veränderungen, durch degenerative und reparative Prozesse sowie durch Einwirkungen von außen entwickeln sich Primäreffloreszenen zu Sekundäreffloreszenzen:

SQUAMA (SCHUPPE)

Squamae sind Abstoßungen von Hornschichten. Je nach Aussehen werden sie als pityriasiform (kleieförmig), lamellös oder exfoliativ bezeichnet.

PUSTULA (EITERGEFÜLLTES BLÄSCHEN)

Pustulae sind Bläschen mit Eiterinhalt, z. B. bei Furunkel

CRUSTA (KRUSTE)

Crustae bilden sich bei fehlender Hornschicht und bestehen aus eingetrocknetem Sekret bzw. Blut oder Eiter (z. B. bei Impetigo contagiosa und anderen ekzematischen Prozessen).

EROSIO (OBERFLÄCHLICHER EPIDERMISVERLUST)

Erosiones sind oberflächliche Epithelverluste, meist durch Verletzungen oder Kratzen entstanden; narbenlose Abheilung.

RHAGADE (SCHRUNDE, FISSUR)

Rhagaden sind eingekerbte Erosionen, die durch Zerrung oder Dehung entstehen, wenn die Elastizität der Haut beinträchtigt ist. Sie heilen meist narbenlos ab. Abgeheilte Rhagaden sind z. B. die PARROT-Furchen bei Lues connata.

EXCORIATIO (ABSCHÜRFUNG)

Excoriationes sind traumatisch entstandene Epidermisabschürfungen, die die Dermis erreichen.

ULKUS (GESCHWÜR)

Ulzera sind tiefreichende Epidermisverluste in krankhaftem Gewebe, (im Gegensatz dazu ist der Substanzverlust in gesundem Gewebe die mechanisch-traumatisch verursachte Wunde) die unter Narbenbildung abheilen, z. B. Ulcus cruris (Unterschenkelgeschwür) und ulzerierende Tumoren.

CICATRIX (NARBE)

Cicatrices sind ein bindegewebiger Ersatz der Epidermis mit grober Strukturveränderung der Haut und fehlender Oberflächenzeichnung.

ANORDNUNG UND FORM DER EINZELEFFLORESZENZEN

- Exanthem: Ansammlung mehrerer Effloreszenzen auf der Haut
- Enanthem: Effloreszenzen an der Schleimhaut
- Ekzem (gr. Aufschwellung): langandauernde, chronisch-rezidivierende Prozesse mit polymorphem Charakter
- Erythem: flächenhafte Hautrötung
- Dermatitis: akut verlaufender nicht-infektiöser, entzündlicher Prozess (Rötung, Schwellung, Bläschenbildung, Nässen, Krustenbildung, Juckreiz) mit monomorphem Charakter

Merke: Entzündliche Effloreszenzen der oberen Dermis sind relativ scharf begrenzt und hellrot, solche der tieferen Hautschichten eher unscharf begrenzt und blaurot.

FORM DER EFFLORESZENZEN

- rund, oval, ovolär
- anulär (ringförmig mit zentraler Abheilung und peripherem Fortschreiten)
- kokardenförmig (mehrere konzentrische, anuläre Formen)
- gyriert (Verlust der Ringform = girlandenförmig)
- zirzinär (Kreissegment)
- serpiginös (schlangenartig gewunden)
- konfluierend (zusammenfließend)
- herpetiform: gruppenförmig angeordnete Bläschen
- doldenförmig oder korymbiform: kleinere Herde liegen um größere herum.

WEITERE VERÄNDERUNGEN DER HAUT

- Atrophie: gleichmäßige Verdünnung aller Hautschichten mit erhaltener Hautfelderung (im Gegensatz zur Narbe)
- Lichenifikation: Vergröberung und Verdickung und damit teilweise Aufhebung der Hautfelderung und Betonung der groben Hautfalten
- Pachydermie: Verdickung und Verhärtung der Haut infolge interstitieller Bindegewebshypertrophie.
- Akanthose: Verbreiterung der Stachelzellschicht (Stratum spinosum)
- Parakeratose: Auftreten von kernhaltigen Zellen in den obersten Epidermisschichten (z. B. Psoriasis vulgaris), mit fehlender Umwandlung der Stachelzellen in Hornzellen. Schuppenbildung. Verschwinden der Körnerschicht.
- Hyperkeratose: Verbreiterung des Stratum corneum (z. B. Ichthyosis)
- Proliferationskeratose: normale Abschilferung
- Retentionskeratose: verminderte Abschilferung (z. B. bei Bettlägrigen)
- Dyskeratose: Verhornungen einzelner Zellen im Stratum spinosum
- Spongiose: Bläschenbildung durch Ödem in den Zwischenzellräumen der Stachelzellschicht (z.B. beim Ekzem)

JUCKREIZ (PRURITUS)

Ein wichtiges Symptom bei Hautkrankheiten ist der Juckreiz (Pruritus). Pruritus im engeren Sinne bedeutet Juckreiz ohne Hautveränderungen. (Juckende Knötchen bezeichnete man früher als Prurigo. Dieser Name hat sich noch in einigen wenigen Krankheitsbezeichnungen erhalten).

Bei Pruritus ist immer zu prüfen, ob der Juckreiz Folge einer Hauterkrankung oder einer inneren Erkrankungen ist.

JUCKREIZ BEI INTERNISTISCHEN ERKRANKUNGEN

- Schwangerschaft
- Lebererkrankungen
- Leukämie
- Karzinome des Körperinnern
- Diabetes mellitus
- chronische Nierenleiden
- Prostatahypertrophie (evtl. mit Urämie)
- Myxödem

- Eisenmangelanämie
- psychische Veränderungen (Wahnvorstellungen und Phobien, bei denen sich die Patienten vorstellen, von irgendwelchen kleinen Lebewesen befallen zu sein)

JUCKREIZ BEI HAUTERKRANKUNGEN

- Scabies (Krätze) und andere Epizoonosen (Epizoonosen: durch Ektoparasiten - Läuse, Flöhe, Wanzen, Zecken usw. - hervorgerufene Dermatosen)
- endogenes (konstitutionelles) Ekzem ("Neurodermitis")
- allergisch bedingte Kontaktdermatitis
- Urtikaria
- Lichen sclerosus et atrophicus (unter dem Erscheinungsbild der Kraurosis vulvae)
- Miliaria rubra (Bläschenbildung an Schweißdrüsenporen, wenn sich der Schweiß nicht entleeren kann und in das umgebende Epithel eindringt: "Untrainierter" in den Tropen)
- Lichen ruber planus (Knötchen oder Juckflechte)
- Arzneimittelexantheme (allergisch, toxisch)
- Dermatitis herpetiformis Duhring (subepidermale Blasen; alle Effloreszenzen können auftreten.)
- Kontakt mit Histaminliberatoren
- zu starke Austrocknung der Haut (besonders bei Altershaut)

GRUNDZÜGE DER DIAGNOSTIK

ANAMNESE

Allgemeine Daten

- Lebensalter: Akne vulgaris (15-25 J.), Lupus erythematodes (30-40 J.), Ulcus cruris (nach dem 40. Lbj.), Pemphigus vulgaris (nach dem 50. Lbj.)
- Geschlecht: Männer bevorzugt bei: Rhinophym, Keloidakne, Akne conglobata. Frauen bevorzugt bei: Prurigo nodularis, allergische Reaktionen nach Kosmetika
- Beruf: Landbewohner erkranken häufiger an Erysipeloid, Milzbrand und Kuhpocken; Allergien und spezifische Berufsekzeme sind von großer Bedeutung (z. B. Maurerekzem, Friseurekzeme)

Jetzige Anamnese: u. a. Juckreiz, Brennen, Schmerzen?
Eigenanamnese: u. a. schon Hautkrankheiten durchgemacht?
Familienanamnese: u. a. allergische Krankheiten (Heuschnupfen, Nesselsucht, Asthma, Ekzem), Erbkrankheiten (Psoriasis, Ichthyosis), Tuberkulose, andere Haut- und Geschlechtskrankheiten?
Medikamente und Genußmittel (u. a. welche Medikamente werden z. Zt. eingenommen).

KLINISCHER BEFUND

Allgemeiner Befund:
- Kopf: Schuppen, Haarausfall, Narben
- Gesicht: Status seborrhoicus, Ohrläppchen, Augenbraue
- Augen: Pupillen-Veränderungen
- Mundschleimhaut: Lippen- und Wangenschleimhaut (z. B. Leukoplakie, Koplik-Flecken), Zahnfleisch (Schwermetallvergiftungen, M.Addison), harter und weicher Gaumen,Tonsillen
- Hals: Lymphknotenschwellungen
- Stamm: Achselhöhlen, Mammae, Behaarungstyp
- Extremitäten: Streck- und Beugeseiten, Zwischenzehenräume, Handinnenflächen, Fußsohlen, Nägel

Spezieller Befund
- Welche Effloreszenzen liegen vor?
- Wie verhalten sich die Einzeleffloreszenzen zueinander?
- Besteht Juckreiz? (Kratzspuren?)
- Welcher Sitz ist bevorzugt?
- Beugeseiten: Lichen ruber, Ekzem, Neurodermitis
- Streckseiten: Psoriasis, Prurigo nodularis, Arzneimittelexanthem, M. Duhring
- Stamm: Pityriasis rosea, Pityriasis versicolor
- Wichtige Untersuchungsverfahren
- Diaskopie = Glasspateldruck, Lupusherde werden apfelgeleefarben
- Sondendruck, besonders bei Lupus vulgaris und Lupus erythematodes
- Abkratzen der Schuppen bei Psoriasis
- Dermographismus = nach Reiben der Haut rot, weiß u./o. urtikariell
- Wood-Lampe: zum Nachweis einer Mikrosporie (UV-Strahlen mit Kobaltglasfilter)
- Erregernachweis durch Mikroskopie
- Züchtung von Erregern auf Nährböden, in Gewebekulturen (z. B. Viren) oder im Tierversuch
- Tuberkulintest
- Blut- und Harnuntersuchungen: z. B. Blutsenkung, Blutbild, Differentialblutbild, Eiweißelektrophorese, VDRL-Test bei Verdacht auf Lues; Urinstix u. v. a.
- Stuhluntersuchungen auf Würmer oder Klebefilm-Wurmeier (Oxyuren)
- Röntgen: z. B. Thoraxaufname bei Verdacht auf Tuberkulose oder M. Boeck
- Liquoruntersuchungen

GRUNDZÜGE DER THERAPIE

ÄUSSERE BEHANDLUNG

⇒ akut nässende Veränderungen: flüssigkeitsreiche Mixturen wirken kühlend und austrocknend
⇒ subakut-entzündliche Dermatosen: flüssigkeitsarme Mixturen verhindern Austrocknung
⇒ chronische Hauterscheinungen: Fettsalben lösen Schuppen und Krusten auf

- Salben = Fette wie Vaseline (mineralisch), Lanolin, Kakaobutter; Wollwachs oder fettähnliche Grundlagen
- Creme = Lanolin und Wasser (Mischung von Salben und Flüssigkeiten) und ähnliche Emulsionen
- Pasten = Salben mit Puderzusatz, z. B. Zinkpaste (50% Vaseline+Zinkoxyd+Talkum)
- Öle = halbflüssige Fette für trockene Hauterscheinungen
- Emulsionen = Mischungen von Öl in Wasser (O/W) oder Wasser in Öl (W/Ö)
- Gele = molekular- oder kolloiddisperse Mischungen von Wasser und hydrophilen Grundstoffen (Hydrogele)
- Puder = Talkum, Zinkoxyd (trocknen aus, kühlen)
- Schüttelmixturen = Suspensionen von pulverförmigen Stoffen in Wasser und Glyzerin (Lotio)
- Dunstverbände = durch feuchte Kammer Tiefenwirkung der Medikamente, z. B. Plastikokklusiv-Verband, Permeabilitätssteigerung der Haut
- feuchte Umschläge = bei nässenden Hauterkrankungen: NaCl-Lösung, verdünnter Alkohol, Aqua dest. Juckreizlindernd und entzündungshemmend durch den Kühleffekt
- Tinktur = alkoholische Lösung

ZUSÄTZE ZUR ÄUßEREN BEHANDLUNG

- Glukokortikoide: entzündungshemmend, immunsupressiv, antiproliferativ
- Harnstoff (Urea pura) als 5-20 % Zusatz: leicht antibakteriell, keratolytisch
- Salizylsäure: keratolytisch, desinfizierend
- Schwefel: leicht desinfizierend, schälend
- Antimykotika: fungizid (pilzabtötend)
- Antibiotika: antibakteriell
- Teer: entzündungshemmend, juckreizlindernd

STRAHLENTHERAPIE

Höhensonne (UVA/UVB), Röntgen, schnelle Elektronen (α-Strahler), β-Strahler

OPERATIVE BEHANDLUNG

Exzision (Ausschneidung), Schleifen, Auskratzen mit scharfem Löffel, Ätzen.

SYSTEMISCH MEDIKAMENTÖSE THERAPIE

- Systemische Kortikoidtherapie: z. B. bei Autoimmunerkrankungen und allergischen Exanthemen
- Antibiotika: z. B. bei bakterielle Hauterkrankungen
- Antimykotika: Pilzerkrankungen der Haut
- Zytostatika: z. B. bei tumoröse Erkrankungen, Autoimmunerkrankungen

ERBKRANKHEITEN UND FEHLBILDUNGEN DER HAUT (GENODERMATOSEN)

ICHTHYOSIS VULGARIS

auch: Fischschuppenkrankheit

Def.:

autosomal-dominant vererbte Verhornungsstörung mit Erstmanifestation meist im 1. Lj.

Kl.:

- sehr trockene Haut mit reptilartiger Hautfelderung
- symmetrisch auftretende, vermehrte und festhaftende Horn- und Schuppenbildung v. a. an Streckseiten der Extremitäten
- leichtere Fälle: feine weiß-graue Schuppung mit rauher Oberfläche, Hautfarbe unverändert (Ichthyosis simplex)
- schwerere Fälle: Fischschuppenartige Hautoberfläche, schmutzig-graue Hautfarbe (Ichthyosis nitida und serpentina)
- Linienzeichnung von Hand- und Fußsohlen ist vermehrt und vertieft
- Schweiß- und Talgproduktion sind vermindert
- durch Resistenzminderung ist die Haut anfällig für atopische Ekzeme und Kontaktekzeme

Dg.:

Anamnese, Klinik, histologische Untersuchungen

Th.:

fette Salben mit keratolytischen Wirkstoffen (Salizylsäure, Fruchtsäuren, Harnstoff) zeigen während der Anwendung symptomatisch Erfolge. Systemisch: Aromatische Retinoide.

Ichthyosis congenita
auch: Hyperkeratosis congenita
Autosomal-rezessive erbliche Verhornungsstörung der ganzen Haut (im Gegensatz zur Ichthyosis vulgaris auch an Knie- und Ellenbeugen!)

KERATOMA PALMARE ET PLANTARE

Def.:

angeborene, autosomal-dominant vererbte, scharf abgegrenzte Hornbildungen an Hand- und Fußsohlen, die nie die Kanten von Händen und Füßen überschreiten

Kl.:

- Die Erkrankung tritt meist kurz nach der Geburt auf und ist häufig mit Störungen an Knochen und Nägeln, Hyperhidrosis oder Wachstunsstörungen assoziiert.
- schwielig, diffuse, wachsartig gelbliche Hornschicht
- diffus oder umschrieben oder als warzenartige Knoten auftretend
- durch roten Randsaum von gesunder Haut abgegrenzt

Th.:

fette Salben mit keratolytischen Wirkstoffen oder Harnstoff

SONSTIGE

- M. Darier (auch: Dyskeratosis follicularis): familiäre Verhornungsstörung, die sich überwiegend beim männlichen Geschlecht zeigt und in der Jugend beginnt.
- Ehlers-Danlos-Syndrom: vererbte Störungen in der Kollagensynthese führen zu abnormer Dehnbarkeit und leichter Verletzlichkeit der Haut.
- Epidermolysis bullosa: Spaltbildung und Flüssigkeitsansammlung im dermo-epidermalen Grenzbereich führt auf Grund angeborener Störung zu Blasenbildung, der dystrophische oder nichtdystrophische Epidermolyse folgt. Verschiedene Formen sind zu unterscheiden.

- Pemphigus chronicus benignus familiaris (Gougerot-Hailey-Hailey): autosomal-dominant vererbte Erkrankung mit Blasenbildung der Haut bei mechanischer Irritation, Sonnenbestrahlung o. ä. Reizen.

KRANKHEITEN MIT ERBLICHER DISPOSITION

NEURODERMITIS DIFFUSA

auch: endogenes Ekzem, atopische Dermatitis

Def.:

juckende, chronische Entzündung der Haut mit meist positiver allergologischer Familienanamnese. In der Regel verbunden mit besonderer Neigung zu allergischen Erkrankungen wie Heuschnupfen, Asthma bronchiale, Pollenallergie und allergischer Konjunktivitis (Patienten mit Disposition zu diesen Erkrankungen nennt man Atopiker). Neben der erblichen Komponente spielen nervale und psychische Faktoren eine große Rolle (Streß, vegetative Dystonie)

Epidemiologie:

3-4% der neugeborenen Kinder werden zu Neurodermitikern, Tendenz steigend!

Ät.:

unbekannt. Diskutiert werden u. a.

- mangelnde Schulung der Immunabwehr?
- zuviel Hygiene?
- Umweltfaktoren?

Kl.:

Beginn bereits im Alter von 3-4 Monaten mit Milchschorf (= Gneis) an Kopfhaut und Wangen:

- symmetrische Erytheme mit matter Hautoberfläche
- in der akuten Phase mit Bläschen und nässenden Läsionen
- papulöse und erosive Läsionen
- Abtrocknung unter Krusten- und Schuppenbildung
- bevorzugt Befall der Streckseiten der Extremitäten, kraniokaudale Ausbreitung
- nach 1-2 Jahren oft Spontanheilung
- später überwiegen die Zeichen der chronischen Entzündung mit Knötchenbildung und Lichenifikation (= verstärktes Hervortreten des Hautreliefs) durch Infiltration und Hautverdickung.

Bei späterem Auftreten Wechsel der Lokalisation:

- bevorzugter Befall der Beugeseiten der Extremitäten (Ellbeuge, Kniekehle) , Hals, perioral,
- periorbital (Dennie-Morgansches Zeichen, typische Unterlidfalte)
- Blässe zentraler Gesichtsbereiche
- Reduktion der lateralen Augenbrauen (Herthoge-Zeichen)
- typische Haaransatzlinie: fehlender Schläfenwinkel
- Glanznägel, durch Reiben und Kratzen glattpolierte Fingernägel
- unerträglicher Juckreiz, entsprechend oft Schlaflosigkeit
- Neigung zu Sekundärinfekten mit Bakterien (Staphylokokken!) , Pilzen, Viren (Herpes-Viren, Ekzema herpeticatum)

Provokationsfaktoren sind u. a.:

- Jahreszeit: Herbst und Winter verstärken die Neurodermitis
- Infekte
- Streß

Häufig ist die Neurodermitis gekoppelt mit Nahrungsmittelallergien gegen Milcheiweiß, Fisch, Mehl, Obst, Farbstoff, scharfe Gewürze, Intoleranz von Alkohol. Außerdem Allergien gegen Inhalationsantigene wie Hausstaub, Milben, Pollen, Tierhaare.
Die Reaktion auf bakterielle Antigene ist vermindert. Die Barrierefunktion der Haut ist gestört, der transepidermale Wasserverlust ist gesteigert, die Talgdrüsenaktivität vermindert.
Gegenüber mechanischen und chemischen Reizen besteht eine verminderte Reizschwelle. Ursache dafür ist möglicherweise der beim Neurodermitiker bestehende mangelhafte Aufbau von Gamma-Linolensäure (wichtig für die Bildung von Prostaglandinen (bewirken u. a. eine Steigerung von Gewebshormonen, zytoprotektive Effekte). Dieses Defizit kann durch orale Gamma-Linolensäuregabe ausgeglichen werden.

Dg.:

Anamnese, Klinik, Labor (IgE, Allergietest)

Th.:

- Eliminierung aller irritienden Faktoren, Baumwollkleidung, geeignete Waschsyndets, Rückfettung der Haut mit Pflegesalben, Meiden ausgedehnter Bäder, Badeölzusätze verwenden
- Eliminationsdiät bringt Therapieerfolg bei 5-10%
- Nachtkerzenöl, Gamma-Linolensäure- Gabe
- UV -Bestrahlung
- (K)urlaub
- Psychotherapie, autogenes Training

bei akuten Schüben:

- kurzfristig lokale Kortikoidsalben
- Immunsuppressiva wie Cyclosporin bei schweren Fällen
- Teerpräparate
- Antihistaminika
- antibiotische Salben bei Sekundärinfektionen, bei schweren Infektionen auch systemisch

Prognose:

Bei 80% der Neurodermitiker verschwindet die Krankheit allmählich selbständig (nicht mit „Therapieerfolg" verwechseln). Die Haut bleibt jedoch auch dann sehr empfindlich.

PSORIASIS VULGARIS

auch: Schuppenflechte

Def.:

Psoriasis vulgaris, eine der häufigsten Hautkrankheiten (1-2% der Bevölkerung) verläuft chronisch und ist durch wechselnde Remissionen und unvorhersehbare Krankheitschübe gekennzeichnet. Genetische Disposition und verschiedene exogene und endogene Faktoren bestimmen das Krankheitsbild, das sich in vermehrter Hautschuppung und Erythembildung darstellt.

Ät.:

- genetische Disposition, Nachweis verschiedener Humaner Leukozytenantigene (HLA-B13, HLA-B17, u. a., bei leichten Fällen allerdings häufig kein HLA-Nachweis!)
- exogene Faktoren: physikalische, chemische und entzündliche Reize
- endogene Faktoren: Infektionskrankheiten (v. a. Streptokokkeninfekte/Tonsillitis, Bronchitis)
- Medikamente, Gravidität und Geburt, Streß, Hypokalzämie

Kl.:

- Prädilektionsstellen: Streckseiten der Extremitäten (v. a. Ellbogen und Knie), Kopfhaut
- Besserungen im Sommer, Rückfälle im Herbst und Winter
- meist ohne Juckreiz (bisweilen auch juckend)
- vaskulär: dermales Erythem
- epidermal: vermehrte Schuppung
- rundlich-gerötete Herde mit silber-weiß-glänzenden Schuppen
- <u>Kerzen-Phänomen</u>: beim Kratzen an der Schuppenöberfläche fallen kleine Plättchen ab, wie das Geschabsel an einer Kerze.

- Phänomen des „letzten Häutchens“: nach Abkratzen glänzt eine letzte dünne Hautschicht.
- Auspitz-Phänomen (auch „Phänomen des blutigen Taus“): kratzt man sämtliche Schuppen ab, so werden kleinste punktförmige Hautblutungen aus dem Papillargebiet sichtbar.
- Koebner-Phänomen: durch äußere Reize (z. B. Kratzen) kann ein neuer Krankheitsherd provoziert werden.

Bei Mitbefall der Nägel:

- psoriatische Tüpfelnägel
- Fokale parakeratotische Herde auf dem Nagelrücken hinterlassen grübchenförmige Vertiefungen und/oder weißlich-gefleckte Verhornungsherde, Verdünnung der Nagelplatte mit Längsrillenbildung.
- psoriatische Ölflecke: rötlich-braune Verfärbungen unter dem Nagel, führen evtl. zur Ablösung der Nagels vom Nagelbett. Die Psoriasis kann zur Zerstörung der Nagelplatte führen.

Sonderformen der Psoriasis:

- Psoriasis arthropathica geht mit polyarthritischen Gelenkbeschwerden (schmerzhafte Gelenkschwellungen, oft an Interphalangealgelenken, Sakroiliakalgelenk und Wirbelsäule) einher. Die Rheumaserologie ist negativ, HLA-B27 ist gehäuft positiv.
- Psoriasis pustulosa: Bei irritierender Lokalbehandlung kann es zur Pustelbildung (steril, ohne Eitererreger) kommen. Die Pusteln platzen und trocknen mit randständiger, krausenartiger Schuppung ab.
- Psoriasis pustulosa generalisata. Generalisiserte Psoriasis-pustulosa-Form, die mit Fieberschüben, schlechtem Allgemeinbefinden und Leukozytose einhergeht; aus konfluierenden Pusteln entwickeln sich ganze Eiterseen, die beim Abheilen durch typische Psoriasis-Herde ersetzt werden.
- Psoriasis pustulosa palmoplantaris: mit starker Hand- und Fußsohlenbeteiligung
- Acrodermatitis continua suppurativa Hallopeau zeigt vordergründig Beteiligung von Fingern, Zehen und Nägeln mit blätterartiger Schuppung und eitrigen Pusteln

Dg.:

Anamnese (erbliche Disposition), Klinik (Schuppungsphänomene, Nagelveränderungen), Histologie

Th.:

- Allgemeinmaßnahmen: Ausschalten der Provokationsfaktoren: Meiden von Reibung, Druck, Verletzung und chemischer Reizung, Schutz vor Hautkrankheiten, Infektionskrankheiten, Streß!
- Behandlungsbeginn: Keratolyse durch Salizylsäure und Harnstoffzubereitungen (10-20%) in fetten Salben oder als Ölhauben am Kopf; Schmierseifenbäder für große Körperherde
- Entzündungshemmung durch Kortikoide, Einsatz von Teerpräparaten und Dithranol (Cave: Nierenreizung!), Calcipotriol zur lokalen Hemmung der Zellproliferation

- Systemisch: orale Retinoide (Vitamin A-Säure), bei ganz schweren Fällen Immunsuppressiva (z. B. Cyclosporin)
- UV-Phototherapie, auch in Verbindung mit oralen Photochemotherapeutika
- Klimatherapie, ideal am Toten Meer

Prognose:

Die Hautveränderungen können zwar vorübergehend beseitigt werden, dauerhafte Heilungen sind jedoch nicht möglich.

INTOLERANZREAKTIONEN

Intoleranzreaktionen und Allergien machen den größten Teil der Hautkrankheiten aus. Sie sind als Fehlreaktionen des Organismus auf exogene Faktoren bei Menschen mit allergischer Disposition, sog. Atopikern, anzusehen.

Def.:

Allergien sind erworbene spezifische Änderungen der Reaktionsfähigkeit des Organismus gegenüber einer körperfremden Substanz infolge einer immunologischen Reaktion. Der Erstkontakt verläuft stumm, der Zweitkontakt mit Krankheitserscheinungen. Die besondere Empfindlichkeit gegenüber Allergenen ist streng spezifisch und wird durch Sensibilisierung erworben.

DERMATITIS

Def.:

Ein akut auftretender, entzündlicher Prozeß mit monomorpher Effloreszenz von relativ kurzer Dauer. Bei Fortbestehen geht eine akute Dermatitis oft in ein Ekzem über.

EKZEM

Def.:

nicht-infektiöse, nicht-kontagiöse, langdauernde, chronisch- rezidivierende entzündliche Prozesse der Epidermis (bis angrenzende Papillarschicht) polymorphen Charakters.

Kl.:

- matte und rauhe Hautoberfläche
- Ödeme in der Epidermis (Spongiose)
- Bläschenbildung
- Verkrustung

- Weitstellung der Kapillaren mit Exozytose von Entzündungsmediatoren
- Juckreiz (nicht obligat)
- Rötung (Erythem)
- Erythrodermie (Rötung der gesamten Hautoberfläche, oft verbunden mit Schuppung und ödematöser Schwellung)
- Proliferation mit Verdickung der Epidermis (Akanthose, Hyperkeratose, Parakeratose)
- Lichenifikation
- Schuppenbildung
- Einrisse (= Rhagaden) durch mechanische Belastung beim Überwiegen von Verhornungsstörungen (hyperkeratotisches Ekzem)
- polymorphes Erscheinungsbild des Ekzems durch Überlappung der einzelnen Stadien
- völlige Restitution bei Ursachenbeseitigung möglich

Man unterscheidet:

- allergisches Kontaktekzem/Kontaktdermatitis
- toxisches Kontaktekzem
- endogenes Ekzem, Neurodermitis
- seborrhoisch-mikrobielles Ekzem

ALLERGISCHE KONTAKTEKZEME/DERMATITIDEN

Def.:

durch Antigenkontakt hervorgerufenes Ekzem

Ät.:

häufige Allergene sind

- Metalle (vor allem Nickel)
- Epoxidharz
- gummiähnliche Stoffe
- Desinfizienzen
- Medikamente und Salbengrundlagen (Wollfett)
- Pflanzen (vor allem Korbblütler)

Exkurs: Ätiologisch liegt eine immunologische Antwort vom Typ IV zugrunde:
Einer klinisch stummen Sensibilisierungsphase folgt eine Auslösungsphase mit klinischen Symptomen.
Sensibilisierungsphase / Antigenpräsentation:
Kontaktantigen (= Haptene, Halbantigene haben erst nach Anbindung an ein epidermales Trägerprotein Antigenwirkung) heftet sich an die Langerhanszellmembran, wird aufgenommen und verarbeitet. Antigenfragmente (Epitope) werden an die Oberfläche geheftet. Die Langerhanszellen verlassen die Epidermis. In der Dermis gelangen sie über

Lymphgefäße zunächst in regionale, dann auch in paraaortale Lymphknoten. Diese Wanderung dauert ca. 24 Std. In den Lymphknoten wird die markierte Langerhanszelle T-Lymphozyten präsentiert.
Auslösungsphase:
Bei erneutem Antigenkontakt produziert die Langerhanszelle Interleukin I. Dieses bewirkt, daß T-Zellklone zur Proliferation stimuliert werden. Die T-Zellklone produzieren dann Interleukin II und Interferon.
Für die Ausprägung der Dermatitis sind diese Zytokine (= Substanzen, die andere Zellen aktivieren oder deren Funktion verändern) verantwortlich. Infolge der hämatogen transportierten immunkompetenten Zellen und Lymphokine (= von Lymphozyten produzierte Zytokine) treten die entzündlichen Erscheinungen auch außerhalb auf: Neigung zu Streureaktionen.

Kl.:

- hellrotes Erythem mit matter Oberfläche an Kontaktstelle, entwickelt sich ekzemtypisch - über Bläschenbildung, Juckreiz, Nässen - zu Krusten, Hautverdickung und Lichenifikation mit anschließender Schuppung.
- bei längerer und sehr intensiver Antigenexposition: Streuung des Ekzems an nicht exponierte Hautareale

Merke: typisch für akut-allergische Kontaktekzeme sind Erythem, exsudative Effloreszenzen (Bläschen, Nässen), und Krustenbildung.

Beim chronisch-allergischen Kontaktekzem sind die Krankheitsherde unscharf und neigen zu symmetrischer Ausbildung chronisch-entzündlicher Hautveränderungen, Hautverdickung (Akanthose, Hyper- und Parakeratose), Lichenifikation und Rhagaden.

Kompl.:

Auf Grund von Epidermisschaden sind Sekundärinfektionen (Viren, Bakterien, Pilze) möglich: vor allem nässende Ekzeme sind ein idealer Nährboden für Bakterien (z. B. Staphylokokken).

Dg.:

ausführliche Anamnese (Beruf, Hobby, Hautpflege), Klinik, Epikutan-Test (mit Hilfe eines Testpflasters, meist mit Standard-Substanzen, werden verschiedene Allergene auf die Haut gebracht und nach 48 bzw. 72 Std. das Ergebnis abgelesen).

Th.:

- Noxen ausschalten!
- keine Seifen verwenden (Quellung fördert Kalziumausfall), besser Waschsyndets
- möglichst nicht in reinem Wasser baden, da auch dies zur Quellung führt; entsprechende Badezusätze verwenden (Badeöl)
- Kamillezusätze wirken antiinflammatorisch und juckreizlindernd, ebenso Kleiebäder
- im Akutstadium auf Hautreinigung verzichten und durch kühlende Umschläge ersetzen (häufiger Kompressenwechsel)
- Öl- in- Wasseremulsionen bewirken kühlende Verdunstung

- Puder kühlt durch Vergrößerung der Oberfläche (nicht anwenden bei nässenden Ekzemen!)
- systemische Antihistaminika gegen den Juckreiz
- subakut: Hautfettung um Austrocknung zu vermeiden!
- Salizylsäure oder Harnstoff bei Hyperkeratose

TOXISCHE KONTAKTEKZEME

siehe auch physikalische, thermische und strahlenbedingte Hautschäden S. 285

Akut-toxisches Kontaktekzeme

Def.:

Folge direkter Hautschädigung durch physikalische oder chemische Noxen wie Säuren, Laugen, Seifen, Lösungsmittel oder Strahlen Minuten, max. 24 Std. nach dem Kontakt mit toxischen Chemikalien auf das Kontaktareal treten scharf begrenzte Hautveränderungen unter dem Bild des akuten Ekzems auf. Bei starker Gewebsschädigung ist Nekrosenbildung möglich.

Chronisch-toxisches Kontaktekzem

Def.:

durch Kumulation von an sich hautverträglichen Noxen (Wasser, Seifen, Wasch- und Spülmittel) kommt es nach einer Latenzzeit von bis zu mehreren Monaten zur Ausbildung des Ekzem. Im Vordergrund sind typische chronischen Erscheinungen wie Rötung, trockene Haut, Schuppung, Rhagaden bis zu schmerzhaften, teils nässenden Erosionen und häufig Juckreiz. Die Lokalisation ist nur annähernd die Kontaktregion. Bsp.: Hausfrauen-Ekzem (Schädigung des Str. corneum)

Dg. :

Anamnese, Klinik

Th.:

akut: lokale Kortikoide in fetter Grundlage, beim chronisch-toxischen Kontaktekzem Teersalben. Subakut: rückfettende Salben.

Prognose:

Die Therapie des chronisch-toxischen Ekzems ist sehr langwierig, oft über Monate oder Jahre andauernd.

SEBORRHOISCHES EKZEM

Def.:

chronische Dermatose mit scharf begrenzten, rundlichen, gelb-roten, fettigen Schuppen an Kopfhaut und talgdrüsenreichen Stellen an Gesicht, Brust, Rücken und Genitalbereich.

Die Effloreszenzen jucken nicht, heilen selbständig ab oder breiten sich kreisförmig aus.

Kl.:

Bei Kindern beginnt die Erkrankung bereits im Säuglingsalter.

- an der Kopfhaut gelblich-fettige Schuppen mit Einrissen
- an der Haut ziegelrote, kleieförmige Schuppen
- landkartenartige Herde durch Effloreszenz
- selten generalisierte Ausbreitung

Beim Erwachsenen sind überwiegend Männer mittleren Alters oder Frauen in der Menopause betroffen. Streß provoziert die Erkrankung. Im Rahmen von Immundefekten (HIV) kann es zu schweren Krankheitsbildern kommen.

Dg.:

Anamnese, Klinik

Th.:

Lösung der Schuppenauflagerungen: Salizylölhauben (3-5%) über Nacht, verdünnte Kortikoid-Zubereitungen (kurzzeitig und niedrigdosiert), Harnstoffzubereitungen, Sonne, Luft, schwefelhaltige Salben

URTIKARIA

auch: Nesselsucht, Quaddelsucht

Def.:

kutane Intoleranzreaktion mit exanthemischer Ausaat von Quaddeln.

(Eine Quaddel ist eine beetartige Anhebung der glatten Hautoberfläche durch ein perivaskuläres Ödem im Korium. Die üblicherweise rote Farbe der Quaddel kann bei Kompression des Gefäßes durch das Ödem auch weiß sein. Die Größe variiert von wenigen Millimetern bis handflächengroß!)

Ät.:

- immunologisch (anaphylaktisch, IgE-vermittelt oder Immunkomplex-Typ)
  - Nahrungsmittelallergene: Milch, Fisch, Ei, Schalentiere, Nüsse, Gewürze
  - Inhalationsallergene: Staub, Pollen, Tierhaare (Rhinitis, Konjunktivitis, allergisches Asthma bronchiale)
  - Medikamente (Penizillin)
  - parasitäre Antigene (Bienengift, Wespenstiche usw.)
  - mikrobielle Antigene

- pseudoallergisch (nicht-immunologische Intoleranzreaktion durch Histamin-Liberatoren)
  - „Histaminliberatoren“: Röntgenkontrastmittel, Muskelrelaxantien, Anästhetika, Plasmæxpander
  - Nahrungsmittel wie Hummer, Muscheln
  - bakterielle Toxine
  - Salizylate (Aspirin)
  - Konservierungsmittel und Farbstoffe
- physikalisch (mechanisch, thermisch, phototoxisch)

  unbekannte Pathogenese; erworbene Erkrankung, die plötzlich auftritt und nach Monaten oder Jahren spontan verschwindet. Die häufigste Form ist die
  - Kälte-Urtikaria durch raschen Temperaturabfall, kalten Wind oder Wasser, evtl. kalte Speisen und Getränke

Kl.:

- Quaddelbildung
- symmetrische Lokalisation der Quaddeln, bevorzugt an Druckstellen (z. B. Hosenbund)
- Lokalisation und Intensität können innerhalb von Stunden wechseln
- unterschiedliche Dauer der Quaddelbildung:
  - akute Urtikaria: dauert wenige Tage bis Wochen
  - chronische Urtikaria: über viele Monate mit intermittierenden Schüben, (z. B. Salizylate können Schübe auslösen).
- extrakutane Manifestationen (bei akuter Urtikaria oft über Stunden anhaltend):
  - Zungenschwellung, Glöttisödem
  - Asthmaanfälle
  - Magen-Darm-Symptomatik (Übelkeit, Erbrechen, Durchfälle)
  - Gelenkbeschwerden
  - Fieberschübe

Dg.:

Anamnese (sehr ausführlich!), Klinik (der urtikarielle Dermographismus ist bei fast allen Patienten auslösbar), allergologische Untersuchungen (Intrakutan-oder Pricktest)

Th.:

- systemische Glukokortikoidgabe
- lokal: juckreizstillende Zubereitungen
- Meiden auslösender Faktoren (genaue Anamnese!), Eliminationsdiät

QUINCKE-ÖDEM

auch: Angioödem, Ödema quincke

Def.:

allergische Sofortreaktion mit Ödembildung (vor allem im Gesichtsbereich)

Ät.:

- allergische Sofortreaktion
- genetische Veranlagung (sehr selten, meist das weibliche Geschlecht betreffend)

Kl.:

- umschriebene, ödematös-prall-elastische Hautschwellungen, vor allem in Regionen mit lockerem Bindegewebe wie Gesicht, Lippen, Augenlider, und Genitalbereich. Die Schwellungen können z. T. gigantische Ausmaße annehmen.
- Spannungsgefühl (ohne Juckreiz)

Kompl.:

Erstickungsgefahr bei Befall des Larynx

Dg.:

Anamnese, Klinik

Th.:

Adrenalin, Substitution des Inaktivators

Prognose:

Rückbildung innerhalb von 48-72 Stunden

STROPHULUS

auch:

Prurigo acuta, Prurigo simplex, Urticaria chronica infantum, Lichen urticatus, Juckpöckchen

Def.:

schubweise, bei Kindern ab dem 6. Lebensmonat (oder bis zum Schulalter) auftretende, stecknadelkopf- bis linsengroße stark juckende Papeln

Ät.:

Nahrungsmittelallergie, Insektenstichreaktionen

Epidemiologie:

häufig im Sommer und Herbst bei Klein- und Schulkindern

Kl.:

- juckende, entzündlich-gerötete, urtikarielle Papeln an Extremitäten und Stamm
- Weiterentwicklung zu Bläschen
- durch Kratzen entstandene Läsionen
- evtl. gelbliche Krustenbildung durch Sekundärinfektion

Dg.:

Anamnese, Klinik

Th.:

Juckreizlinderung durch Schüttellösungen

ERYTHRODERMIEN

Def.:

Erythrodermien sind entzündliche Rötungen der gesamten Haut mit Schuppung und Infiltration. Damit verbunden sind Kreislaufbelastung durch vermehrten Wasser-, Energie- und Wärmeverlust.

Ät.:

- toxisch durch Arzneimittel: Sulfonamide, Antibiotika, Goldpräparate, Antimalariamittel.
- Generalisation einer akuten allergischen Kontaktdermatitis
- chronische Form: Begleiterscheinungen bei malignen Geschehen
- sekundär chronische Form: aus vorhandenen Dermatosen wie Psoriasis, atopisches Ekzem, Kontaktekzem oder Lichen ruber kann sich eine Erythrodermie entwickeln, wobei bei voller Ausprägung das ursprüngliche Krankheitsbild nicht mehr erkennbar ist.

Kl.:

- Exanthem beginnt zunächst masern- oder scharlachähnlich, konfluiert zu Erythrodermen und zeigt später lamellöse Schuppung (durch gesteigerte Durchblutung kommt es zu gesteigerter Proliferation und Schuppung).
- Allgemeinerscheinungen: Fieber, Schüttelfrost
- bullöse Veränderungen können auftreten (medikamentöses Lyell-Syndrom)
- Eiweißverluste und Hypoproteinämie
- bei der sekundären Form sind Achsel- und Leistenlymphknoten geschwollen (dermatopathische Lymphadenopathie)

Dg.:

Anamnese, Klinik, Histologie (bei dermatopathischer Lymphadenopathie)

Th.:

Behandlung der Grundkrankheit! Absetzen von auslösenden Medikamenten, Überwachung des Eiweiß-, Elektrolyt- und Flüssigkeitshaushalts, Infusionentherapie.

Lokal: Glukokortikoide in fetten Salben, bakterielle Sekundärinfektionen antibiotisch behandeln, Ölbäder mit entzündungshemmenden Substanzen.

PHYSIKALISCH UND CHEMISCH BEDINGTE HAUTERKRANKUNGEN

LICHTDERMATOSEN

UV-Strahlen können lokalisierte Hautschäden und Dermatosen hervorrufen und beeinflußen darüberhinaus auch das Immunsystem der Haut. Je nach Stärke der Exposition kann die UV-Bestrahlung zu lokaler oder systemischer Immunsuppression führen!
Das Sonnenlicht besteht zu 50% aus sichtbarem Licht, zu 10% aus UV-Licht und zu 40% aus Infrarotstrahlen.
Die Hälfte des sichtbaren Lichts wird resorbiert, die UV-Strahlen durchdringen die Haut und sind für Hautschäden verantwortlich.
Die kurzwelligen UV-B-Strahlen werden von der Haut absorbiert und in Energie umgewandelt: ein prostaglandinvermitteltes leichtes Erythem geht später in Pigmentierung über.
(Metabolisch ist der Aufbau von Vit.D3 in der Epidermis aus Dehydrocholesterin zu erwähnen.)
Die Epidermis hyperplasiert unter UV-B-Exposition unter Ausbildung der Leuchtschicht (Lichtschwiele).
Das langwellige UV-A-Band kann sogar bis in die Subkutis dringen. Die Melanozytenstimulierung zur Pigmentbildung ist UV-A-abhängig. Starke UV-A-Exposition führt zu Erythemen.
Der UV-C-Anteil ist sehr zellschädigend und wird von der Ozonschicht aus der auf die Erde durchdringenden Sonnenstrahlung herausgefiltert.

SONNENBRAND

auch: Dermatitis solaris

Def.:

Ein Sonnenbrand ist ein „Phototrauma der Haut" durch Sonnenstrahlung (UV-B-Strahlen). Zunächst entsteht ein Hitzeerythem, das nach 1-2 Stunden verschwindet. Das nachfolgende UV-Erythem hat sein Maximum nach ca. 24-48 Stunden und klingt nach ca. 72 Stunden wieder ab.

Kl.:

- leichte Rötung durch Erwärmung
- hellrotes UV-Erythem an scharf auf das Bestrahlungsgebiet begrenzten Arealen
- bei intensiver Exposition und bei Hellhäutigen Blasenbildung (Verbrennung 2.Grades!)
- Allgemeinsymptome wie Fieber, Schüttelfrost, Kreislaufkollaps sind möglich
- Melaninneubildung führt zur Pigmentierung

(Kommen zentralnervöse Störungen wie Übelkeit, Erbrechen, Meningismus hinzu, so spricht man vom Sonnenstich.)

Dg.:

Anamnese, Klinik

Th.: (besser: Vorbeugung!)

- kühlende Umschläge
- kortikosteroidhaltige Lotionen
- in schweren Fällen systemische Indometacin-Therapie oder nichtsteroidale Analgetika.

Chronische UV-Schäden

Wiederholte und langandauernde Lichtschäden führen zur vorzeitigen Alterung der Hautareale.

Veränderungen im Korium (Umbau von elastischen und kollagenen Fasern) verursachen eine Elastoidose, Epidermisatrophie, Teleangiektasen und Pigmentverschiebungen. Auch Plattenepithelkarzinome bringt man mit chronischen Strahlenschäden in Verbindung.

ERFRIERUNGEN (CONGELATIO) UND FROSTBEULEN (PERNIONES)

Kälteexposition führt zu direkter Gewebsschädigung, die abhängig ist von Einwirkdauer und Luftfeuchtigkeit.

ERFRIERUNGEN (CONGELATIO)

Die Einteilung erfolgt ähnlich der von Verbrennungen:

Erfrierungen I. Grades:

- ischämische Kontraktur der Hautgefäße
- Blässe
- Gefühllosigkeit
- Schmerz
- juckendes Erythem beim Wiederaufwärmen

Erfrierungen II. Grades:

- subepidermale Blasenbildung mit serösem oder hämorrhagischem Inhalt nach Wiedererwärmung

Erfrierung III. Grades:

- die erstarrten Gliedmaßen sind zunächst gefühllos, hart, blau-schwarz
- Gewebsnekrosen bilden sich aus: trockene Nekrose mit braun-schwarzem, lederartigem Aussehen (Mumifikation), bei bakterieller Infektion: feuchte Gangrän
- Merke: Ab einer Körpertemperatur von 25-27° Kerntemperatur kommt es zum Kreislaufstillstand. Körperliche Überanstrengung, Alkohol, Blutverlust und Erschöpfung beschleunigen den Verlauf.

Th.:

Zur Minimierung der Gewebsschäden möglichst rasche Wärmezufuhr: Wärmepackungen, warmes Bad bis 40°, Umschläge (Blutdruckkontrolle!), warme Getränke, Einläufe oder Infusionen, keine Belastungen durch aktive Bewegung, um zusätzliches Sauerstoffdefizit im Gewebe zu vermeiden

FROSTBEULEN (PERNIONES)

Def.:

geringfügig erniedrigte Temperaturen zusammen mit hoher Luftfeuchtigkeit können zu chronischen Kälteschäden und damit verbundenen Hautveränderungen, sog. Frostbeulen, führen.

Kl.:

- überwiegend an Unterschenkeln, Dorsalseiten von Fingern und Zehen, Innenseite derKnie
- vorwiegend im Frühjahr und Herbst auftretend, spontan abklingend und im nächsten Jahr rezidivierend
- livid-rotes Erythem, das auf Druck abblaßt,
- ödematöse Knoten oder unscharf begrenzte Schwellungen
- Hauttemperatur ist erniedrigt
- Juckreiz bei Wärme, Hautfarbe bei Wärme hellrot

Th.:

Meiden feuchter Kälte!

lokal: hyperämisierende Salben (Nikotinsäureester, Schieferteeröl)

systemisch: evtl. durchblutungsfördernde Mittel wie Nifedipin

ERREGERBEDINGTE HAUTKRANKHEITEN

VIRUSKRANKHEITEN DER HAUT

HERPES-ERKRANKUNGEN

Die Gruppe der Herpesviren umfaßt neben dem Herpes hominis das Varicella-Zoster, das Zytomegalie- und das Epstein-Barr-Virus. Die Herpesviren vermehren sich in den Zellkernen des Stratum germinativum.

HERPES SIMPLEX UND HERPES GENITALIS

Herpes simplex (auch „Fieberblase")

Erreger:

Herpes-Virus I (HSV I, Herpes simplex) und Herpes-Virus II (HSV II, Herpes genitalis)

Epidemiologie:

Da bei über 90% aller Erwachsenen Antikörper nachgewiesen werden können, geht man von allgemeiner Durchseuchung aus.

Übertragungsweg und Pathogenese:

Herpes simplex-Erstinfektion in der frühen Kindheit durch den Mund, Herpes genitalis-Erstinfektion im Erwachsenenalter durch Geschlechtsverkehr.

Das Virus ist fakultativ neurotrop und tendiert zur Besiedlung sensibler Ganglien (d. h. latente Dauerinfektion). Von dort kann es entlang der Axone in die Haut gelangen und regionale Rezidive setzen.

Kl..

Erstinfektion meist unauffällig, bisweilen starke entzündliche Erscheinungen:

- schmerzhafte, ausgeprägte Bläschen an Haut und Schleimhaut für die Dauer von 3-6 Wochen
- evtl. beim Kind sehr schmerzhafte Blasen und übelriechende Defekte an Mund und Rachen (Aphthen) sein
- evtl. Fieber und Lymphadenitis
- genitale Erstinfektionen können hochfieberhaft mit entzündlich geröteter Vulva, ödematos und von herpetiformen Bläschen bedeckt, ablaufen. Auch vaginal und entlang der Urethra kann sich der Herpes ausbreiten und zu weißlichen Plaques, Erosionen und Ulzera führen. Dysurie, Zystitis und schmerzhafte Lymphadenitis sind möglich.

Herpes-Rezidive:

- erythematöser an Haut-Schleimhaut-Grenze lokalisierter Herd mit gruppierten Bläschen
- Bläscheninhalt ist anfangs klar, trübt dann ein und verkrustet nach der Öffnung der Blasendecke. Unter der Kruste findet man Erosionen
- bei bakterieller Sekundärinfektion wird auch lokale Lymphadenitis nachweisbar
- bekannte Triggerfaktoren für die Auslösung eines Herpes-Rezidives sind UV-Bestrahlung, Fieber und Menstruation, Streß (Gletscherblase, Fieberblase, Herpes menstruationis)
- auch neuerliche Infektionen können neben Rezidiven bei unzureichendem Antikörperschutz auftreten.

Kompl.:

Bei bestehenden offenen Dermatosen kann die Herpes-Infektion sich mit rascher Aussaat dicht angeordneter Bläschen auf ekzematisierter Haut zeigen. Die Blasen können bis linsengroß werden. Charakteristisch sind dann hohes Fieber und Kopfschmerzen.

Infektionen des Auges führen zu Keratokonjunktivitis herpetica (auch Herpes corneae simplex): ziliare Injektionen, Hypersensibilität, Bildung von Hornhautgeschwüren, nach Abheilung Hornhauttrübung. Häufige Rezidive!

Bei Immundefekten (z. B.Aids) verläuft die Herpes-Erkrankung schwer als Herpes simplex vegetans: Nekrosen, schmerzhafte Infiltrationen, ulzeröse Veränderungen (meist im Anogenitalbereich oder Gesicht).

Der septische Verlauf kann zum Befall innerer Organe (z. B. Enzephalitis) führen!

Dg.:

Anamnese, Klinik, Histologie, Viruskultur

Th.:

Frühstadium: Lokalbehandlung mit Acyclovir (Zovirax) oder Ganciclovir (Cymevene), bei größeren Herden oder gehäuften Rezidiven auch orale Acyclovirbehandlung.

Spätstadien (mit entzündlicher Symptomatik und bakterieller Sekundärinfektion): kortikosteroidhaltige und bakterizide Pasten, in schweren Fällen systemische Acyclovir-Infusionsbehandlung.

Begleitend können entzündungshemmende Mundspülungen und SitzbäderAnwendung finden.

ERYTHEMA INFECTIOSUM

auch: Ringelröteln, fünfte Krankheit (M. quintus), Ohrfeigenkrankheit

Def.: seltene, harmlose, endemisch auftretende komplikationslose Viruserkrankung im Kindesalter, die durch gyrierte Erytheme gekennzeichnet ist.

Erreger: Parvovirus B 19

Inkubationszeit: 6-17 Tage

Kl.: Exanthem: beginnt meist unter Aussparung der Mundpartie und ist auf Wange ("Ohrfeigenkrankheit") und Nasenrücken beschränkt. Nach Stunden oder Tagen: große, scharf begrenzte, intensiv rote, zum Teil quaddelförmige

Makulae, die nach Konfluenz ("Zusammenfluß") girlandenförmige Plaques bilden. Das Erythem verschwindet nach einer Woche.
Dg.: Anamnese, Klinik.
Th.: keine

VARIOLA

Das Variola-Virus, Erreger der echten Pocken, gilt dank weltweiter Impfkampagnen seit Oktober 1977 weltweit als ausgerottet und ist heute als Krankheitsbild bedeutungslos.

MELKERKNOTEN

auch: Melkerpocken
Def.: Von Kühen übertragene Virusinfektion, die v. a. an den Händen von Melkern aufgetreten ist.
Erreger: Parapoxvirus
Kl.: kirschgroße, halbkugelige, blaurote Knoten, umgeben von hellrotem Saum, Spontanabheilung nach ca. 8 Wochen

WARZEN

Verruca, lat.= Warze

Def.:

Warzen sind gutartige, infektiöse, durch Papillomaviren hervorgerufene Neubildungen der Haut, die mit einer Inkubationszeitvon 6 Wochen bis 20 Monate auftreten.

VERRUCA VULGARIS

auch: gemeine Warze, Stachelwarze

Def.:

Durch Virusinfektion hervorgerufene Hyperkeratose führt zu geschwulstähnlichen, rückbildungsfähigen Epithelhyperplasien.

Erreger:

Papillomavirus

Kl.:

- überwiegend an Streckseiten der Hände, auftretende Knötchen,
- anfangs hautfarben mit grau-gelber, zerklüfteter Oberfläche, später durch Schmutzeinlagerungen evtl. schwärzlich verfärbt,
- stecknadelkopf- bis erbsengroß

Th.:

häufig spontane Rückbildung, evtl. Suggestivbehandlung (Röntgenblindbestrahlung, Ekelerregung durch rote Schnecken ⇒ Adrenalinausschüttung ⇒ Gefäßverengung)

Operative Entfernung (scharfer Löffel), Elektrokoagulation, Kryotherapie (= Kältetherapie) mit flüssigem Stickstoff, chemische Mazeration und Zerstörung (Salizylsäure, Milch, Essigsäure)

VERRUCA PLANTARIS

Def.:

Beim Auftreten der Verruca vulgaris am Fuß spricht man von verruca plantaris.

Kl.:

Durch die mechanische Belastung tritt eine morphologische Veränderung ein: Die Warze kann durch die ständige Druckbelastung nur schlecht nach außen wachsen und verändert sich:

- dornartiges Einwachsen in die Dermis
- umgebende Epidermis zeigt hyperkeratotische Kallusbildung
- im Zentrum sind kleinste schwarze Pünktchen sichtbar (kapilläre Blutungen, die schlotartig durch Epidermis geschleust werden)
- in der Nähe sensibler Nerven sind die sog. „Stechwarzen" oft sehr schmerzhaft

Th.:

siehe Verruca vulgaris

VERRUCA PLANA JUVENILIS

Def.:

Bei Kindern und Jugendlichen meist im Gesicht (seltener auch an Handrücken und Unterarm) zahlreich auftretende flache Warzen.

Kl.:

- linsengroße, kaum erhabene Effloreszenzen, die sommersprossenähnlich aussehen
- matte Oberfläche, grau-gelb bis bräunlich
- evtl. Auftreten des Koebner-Phänomens (mechanische Provokation der Hauterscheinung)

Th.:

siehe Verruca vulgaris

CONDYLOMATA ACUMINATA

auch: Feigwarze, Feuchtwarze

Def.:

gutartiges Epitheliom viraler Genese, das als terrainbedingte Variante der Verucca vulgaris angesehen wird.

Erreger:

Kondylomvirus aus der Gruppe der Papillomaviren

Übertragungsweg::

Schmierinfektion

Inkubationszeit::

4 Wochen bis mehrere Monate

Kl.:

- die Feigwarze findet man in feuchtem Milieu, wo die Epidermis durch Mazeration aufgelockert ist: Genital- und Analbereich
- weiche, weißlich bis rötliche Knoten, die sich zu blumenkohlartigen Formen entwickeln oder bei mechanischem Druck auch abgeplattet und hahnenkammartig sein können.
- bakterielle Sekundärinfektionen können zu schmerzhaften Entzündungen führen; umgekehrt sind auch bestehende Entzündungen in diesen Körperregionen Wegbereiter für Condylomata acuminata.

Th.:

siehe Verucca vulgaris, evtl. können die Condylomata durch Puder ausgetrocknet werden.

MOLLUSCUM CONTAGIOSUM

lat.: „weiche Nuß“, auch: Dellwarze

Erreger:

Paravacciniaviren

Übertragungsweg:

Schmierinfektion (häufig in Schwimmbädern, Umkleiden)

Inkubationszeit:

2 Wochen bis 2 Monate

Kl.:

- Dellwarzen befallen überwiegend Kinder und treten in großer Anzahl am ganzen Körper auf (vorzugsweise jedoch im Gesicht).
- Beim Erwachsenen ist eher der Genitalbereich befallen.
- stecknadelkopf-bis pfefferkorngroße runde, hautfarbene Papeln
- zentrale Eindellung mit Öffnung, aus der bei Druck ein weißlicher Molluscumbrei (degenerierte Epithelkörperchen und virushaltige Molluskumkörperchen) kommt

Th.:

gründliches Auspressen, Einfrieren mit Chloraethylspray und anschließendes Ausschaben (scharfer Löffel). Unbehandelt heilt die Hauterkrankung nach zahlreichen Rezidiven selbständig ab.

PITYRIASIS ROSEA

auch: Schuppenröschen

Def.:

In der Jugend oder im frühen Erwaschenenalter auftretende Hauterkrankung mit Rötung und Schuppung, die sich an Oberkörper, nur selten an Extremitäten und fast nie an Händen, Füßen oder Gesicht manifestiert.

Ät.:

nicht-kontagiöse Virusinfektion?

Kl.:

- anfangs mehrere Zentimeter großer lachsroter Primärplaque mit oberflächlich feiner, kleieartiger (= pityriasiformer) Schuppung
- nach Tagen symmetrische Entwicklung oval-geröteter Flecken oder feinpapulöser Herde
- typische "Colorette-Schuppung": Schuppenkrause durch zentrale Abschilferung
- keine Beschwerden

Dg.:

Anamnese, Klinik, Serologie (Differentialdiagnostischer Ausschluß von Lues II, Pilztestausgrenzung von Tinea corpore)

Th.:

Vermeidung von Irritationen (rauhe Kleidung, zuviel Körperpflege, starkes Schwitzen),
Trockenpinselungen mit Zinklotionen, bei entzündlichen Prozessen Kortikoide.

Prognose:

selbständige Rückbildung nach 3-4 Wochen ohne Behandlung

BAKTERIELLE ERKRANKUNGEN DER HAUT

Bakterielle Infektionen der Haut entstehen durch Eindringen von Krankheitserregern auf Grund eines Barrieredefekts. Eitrige Hauterkrankungen (meist Staphylokokken oder Streptokokken) nennt man Pyodermien.

IMPETIGO CONTAGIOSA

Def.:

Bakterielle Epidermisinfektion mit Blasen- und Krustenbildung, die vor allem bei Kindern, überwiegend im Sommer und unter unhygienischen Verhältnissen auftritt.

Erreger:

Staphylococcus aureus, Streptokokken der Gruppe A (selten B, C, G)

Übertragungsweg:

Schmierinfektion, hochinfektiös

Kl.:

- Entzündungsherde überwiegend in Gesicht und an Extremitäten
- anfängliche Blasenbildung mit dünner, brüchiger Blasendecke
- anschließend honiggelbe Krustenbildung auf geröteter Haut
- runde Herde, peripher fortschreitend, zentral abheilend
- Komplikationen: regionäre Lymphadenitis, postinfektiöse Nephritis

Dg.:

Anamnese, Klinik

Th.:

Reinigungsbäder mit Schmierseife, antibiotische Seifen, Salbenverbände (Unguentum Diachylon) zum Krustenlösen. Systemische Penizillingabe bei Komplikationen!

Th.:

hochdosiert Penizillin, Flüssigkeits- und Elektrolytausgleich!

Prognose:

Die Krankheit ist in der Regel selbstlimitierend und heilt ohne Narben ab.

Lebensgefährliche Variante: Staphylococcal scalded skin syndrome, SSS-Syndrom

Bei Neugeborenen und Kleinkindern, selten bei Erwachsenen: anfangs hellrote Erytheme an Gesicht und Gelenkbeugen, toxisch-bedingte Akantholyse führt zu verbrennungsähnlichen Blasen.

ERYSIPEL

auch Wundrose

Def.:

Hautentzündung unter der Epidermis mit scharf begrenzter Rötung und flammenartigen Ausläufern, die auf dem Lymphweg zur Ausbreitung neigt.

Erreger:

Streptococcus haemolyticus

Inkubationszeit:

Stunden bis Tage

Übertragungsweg:

Schmierinfektion an Hautdefekten wie Zwischenzehenbereich (bei Fußpilzbefall = Interdigitalmykose), Ulcus cruris, Mundwinkel- oder Nasenrhagaden, Wunden

Kl.:

- schmerzhafte Rötung und Schwellung an der Eintrittspforte
- erhöhte Hauttemperatur und Brennen im infizierten Bereich
- Fieber, Schüttelfrost, müde, matt
- streifenförmige Erytheme entlang der Lymphbahnen (Lymphangitis)
- regional vergrößerte, druckdolente Lymphknoten (Lymphadenitis)
- ödematöse Blasenbildungen oder Hautblutungen bei schwererem Verlauf

Kompl.:

- phlegmonöse Einschmelzungen, Nekrosenbildung
- Rezidivbildung und Entwicklung des chronischen Erysipels. Die häufigen Entzündungen führen zur Verödung der Lymphbahnen, so daß Lymphödeme (bis Elephantiasis) entstehen.
- bei Lokalisation im Rachen Gefahr des Glottisödems
- Bakteriämie mit Organabsiedelungen wie Glomerulonephritis, Pneumonie, Myokarditis

Dg.:

Anamnese, Klinik

Th.:

normalerweise ist das Erysipel eine selbstlimitierende Erkrankung, die auch ohne Antibiotika abheilt. Einsatz von Penizillin (hochdosiert) nur in schwereren Fällen.

Lokal: kühlende Umschläge, Hochlagern. Elastische Bandagen zur Nachbehandlung (Verhindern von persistierenden Ödemen). Beseitigen der Eintrittspforte!

ABZSEß

lat: Abszessus = Eitergeschwür

Def:

Ansammlung von Eiter in einer nicht vorgebildeten Höhle, sondern in durch Gewebseinschmelzung entstandenem Hohlraum. Häufig wird dieser später von einer bindegewebigen Abszeßmembran umgeben.

Erreger:

Staphylokokken, Streptokokken, Escherichia coli

Kl.:

typ. Entzündungszeichen, Klopfschmerz

Th.:

Inzision, lokale Antibiotika

PHLEGMONE

Def.:

Durch Mikrotraumen eingedrungene Krankheitserreger verursachen eine eitrige Entzündung des Zellgewebes. Diese breitet sich flächenhaft entlang von Sehnen, Faszien und Muskulatur in die Tiefe aus.

Erreger:

Staphylococcus aureus, hämolysierende Streptokokken

Kl.:

- tiefgehende bläulich-livide Entzündung ohne deutliche Abgrenzung, sehr schmerzhaft
- ödematöse Schwellung
- evtl. mit Fieber und schwerem Krankheitsgefühl

Dg.:

Anamnese, Klinik

Th.:

Antibiotika

FOLLIKULITIS

Def.:

Entzündung der Haarfollikel, die am ganzen Körper- mit Ausnahme von Hand- und Fußsohlen - auftreten kann. Infektionen der Hautanhangsgebilde sind zunächst lokal begrenzte Entzündungen an der Oberfläche, können sich jedoch auch in die Tiefe ausbreiten.

Erreger:

Staphylokokken, selten Klebsiellen, Escherichia coli, Proteus

Kl.:

- halbkugelige, stecknadelkopfgroße Pusteln mit schmalem entzündlichem Randsaum
- lokalisierte Ödeme mit Papelbildung

Th.:

intensive Körperreinigung mit Wasser und Seife, häufiger Wäschewechsel; Wärmeanwendungen beschleunigen Spontanperforation.

FURUNKEL, FURUNKULOSE

Def.:

akut eitrige Entzündung durch Ausbreitung einer Follikulitis

Diabetiker sind besonders gefährdet!

Kl.:

- unscharf begrenzter, geröteter Knoten mit zentralem Eiterpfropf (nekrotisierter Follikel)
- schmerzhaft-entzündliche Infiltration der Umgebung
- bei Furunkulose: mehrere Furunkel an verschiedenen Körperregionen, gleichzeitig oder aufeinanderfolgend (durch bakteriell kontaminierte Kleidungsstücke oder Gegenstände)

Dg.:

Anamnese, Klinik

Th.:

Wärmeanwendungen, Kompressen, Rotlicht, Kurzwellenbestrahlung, Zugsalbe, Antibiotika, Inzision. Cave bei Gesichtsfurunkeln: Gefahr einer Sinus cavernosus-Thrombose!

KARBUNKEL

Def.:

konfluierende Furunkel bilden ein Karbunkel.

Kl.:

- häufig am Nacken lokalisiert
- mehrere nekrotische Pfröpfe, dunkel-livid verfärbt, schmerzhaft

Kompl.:

phlegmonöse Ausbreitung in Weichteile oder Umgebung

Dg.:

Anamnese, Klinik

Th.:

hochdosiert Antibiotika (Entzündungsprozeß breitet sich stark aus)

HIDRADENITIS SUPPURATIVA

Def.

bakterielle Entzündung der apokrinen Drüsen in Axilla-, Genital-oder Analbereich

Kl.:

sehr schmerzhafte bis nußgroße, derbe, rötliche Knoten

Dg.:

Anamnese, Klinik

DD.: Furunkel

(Die Knoten des Furunkels liegen tiefer und es fehlt der nekrotische Pfropf.)

Th.:

siehe Furunkel

meist kommt es zur selbsttätigen Spontanperforation und Entleerung des Eiters, eventuell Abheilung unter Narbenbildung.

ERYSIPELOID

auch Rotlauf, Schweinerotlauf

Def.:

Hauptsächlich bei Arbeitern in Fleisch-, Fisch- und Geflügelbetrieben vorkommende Infektionskrankheit, die vor allem an Händen und Unterarmen nach kleinen Verletzungen auftritt, jedoch auch durch enterale Infektion hervorgerufen sein kann.

Erreger:

Erysipelothrix insidiosa

Kl.:

- lokale, deutlich abgegrenzte blau-rote Schwellung
- juckend
- Lymphbeteiligung: Lymphadenitis, Lymphangiitis

Kompl.:

selten: Generalisation (Rotlauf-Septikämie), Endokarditis, chronische Verlaufsform

Th.:

Penizillin.

ERYTHRASMA

Def.:

Häufige Erkrankung intertriginöser Bereiche, die sich durch braune Pigmentierung zeigt und vor allem ältere Menschen, Patienten mit Hyperhidrosis, Adipositas oder Diabetes mellitus betrifft.

Erreger:

Corynebakterium minutissimum (Proprioni-Bakterium)

Kl.:

- Krankheitsbeginn oft mit Rötung der betr. Hautpartien
- scharf begrenzte, milchkaffeebraune Herde, glatte bis fein-schuppige Oberfläche

Dg.:

Anamnese, Klinik, Woodlicht

Th.:

Imidizolpräparate, Antibiotika. Feucht-warmes Milieu verhindern!

ERYTHEMA CHRONICUM MIGRANS

Def.:

Bei der häufigen systemischen bakteriellen Infektion mit Borrelia burgdorferi (Lyme-Borreliose) kommt es zu dermatologischen, neurologischen, kardialen und arthritischen Symptomen. Eine Erscheinungsformen im Frühstadium der Lyme-Borreliose ist das Erythema chronicum migrans (andere dermatologische Erscheinungsformen: Lymphadenosis cutis benigna, Acrodermatitis chronica atrophicans Herxheimer).

Erreger:

Borrelia burgdorferi (durch Zecken übertragen)

Kl.:

- Zeckenbiß (in sehr seltenen Fällen evtl. auch andere Insekten?)
- nach einigen Tagen breitet sich von der Stichstelle eine leicht erhabene Rötung (Erythem) mit zentraler Abblassung zentrifugal aus
- kann spontan abheilen, aber auch Wochen und Monate wandern ("migrans") oder rezidivieren

Dg.:

Anamnese (Zeckenbiß), Klinik. Aus dem Erythemrand können Borrelien angezüchtet werden. Antikörpernachweis im Frühstadium schwierig und unsicher (nur ca. 30%)!

Th.:

Antibiotikatherapie möglichst früh!

Merke:

Eine weitere dermatologische Frühmanifestation der Borreliose ist die Lymphadenosis cutis benigna (Synonym: Borrelien-Lymphozytom):

Kl.:

- an der Stichstelle: Lymphfollikeln ähnliche Knötchen vor allem bei Kindern im Bereich des Ohrs, des Gesichtes und der Brustwarzen
- bei hämatogener Aussaat der Borrelien: Krankheitsgefühl, Nackensteifigkeit, Glieder- und Kopfschmerzen sowie multiple Erytheme

Dg.:

Anamnese, Klinik. Antikörper im Serum (unsicher).

Th.:

siehe oben

Im chronischen Stadium einer Borreliose findet sich evtl. eine weitere Hautkrankheit:

Acrodermatitis chronica atrophicans Herxheimer

Kl.:

- Jahre bis Jahrzehnte nach der Infektion mit Borrelien finden sich in der Umgebung von Gelenken (Ellenbogen, Knie) oder an den Streckseiten der Gliedmaßen entzündliche, streifige bis flächige Hautveränderungen
- anfangs ist die Haut ödematös verdickt, dann atrophisch und livide-rote bis bläuliche Verfärbung
- zigarettenpapierartige Fältelung der Haut
- evtl. fibroide Knoten im Bereich der Gelenke
- gleichzeitig häufig sensible Polyneuropathie u./o. Arthritis

Dg.:

Anamnese, Klinik. Antikörper im Serum, Hautbiopsie (daraus können Borrelien angezüchtet werden)

Th.: siehe oben

AKTINOMYKOSE

Def.:

chronische, bakterielle Hauterkrankung mit opportunistischen Keimen, die früher fälschlicherweise zu den Pilzerkrankungen gezählt wurde

Erreger:

Actinomyces israelii (physiologische oropharyngeale Bakterienflora)

Übertragungsweg:

Traumen, Mischinfektion, besondere anaerobe Bedingungen führen zur Infektion, indem die Erreger tief ins Gewebe eindringen können.

Kl.:

vor allem im Halsbereich:

- derbe entzündliche Knoten, die sich ausbreiten und zu brettharten Wülsten führen
- livid-rote Hautverfärbung
- Fistelbildung und Ulzerationen, aus denen sich serös-eitriges Sekret mit gelben, sandkornartigen Körnchen pressen läßt

Kompl.:

Osteomyelitis, Periostitis, Gewebefibrosierung

Dg.:

Anamnese, Klinik, histolog. Sekretuntersuchung, Kultur

Th.:

monatelange Penizillinbehandlung, Inzision, Drainage der Abszeße, chirurg. Entfernung

DERMATOMYKOSEN / PILZINFEKTIONEN DER HAUT

Die dermatologisch relevanten Pilze lassen sich in drei Gruppen einteilen (DHS-System):

- Dermatophyten
- Hefepilze
- Schimmelpilze

Diagnostische Mittel zur Feststellung von Pilzerkrankungen sind vor allem das Anlegen einer Kultur auf einem geeigneten Nährboden; einige Pilze lassen sich auch mikroskopisch auf Präparaten (Hautschuppen, Haare, Nagelgeschabsel) nachweisen. Auf der Haut des Patienten können mit Hilfe eines sog. „Wood-Lichts“ (einer speziellen Quecksilberdampflampe) im abgedunkelten Raum fluoreszierende Pilzherde ausfindig gemacht werden.

DERMATOPHYTEN-INFEKTION

Fadenpilze befallen gerne die Hornschicht, Nägel und Haare. Durch die Produktion von Keratinasen werden Hornsubstanzen gespalten. Feuchtes Milieu, wie Gummistiefel oder Perlonstrümpfe, erleichtern das Eindringen. Auch Antibiotika, Glukokortikoide und Immunsuppression wirken prädisponierend.

Der hohe Glukosereichtum im Gewebe des Diabetikers oder bei der Frau während der Schwangerschaft (hoher Glykogengehalt imVaginalbereich) begünstigen das Pilzwachstum, da die Fadenpilze die Eigenschaft haben, Kohlenhydrate zu metabolisieren.

Nur wenige Pilzkontakte führen jedoch zur Erkrankung: bei normaler Resistenzlage kommt es nur zu einer parasitären Besiedlung der Haut.

TINEA MANUM, TINEA PEDUM

Def.:

Fadenpilzerkrankung an Handfläche oder Fußsohle mit trockenen, weißlichen Schuppungen. An den Füßen sind die Fußränder und die Ferse oder der Bereich zwischen den Zehen (Interdigitalmykose) bevorzugt.

Erreger:

Dermatophyten

Ät.:

luftundurchläßiges Schuhwerk, mangelhafte Hygiene, schlechte Resistenzlage, Diabetes mellitus, Schwangerschaft

Kl.:

- trockene, weißliche Schuppungen in Handfurchen
- hyperkeratotische Schuppungen an der Fußsohle
- gelegentliches Auftreten von Rhagaden und Erosionen (werden nach mechanischem Lösen der mazerierten Haut sichtbar)
- Dyshidrosis lamellosa sicca: kleine kreisförmig-konfluierende weißliche Schuppenkrausen
- selten exsudative Effloreszenzen (Dyshidrose) mit kleinen Bläschen oder Pusteln an Handflächen oder seitlichen Fingerrändern.

Dg.:

Anamnese, Klinik, Kultur, Wood-Licht, Histologie

Th.:

- Antimykotika
- systemische antimykotische Therapie bei ausgedehnten Erscheinungsformen
- Behandlung mindestens 3 Wochen über das Abklingen der Symptome hinaus fortsetzen, da sonst noch im Stratum corneum befindliche Pilze zu Rezidiven führen!
- nach Ursachen für evtl. Resistenzminderung suchen!

Prognose:

Ohne Therapie verläuft die Erkrankung über viele Jahre, unterbrochen von zeitweisen Remissionen. Interdigitale Rhagaden stellen Eintrittspforten für Bakterien (Erysipel!) dar.

TRICHOPHYTIE, TINEA CAPITIS

Def.:

nur im Kindesalter auftretende Fadenpilzinfektion des Kopfes. Zwei Formen:

- Mikrosporie
- Favus

Mikrosporie

auch: oberflächliche Trichophytie

Merke: hochinfektiöse Erkrankung mit der Gefahr der endemischen Ausbreitung in Kindergärten oder Schulen!

Erreger:

Mikrosporon audouinii

Kl.:

- kleine, pityriasiforme schuppende Herde am Kopf
- langsame Vergrößerung, konfluierend zu polyzyklischen Arealen
- Haare erscheinen wie mit Mehl bestäubt
- Abbrechen der Haare knapp über dem Haarboden („abgemähte Wiese")

Dg.:

Anamnese, Klinik, Wood-Licht (grün), Kultur

Favus
auch: Erbgrind
Def.:
chronische verlaufende Pilzerkrankung des Kopfes bei Kindern mit schwefelgelben, schildchenförmigen Schuppenkrusten (Skutula)
Epidemiologie:
tritt in der Türkei und im Mittleren Osten auf
Erreger:
Trichophyton Schoenleinii
Weitere Dermatophytien können im Gesicht, am Bart, in der Leistengegend oder allgemein am Körper auftreten.

ONYCHOMYKOSIS

Def.:

Pilzerkrankung der Nägel

Ät.:

- lokale Ernährungs- und Durchblutungsstörung des Nagels, oft verursacht durch ein Trauma
- feuchtes Milieu im Schuh, zirkulationshemmendes Schuhwerk
- bestehende Fußmykosen

Erreger:

Dermatophyten, Hefepilze, Schimmelpilze

Kl.:

je nach Pilzart:

Bei Dermatophyten beginnt die Erkrankung am vorderen freien Nagelrand, Hefepilzerkrankungen erfolgen hauptsächlich über eine Paronchie (Nagelfalzentzündung) und beginnen proximal:

- die Hornstruktur wird unter Bildung einer weißen, krümmeligen Masse aufgelockert,
- die Nagelplatte hebt sich vom Nagelbett (ideales Nest für Bakterien und Schimmelpilze)
- der Nagel splittert holzartig auf und wird unregelmäßig dick

Dg.:

Anamnese. Klinik, Pilzkultur

Th.:

Lokaltherapie mit antimykotischem „Nagellack", evtl. systemische Antimykotika

CANDIDA-MYKOSEN, HEFEPILZERKRANKUNGEN

Hautinfektionen mit humanpathologischen Hefepilzen, die meist im Rahmen von verminderter Immunität zu pathogenen Keimen werden. Erreger: Candida albicans u. a.

Vgl. auch Lehrbuch Bd. 1: Candida

Erreger:
Candida albicans u. a.
Ät.:
- feuchtes Milieu
- Antibiotikabehandlung
- Gravidität
- Östrogentherapie (Pille)
- Diabetes mellitus
- Zytostatika, Kortikoide (und andere Immunsuppressiva)
- Immunschwäche durch konsumierende Erkrankungen (Malignome, Leukämie, AIDS)
- Schädigung des Säureschutzmantels
- Intertrigo (Wundsein)

Kl.:
je nach Lokalisation:
- an Schleimhäuten: weißliche, wegwischbare Beläge, leicht blutend (vgl. unten: Mundsoor)
- an der Haut: Pusteln mit entzündlich gerötetem Hof, die sich zu düsterroten Erosionen entwickeln und weißliche Krusten hinterlassen
- Hefepilzerkrankung auch im Bereich der äußeren Genitalorgane, in Hautfalten, an den Nägeln
- Eine systemische Ausbreitung der Hefepilze ist möglich (z. B. Endstadium von AIDS)

MUNDSOOR
auch: Stomatitis candidomycotica
- häufig bei Neugeborenen durch Infektion während des Geburtsvorganges
- cremartige, wegwischbare Auflagerungen an Zunge, Wangenschleimhaut, Gaumen.
- beim alternden Menschen Befall der Mundwinkel, Entwicklung schmerzhafter Rhagaden, den sog. Perlèche.

POSTINFEKTIÖSE HAUTERKRANKUNGEN

ERYTHEMA NODOSUM

Def.:

Das Erythema nodosum ist ein polyätiologisches Krankheitsbild, gekennzeichnet durch schmerzhafte subkutane, symmetrisch im Bereich der Unterschenkelstreckseiten lokalisierte Knoten.

Ät.:

- eine Vielzahl von Infektionskrankheiten (Bakterien, Viren, Pilze) z. B. Streptokokken, Yersiniosen, Tuberkulose, Ornithose, infektiöse Mononukleose, Viruspneumonien u. a.; "Sensibilisierung" durch Antigene?
- Sarkoidose (vor allem im Rahmen eines Löfgren-Syndroms)
- Medikamente (Penizilline, Pyrazolone, Ovulationshemmer)
- Morbus Crohn, Colitis ulcerosa

Klinik:

- akut auftretende subkutane Knoten an den Unterschenkelstreckseiten
- teigige Konsistenz der Knoten. Die Knoten beulen die Haut leicht nach außen.
- unscharfe Begrenzung, auf Druck sehr schmerzhaft
- bedeckende Haut rot bis blaurot gefärbt, glatt, gespannt
- häufig Fieber und Gelenkschmerzen (Arthralgien)
- Frauen erkranken deutlich häufiger als Männer

Diagnose:

Anamnese, Befund, sorgfältige Suche nach einer Grundkrankheit!

Therapie:

Bettruhe, feuchte Umschläge, heparinhaltige Salben, entzündungshemmende Medikamente. Spontanheilung gewöhnlich nach 3 Wochen. Bei starken Schmerzen Schmerzmittel (Analgetikum) und evtl. kurzfristig systemisch gegebene Kortikoide (nicht bei Infekten oder infektallergischer Ursache), ggf. Behandlung der Grundkrankheit.

ERYTHEMA EXSUDATIVUM MULTIFORME

Def.:
Relativ häufiges polyätiologisches Krankheitsbild , das vor allem beim Jugendlichen auftritt und sich in unterschiedlich schweren Verlaufsformen (Minorform ohne Blasenbildung und Allgemeinsymptomatik, Majorform mit Blasenbildung und Allgemeinsymptomatik) ausprägen kann.

Ät.:

- bakterielle oder virale Infekte: häufig im Anschluß an Herpes-Rezidive oder nach Streptokokkeninfekten des oberen Respirationstraktes
- medikamenteninduziert (Sulfonamide, Hydantoin, Pyrazolonderivate, Butazone)

Kl.:

- Prodromalstadium mit rheumathoiden Beschwerden, leichts Fieber, müde, matt...
- münzgroße, leicht erhabene Erytheme, im Zentrum blau-rot, häufig mit zentraler Blase, nach außen zunächst blasse Zone, dann weiterer „Ring“ (Schützenscheibenbild)
- Effloreszenzen v. a. an Handrücken und Streckseiten der Unterarme
- zusätzlich bei der Majorform: ausgedehnte, schmerzhafte Lippenentzündung und Stomatitis, erosive Konjunktivitis mit Verwachsungskomplikationen, im Anal- und Genitalbereich erosive, ulzerierende Entzündungen.

Dg.:
Anamnese (Infekt?), Klinik, Histologie

Th.:

- Minorform: Zinkschüttelmixturen, oral: Kaliumjodid-Lösung
- Majorform: Glukokortikoidtherapie und antibiotischer Schutz vor Sekundärinfektionen
- entzündungsmildernde Umschläge mit Kamillentee, fettfeuchte antibiotische Umschläge

Prognose:
häufige Rezidive in Frühjahr und Herbst

Kompl.:
schwerste Verlaufsform: Stevens-Johnson-Syndrom: ausgedehnte Haut- und Schleimhautläsion und zusätzlich Beteiligung innerer Organe wie nekrotisierende Tracheobronchitis, Pneumonie, Meningitis, Glomerulonephritis.

PIGMENTSTÖRUNGEN, PIGMENTATIONEN

CHLOASMA UTERINUM

Def.:
Häufige Begleiterscheinung der Schwangerschaft in Form gelblich-brauner Pigmentflecke, die vor allem im Gesicht (meist an Schläfen und Stirn) auftreten.
Ät.:
hormonelle Einflüße (Schwangerschaft, orale Kontrazeptiva)
Kl.:
oft symmetrisch angeordnete, größere Pigmentflecke mit scharfer, jedoch unregelmäßiger Begrenzung; treten nach Sonnenexposition verstärkt hervor.
Dg.: Anamnese, Klinik
Th.:
Da sich die Flecken nach der Schwangerschaft in der Regel zurückbilden, ist Therapie nicht nötig. Möglich ist das chemische Bleichen der Haut. Keine oralen Kontrazeptiva!

VITILIGO

auch: Weißfleckenkrankheit

Def.:

erworbene Hypomelanose durch Zugrundegehen von Melanozyten

Ät.:

immunologisch (Autoaggression)

Kl.:

- fleckförmige, pigmentfreie (weiße) Hautareale
- häufig symmetrisch auftretend
- werden behaarte Bereiche befallen, so werden auch die Haare hell (Poliosis)
- bei fast allen Patienten ist der Anogenitalbereich befallen, auch Hände, Gesicht und Kopfhaut (jedoch auch Befall am übrigen Körper möglich)

Dg.:

Anamnese, Klinik (anogenital!)

DD.:

syphilitisches Leukoderm, Lepra

Th.:

kosmetisches Abdecken, Sonnenschutz

Prognose:

harmlose Hauterkrankung, häufig Spontanremissionen

AUTOIMMUNERKRANKUNGEN

BULLÖSE AUTOIMMUNERKRANKUNGEN DER HAUT

Wenn das Immunsystem nicht mehr im Stande ist zwischen körpereigenen und körperfremden Zellen zu unterscheiden, kann es zu Immunreaktionen gegen körpereigene Bestandteile kommen.

In der Gruppe der bullösen Autoimmunkrankheiten der Haut mit Reaktionsort Epidermis kann man generell 3 Gruppen unterscheiden:

- Pemphigus-Gruppe
- Pemphigoid-Gruppe
- Dermatitis herpetiformis

PEMPHIGUS

Pemphigus chronicus vulgaris
Def.:
Autoimmun-bedingte „Blasensucht", die Epitheldefekte hinterläßt und geringe Heilungstendenz zeigt.
Die Pemphiguserkrankungen (Pemphigus = Blasensucht) verlaufen ohne Behandlung tödlich. Alle Formen des Pemphigus verlaufen mit Blasenbildung auf Grund eines Verlustes des Zusammenhalts im Bereich der Stachelzellschicht. Häufigste Erscheinungsform ist der Pemphigus vulgaris, bei dem die Störung durch suprabasale Akantholyse (Auflösung der Stachelzellschicht) bedingt ist.
Kl.:
- befällt überwiegend Menschen mittleren Alters
- Lokalisation an druck- und reibungsexponierter Haut, v. a. Rücken, Gesäß, im Bereich der Mundschleimhaut, selten im Genitalbereich
- nicht juckend
- anfangs schlaffe Blasen mit klarem Inhalt auf nicht entzündeter Haut
- da die Blasendecken sehr dünn sind, platzen sie leicht und führen zu Erosionen und Krusten
- im weiteren Verlauf vergrößert sich die Erosion durch exzentrisches Weiterschieben des Blasenrandes
- an druckexponierten Körperregionen entwickeln sich hellrot-nässende Erosionen mit Sekundärinfektionen

Dg.:
Anamnese, Klinik, direktes und indirektes Nikolski-Phänomen (Verschiebbarkeit der Blasen), Probenbiopsie (pos. Tzanck-Test = mikroskopischer Nachweis einer Akantholyse), Immunfluoreszenzuntersuchung, Labor (Antikörpertiter korreliert mit Schweregrad)
Th.:
- Allgemeinmaßnahmen: viel Trinken, eiweißreiche Ernährung, evtl. auftretende Anämien behandeln
- lokal: Glukokortikoid-Creme bei milder Form, antibiotische fett-feuchte Verbände
- systemisch: Kortikoidstoßbehandlung (Prednisolon) mit allmählicher Reduzierung, Immunsuppression, evtl. Plasmapherese (= Austausch), Antiobiotika bei Sekundärinfektion

Prognose:
Unbehandelt führen Komplikationen wie Superinfektionen, Flüssigkeits- und Elektrolytverlust, allgemeiner Kräfteverfall und Abmagerung zum Tode. Unter Therapie beherrschbar, jedoch nicht heilbar!

PEMPHIGUS VEGETANS

Def. mildere Verlaufsform der Pemphiguserkrankung mit nur einzeln lokalisierten Herden
Kl.:
- tritt überwiegend an Unterschenkeln und im Bereich von Körperfalten auf
- Blasengrund neigt zur Hypertrophierung: warzenartiges Aussehen bei Austrocknung

Dg. und Th. siehe Pemphigus vulgaris.
Prognose: leichtere Verlaufsform, in der Regel nicht lebensbedrohlich

PEMPHIGUS FOLIACEUS

Im Gegensatz zum Pemphigus vulgaris zeigt sich die Störung in Form subkornealer Akantholyse im Bereich der oberen Epidermisschichten (Stratum spinosum und granulosum) in Form sehr dünner Blasen, die sehr leicht platzen und dementsprechend als solche nicht mehr zu sehen sind.

Def.:

autoimmun-bedingte, oberflächliche Blasensucht (im Bereich Stratum spinosum/granulosum) mit starkem Juckreiz und Brennen

Kl.:

- nässende, blätterteigähnliche Schuppungen, intakte Blasen nur selten sichtbar
- überwiegend an seborrhoischen Arealen im Bereich Kopf, Gesicht, Stamm, (Mundhöhle in der Regel frei)
- unangenehmer Geruch durch bakterielle Zersetzung der klebrig-feuchten Erosionen
- starker Juckreiz und Brennen

Dg.: wie Pemphigus vulgaris

Th.:

Meiden von Sonnenbestrahlung, da dies das Krankheitsbild provoziert!

Zur weiteren Therapie siehe oben: Pemphigus vulgaris

PEMPHIGUS (SENEAR-USHER)

auch: Pemphigus seborrhoicus, Pemphigus erythematosus

Def.: milde, ausgesprochen chronische Pemphigusform mit lokalen Hautveränderungen

Kl.:

- an seborrhoischen Arealen von Gesicht, Kopf, Brust und Rückenmitte
- nicht im Bereich des Mundes
- symmetrische, seborrhoisch schuppende, krustenbedeckte Erythemherde

Dg.:

siehe Pemphigus vulgaris, Nikolski-Zeichen kaum auslösbar

Th.: siehe Pemphigus vulgaris

PEMPHIGOIDE

BULLÖSES PEMPHIGOID / ALTERS-PEMPHIGUS

Def.: häufigste bullöse Dermatose, tritt jenseits des 60.Lj. auf

Ät.: ungeklärt, paraneoplastisch, medikamenteninduziert

Kl.:

- erbs-bis haselnußgroße pralle Blasen auf unveränderter oder erythematös-erhabener Haut
- seröser Blaseninhalt, anschließendes Platzen oder Eintrocknen, narbenloses Abheilen
- erheblicher Juckreiz
- schlangen- oder bogenförmige Anordnung durch Konfluenz
- hauptsächlich in Falten des Abdomens und Oberschenkelinnenseiten
- meist symmetrische Anordnung

Dg.: Anamnese, Klinik, Histologie

Th.: siehe Pemphigusgruppe, niedrigere Anfangsdosierungen und raschere Reduktion der Kortikoidlosen

SCHLEIMHAUTPEMPHIGOID/ PEMPHIGUS CONJUNCTIVAE

Def.:

gutartiges Schleimhautpemphigoid mit subepidermaler Blasenbildung besonders in der Bindehaut, aber auch Mundschleimhaut (Gaumen, Zahnfleisch), Nasen- und Rachenraum, Anal- und Genitalbereich.

Kl.:

- häufig Beginn als einfache Konjunktivitis
- kurzfristige Blasenbildung, die jedoch schnell von Erosionen abgelöst wird
- Hornhautulzeration mit anschließender Hornhauttrübung
- Abheilung unter narbigen Verwachsungen
- erschwerter Lidschluß und behinderte Augenbewegung
- Entropium

Dg.: Anamnese, Klinik, Histologie

Th.:
- lokal: Glukokortikoid-Suspensionen, Lokalanästhetika
- systemisch: Sulfone und Glukokortikoidkombinationen
- operativ: Beseitigung von Narben und Verwachsungen

Kompl.: Symblepharon (Lidverwachsung mit dem Augapfel), Erblindung
Prognose: schubweiser Verlauf über Jahre, Allgemeinzustand gut

HERPES GESTATIONIS

Def.:
seltene Hauterkrankung, die in der 2. Schwangerschafthälfte auftreten kann und sich vor allem periumbilikal und im Bereich der Extremitäten manifestiert
Kl.:
- leicht erhabene, urtikarielle Erytheme mit Spannungsblasen
- stark juckend
- herpetiforme Anordnung der Blasen

Dg.: Anamnese, Klinik, Histologie
Th.:
Da die Erkrankung meist spontan nach der Geburt abklingt, ist häufig keine Therapie notwendig. Symptomatisch: Juckreizlinderung. Ausgedehnte Veränderungen erfordern evtl. systemische Glukokortikoidgabe, in Hinblick auf die bestehende Schwangerschaft möglichst niedrigdosiert und kurz.
Prognose:
Durch Kontrazeptiva oder andere Hormonpräparate kann die Erkrankung erneut provoziert werden, ebenso bei neuer Schwangerschaft.

DERMATITIS HERPETIFORMIS (DUHRING)

Def.:
durch starken Juckreiz gekennzeichnete Dermatitis autoimmuner Art, die sich durch erythematöse und ekzematöse Hautveränderungen und herpetiform angeordneten Bläschen zeigt.
Ät.:
allergische Prozesse, Fokalinfekte. Bei einem großen Teil der Patienten ist die Dermatose mit einer (oft symptomlosen) gluten-sensitiven Enteropathie gekoppelt! Auch psychischer Streß und Schocksituationen können Auslöser sein.
Epidemiologie:
überwiegend jüngere Männer sind betroffen.
Kl.:
- chronisch-schubweiser Verlauf
- vorzugsweiser Befall der Extremitätenstreckseiten (Knie, Ellbogen) sowie Kreuzbeingegend
- herpetiform gruppierte Papulovesikel und Blasen auf entzündlich-geröteter Haut
- serohämorrhagische Krustenbildung durch Aufkratzen
- Pigmentveränderungen an abgeheilten Veränderungen
- polymorphes Erscheinungsbild durch alte und frische Eruptionen

Dg.:
Anamnese, Klinik, epikutaner Jodläppchentest oder orale Kalium-Jodid-Lösung als Hinweis auf Jodempfindlichkeit, Saugbiopsie aus Jejunum (Dünndarmzottenatrophie durch Zöliakie-ähnliche Symptomatik) Labor: Bluteosinophilie, Histologie
Th.:
- lokal: juckreizlindernde Lotionen wie Zinkschüttelmixturen u. ä., Teer, ichthyol- und antihistaminhaltige Zusätze
- systemisch: Langzeitsulfonamid- oder Sulfontherapie (Dapson) unter ständiger Blutkontrolle
- bei Enteropathie: glutenfreie Diät (keineWeizen-, Roggen-, Gerste- und Haferprodukte)

KOLLAGENOSEN

Unter Kollagenosen versteht man erworbene, systemisch-entzündliche Bindegewebserkrankungen auf Grund tiefgreifender Störungen des Immunsystems. Heute werden Kollagenosen auch unter dem Begriff „Gruppe von Krankheiten mit hyperergischer Immunreaktion" zusammengefaßt. Zur Gruppe der Kollagenosen gehören als wichtigste Vertreter:

- Lupus erythematodes
- Sklerodermie
- Dermatomyostitis

LUPUS ERYTHEMATODES

auch: SLE (systemischer Lupus erythematodes)

Def.:

generalisierte Autoimmunerkrankung von Haut und Bindegewebe, bei der Autoantikörper und Immunkomplexe entzündliche Vorgänge auslösen (vor allem an den Gefäßen: Vaskulitiden). Vorwiegend sind junge Frauen betroffen.

Es wird eine harmlose, auf die Haut beschränkte Krankheit (erhabenes Erythem, anschließende Schuppung, danach atrophische, dünn-glänzende Haut) vom systemischen Lupus erythematodes (akut in Schüben verlaufende, lebensgefährliche Erkrankung) unterschieden.

Ät.:

ungeklärt

Kl.:

- unscharf begrenzte, makulös bis urtikarielle Erytheme in schmetterlingsförmiger Anordnung über Nase und Wangen
- uncharakteristische Erytheme am Stamm (masern-oder scharlachähnlich)
- Fieberschübe
- Raynaud-Symptomatik, netzförmige Hautzyanose oder Vaskulitis mit Ulzera
- typische Rötungen und Atrophien mit Teleangiektasien am Nagelwall
- Erosionen und Ulzerationen der Mundschleimhaut
- extrakutane Symptome: Arthralgien, Myalgien und Lymphknotenschwellungen
- Erkrankungen an Herz, Lunge, Leber, psychotische und neurotische Störungen des ZNS

Kompl.:

Lupus-Nephritis mit Nierenversagen

Dg.:

Anamnese, Klinik, Labor: BSG stark erhöht, typisches Blutbild, Veränderungen der Elektrophorese, antinukleärer Antikörper im Serum

Th.:

Immunsuppression mit systemischen Glukokortikoiden und Antimetaboliten, Meiden von körperlicher Anstrengung, Sonnenbestrahlung und Kältebelastung (wirken provozierend).

Prognose:

Schubweiser Krankheitsverlauf mit wochen-, monate- oder jahrelangen Remissionen. Todesursache sind meist unbeherrschbare Infektionen auf Grund der Abwehrschwäche oder Nierenversagen.

SKLERODERMIE

auch: Pergamenthautkrankheit, „Darrsucht“

Def.:

Die Sklerodermie ist eine Systemerkrankung des Bindegewebes, die in progressiv systemischer oder lokalisierter (circumscripta) Form auftreten kann und durch Fibrosklerose zu Hautschrumpfung führt („in der eigenen Haut gefangen“, „die eigene Haut wird zu eng“).

Kl.:

vor allem sind Frauen betroffen:

Zirkumskripte Form

- hellrot, unscharf begrenzte ödematöse Herde, anschließende Verhärtung zu wachsartiger, elfenbeinähnlicher, glänzender Platte, evtl. allmähliche Rückbildung unter Atrophie der Haut (typischer 3-phasiger Verlauf: Erythem-Sklerose-Atrophie)

Progressiv-systemische Form

- Beginn mit vasomotorischen Störungen wie Akrozyanose, Cutis marmorata, Raynaud- Syndrom.
- Veränderungen an den Händen (seltener an den Füßen):
  - ödematös-teigige Aufschwellungen und Rötungen
  - Entwicklung spiegelnd-glänzender Haut
  - Gelenkseinschränkungen, krallenartige und gespreizte Fingerstellung
  - Fingerendglieder erscheinen zugespitzt, trophische Ulzerationen führen zur sog. „Rattenbißnekrose“. Die Veränderungen an den Händen setzen sich an den Unterarmen fort.

- Veränderungen im Gesicht:
  - Gesichtshaut strafft sich, Falten verstreichen, Mimik wird reduziert: „Maskengesicht“
  - Nase, Lippen und Mund werden schmal: “Vogelgesicht“
  - radiäre Faltenbildung um den Mund: „Tabaksbeutelmund“
  - Verkürzung und Verdickung des Zungenbändchens
  - Teleangiektasien und Pigmentverschiebungen
- Beteiligung innerer Organe:

  Ösophaguswandstarre, Lungenfibrose, Myokardfiborse, Nierenfibrose

Dg.:

Anamnese, Klinik, Histologie, Labor (Nachweis von antinukleären Antikörpern)

Th.:

therapeutisch wenig beeinflußbar, medikamentös u. a.: Antiphlogistika, Kalziumantagonisten, ACE-Hemmer; physikalische Maßnahmen: Gymnastik, Massage, Vermeiden von Kälteeinwirkung

DERMATOMYOSITIS

Def.:

Entzündung von Muskeln und Haut

Ät.:

unbekannt, bei älteren Patienten oft in Verbindung mit Neoplasien (v. a. gastrointestinale Tumoren)

Kl.:

- anfangs Muskelschwäche und -schmerzen (Arme können nicht mehr über Schulterhöhe abduziert werden), druckschmerzhafte und teigige Muskulatur
- zunehmende Muskelatrophie und proximale Paresen
- Hautveränderungen mit weinrot-lilafarbenem Gesichtserythem, evtl. bis Brust-Rücken ausbreitend: anfangs ödematös, dann atrophisch mit Pigmentverschiebungen und Teleangiektasien
- schuppende, unscharf begrenzte Erytheme am Handrücken

Dg.:

Anamnese, Klinik, Labor: Erhöhung der Muskelenzyme CPK, Kreatin und Aldolase, Anstieg der Transaminasen (GOT, GPT, LDH) im Serum, Leukopenie, Anämie)

Th.:

Tumorsuche! Kortikoide und Immunsuppressiva

Prognose:

Bei der paraneoplastischen Form führt das Entfernen des Tumors zur Rückbildung.

Bei Beteiligung von Myokard, Interkostal- oder Schlundmuskulatur besteht die Gefahr von Aspirationspneumonien, Tod durch Atem-oder Herzstillstand. Spontanes Sistieren oder Ausheilung unter Defekten wie Fibrosierung, Sklerosierung und Muskelverkalkungen sind möglich.

TUMORE DER HAUT

GUTARTIGE GESCHWÜLSTE DER HAUT

NAEVUS

auch Mal, Muttermal

Def.:

Ein Naevus ist ein angeborenes oder später auftretendes Mal (Muttermal) mit scharfer Begrenzung.

Es gibt sehr viel unterschiedliche Naevusformen, tw. im Hautniveau liegend oder auch erhaben. Naevi an sich sind gutartig, zeigen jedoch meist eine besondere Disposition zur Entartung. Daher müssen sie beobachtet und bei Veränderungen entfernt werden. Dies gilt vor allem für dunkelpigmentierte und nicht behaarte Naevi und mechanischen oder chemischen Irritationen ausgesetzte Naevi (z. B. am Hosenbund, Fußsohle, Handfläche).

MELANOZYTÄRE NÄVI

Def.:

durch Vermehrung der Melanozyten und gesteigerter Melaninproduktion hervorgerufene scharf begrenzte, braune Flecke wie Sommersprossen (Epheliden) Lentigines (Linsenflecke), Café-au-lait-Fleck (Naevus pigmentosus).

Naevuszellnävi

Def.:

Hauterscheinung auf Grund veränderter Melanozyten (Naevuszellen): flache, knotenförmige oder zerklüftete, punktförmig bis großflächige, häufig behaarte braune Male, die sich meist in der Pubertät entwickeln. Selbständige Rückbildungen sind möglich.

Naevuszellen sind formveränderte, kugelige oder spiralige Melanozyten, die Melanin produzieren aber auf Grund von Dentridenmangel nicht an Keratinozyten abgeben können.

Da Naevuszellnävi Vorläufer von Melanomen sein können ist häufige Kontrolle notwendig.

Spindelzellnaevus, Spitznaevus
vor allem. bei Kindern auftretend, rötlich-braun pigmentierte Knoten; harmlos

Halonaevus, Suttonnaevus
depigmentierte Randzone, überwiegend am Stamm, gehäuft bei Jugendlichen; harmlos

Tierfellnaevus
vermehrte Behaarung, starke Pimentierung, tritt an großen Körperarealen auf und ist bei Geburt bereits vorhanden. Erhöhtes Melanomrisiko!

Merke: angeborene Pigmentnaevi von mehr als 2 cm Größe sollten wegen Entartungsgefahr vor dem 20. Lebensjahr entfernt werden!

BLUTGEFÄßNAEVUS
auch: Feuermal, Naevus flammeus

Def.:

hell- bis dunkelrote oder auch rot-violette fleckförmige Verfärbung der Haut mit scharfer Abgrenzung auf Grund Gefäßerweiterungen in der oberen Dermis.

Kl.:

- besonders im Gesicht, oft symmetrisch und im Bereich des Trigeminus auftretendes Hautmal
- medial im Bereich des Nackens oder der Stirn als „Storchenbiß“ bekannt (neigt zur Rückbildung nach 1-2 Jahren)
- laterale Feuermale persistieren und neigen zu gutartigen, kugeligen Auswüchsen
- in der Regel bei Geburt vorhanden, kann sich jedoch auch erst im Lauf des Lebens entwickeln

Dg.:

Anamnese, Klinik, Histologie (dünnwandige, erweiterte dermale Gefäße).

Th.:

Das Feuermal stellt in erster Linie ein kosmetisches Problem dar. Teilexzision in Abständen ist möglich. Kosmetisches „Überschminken“ der einfachere Weg (wenn möglich).

Spinnennaevus
auch: Spidernaevus

Def.:

leicht erhabenes arterielles Gefäßknötchen mit spinnenförmigen feinsten Gefäßausläufern (Teleangiektasien) bei Kindern im Gesicht oder bei Erwachsenen mit Leberschäden.

Th.:

Koagulation mit elektrischer Nadel

ZYSTEN

Def.:

Hautveränderungen aus kleinen, mit Epithel ausgekeleideten Hohlräumen.

MILIEN

auch: Hautgrieß

Def.:

Milien sind oberflächliche Keratinzysten in Form gelblicher Knoten.

Ät.:

Epidermisreste werden durch Bindegewebe vom Oberflächenepithel getrennt (anlage-oder traumatisch bedingt). Das Wachstum der Epithelzellen führt zu Hornlamellenbildung.

Th.:

Milie mit Nadel eröffnen und ausdrücken, Schälkuren

ATHEROME

Def.:

tiefliegende Hautzysten, v. a. im Bereich Gesicht, Hals, Brust und Rücken

Kl.:

- harte, prall-elastische, gelblich-weißliche Knoten
- größere Zysten neigen zur Sekundärinfektion mit entzündlicher Rötung

Th.:

siehe Milien

ROSACEA/RHINOPHYM

Def.:

häufige, auf die Gesichtshaut begrenzte, nicht-infektiöse, entzündliche Dermatose. Die Erkrankung verläuft in Stadien chronisch-progredient. Die Entwicklung bei Frauen und Männern ist unterschiedlich.

Das Rhinophym ist eine nur beim Mann stattfindende Weiterentwicklung der Rosacea.

Ät.:

?, erbliche Faktoren?, innere Erkrankungen wie Hypertonie, gastrointestinale Störungen?

Kl.:

- bei der Frau zunächst flüchtige Erytheme im Gesicht und am Brustausschnitt, provoziert durch Temperaturwechsel, Hitze, Erregung, Kaffee, Alkohol.
- erythematöses Stadium: Erytheme persistieren, weinrote Herde aus feinen Teleangiektasien treten bei Frauen wie Männern in der Gesichtsmitte auf (auch Stadium teleangiektaticum)
- papulöses Stadium: in der Gesichtmitte einzelne oder gruppierte entzündliche Knötchen, Papeln und Pusteln; die Gesichtfarbe ist livid-rot (periorale und periorbitale Flächen bleiben frei). Dieses Stadium ist bei Männern ausgeprägter. DD zu Akne: keine Komedonen!
- beim Mann hyperplasieren das Bindegewebe und Talgdrüsen zur „Knollennase“ (meist unsymmetrisch gebuckelt, tiefe Follikelöffnungen mit stark vermehrter Sekretion. Die Nase verfärbt sich kupferrot bis livid-blau.
- Komplikationen: Konjunktivitis, Blepharitis, Keratitis, Iritis

Th.:

orale Tetrazykline, chirurgische Entfernung des Rhinophyms

FAKULTATIVE "PRÄKANZEROSEN"

Unter Präkanzerosen versteht man Hautveränderungen, die erfahrungsgemäß nach einer mehr oder weniger langen Latenz zu echten bösartigen Tumoren führen.

KERATOSIS SENILIS

Def.:

degenerative Hautveränderung mit krustenähnlicher Hornauflagerung an sonnenexponierten Arealen älterer Menschen

Ät.:

Übermäßige Sonnenbestrahlung, Röntgenbestrahlung, wiederholte Teerapplikationen, Arsenmedikation (früher oral bei Psoriasis, Kachexie, Anämie, asthenische Jugendliche, Verwendung im Weinbau und als Schädlingsbekämpfungsmittel).

Kl.:

- die Hautveränderung findet sich häufig an Stirn, Nasenrücken, Glatze
- gelbliche, kleine, besser tast-als sichtbare, multiple Hornauflagerungen
- evtl. lassen sich die Auflagerungen mechanisch ablösen (bluten dann meist), wachsen jedoch nach, vergrößern sich bis zu unregelmäßig-höckrigen, fast warzenähnlichen Strukturen.
- umschriebenes Längenwachstum führt zum sog. <u>Cornu cutaneum</u> (Hauthorn).

Dg.:

Anamnese, Klinik, Histologie!

Th.:

Kryotherapie mit flüssigem Stickstoff, lokale Zytostatikatherapie, Exzision!

M. BOWEN

Def.:

scharf begrenzte Präkanzerose, mit entzündlich-gerötetem Herd und oberflächlich weiß-grauer oder gelblicher Schuppenkruste

Kl.:

Die Hautveränderung tritt meist an Rumpf und Extremitäten auf und macht keine Beschwerden. Im Bereich der Schleimhäute kann M. Bowen weißlich wie Leukoplakie, aber auch düsterrot erscheinen.

Dg.:

Anamnese, Klinik, Histologie!

DD.:

Psoriasis, chronische Ekzemherde

Th.:

Kryotherapie mit flüssigem Stickstoff, Röntgenbestrahlung, operative Entfernung

LEUKOPLAKIE

Def.:

weißliche, scharf begrenzte Veränderung der Schleimhaut

Ät.:

mechanische oder chemische Irritationen (Teer /Rauchen, Zahnprothesen)

Kl.:

weißliche Schleimhautveränderung mit teilweiser glatter oder auch pflastersteinartig verdickter Oberfläche

Dg.:

Anamnese, Klinik, Probeexzision

Th.:

Behandlung mit flüssigem Stickstoff, bei Verdacht auf Bösartigkeit chirurgische Entfernung

LENTIGO MALIGNA

auch: Melanosis circumscripta praeblastomatosa Dubreuilh

Def.:

Präkanzerose, die früher oder später in ein malignes Melanom (!!) übergeht in Form intensiv dunkler Verfärbung an lichtexponierten Körperstellen.

Kl.:

- fleckförmige, meist schwarzer Hautfleck von unregelmäßiger Gestalt
- scharfe Abgrenzung, polyzyklische Form

Dg.:

Anamnese, Klinik

Th.:

bereits bei geringstem Verdacht vollständige Exzision und histologische Untersuchung!

BÖSARTIGE GESCHWÜLSTE DER HAUT

Im Bereich der Haut finden sich ca. zehnmal häufiger Basaliome als Spinaliome. Im Bereich der Übergangsschleimhäute fast ausschließlich, im Bereich der Schleimhäute ausschließlich Spinaliome.

BASALIOM

auch: Basalzellkarzinom, Epithelioma basocellulare

Def.:

Das Basaliom ist ein von den basalen Zellschichten der Epidermis und dem Follikel ausgehender Tumor, der invasiv und destruierend (zerstörend) wächst, jedoch nicht metastasiert. (Deshalb wird das Basaliom auch als "semimaligner" (= "halbbösartiger") Tumor bezeichnet.

Epidemiologie:

Das Basaliom ist der häufigste Tumor der Haut. Die Häufigkeit des Auftretens steigt mit zunehmendem Alter. Basaliome vor dem 40. Lbj. sind selten. Männer und Frauen werden gleich häufig befallen.

Ät.:

- UV-Licht (vgl. unten Spinaliom)
- genetische Disposition (vgl. unten Spinaliom)
- krebsauslösende Giftstoffe (Arsen)

Kl.:

- treten oft multipel und mit großer Vielfalt im klinischen Erscheinungsbild auf
- bevorzugter Sitz: Gesicht, oberhalb des Mundes (nur 5% der Basaliome finden sich an Stamm und Extremitäten) und auf vorgeschädigter Haut
- Frühphase: entweder 1-3 mm großes, hautfarbenes, derbes Knötchen oder hautfarbene Verhärtung (oft von gesundem Gewebe schwer zu unterscheiden: Palpation)
- später: nach Monaten bis Jahren entwickelt sich ein glasiger, hautfarbener, halbkugeliger Tumor mit teleangiektatischen Gefäßzeichnungen (solides Basaliom) oder ein zentral atrophierender Tumor mit perlschnurartig glänzendem Randsaum (zikatrisierendes Basaliom)
- schwierig zu diagnostizieren: sklerodermiformes Basaliom (hautfarbene Verhärtung ohne sonstige typische Kritierien)

Dg.:

Anamnese, Klinik (perlschnurartiger Randsaum, Teleangiektasien), operative Entfernung mit histologischer Untersuchung

Th.:

- chirurgische Entfernung
- andere, weniger radikale Verfahren (Elektrodissektion, Kürettage, Kryotherapie) allenfalls bei sehr kleinen Basaliomen bei älteren Menschen
- Strahlentherapie: wenn die vollständige operative Entfernung des Basalioms nicht möglich ist

Prognose:

Da sie nicht metastasieren ist die Prognose der Basaliome in 95% der Fälle gut. Destruierendes Wachstum kann jedoch in Einzelfällen zum Tode führen.

PLATTENEPITHEL-KARZINOM (SPINALIOM)

auch: spinozelluläres Karzinom (verhornendes) Plattenepithelkarzinom, Epithelioma spinocellulare, Stachelzellkarzinom

Def.:

Das Spinaliom ist ein Karzinom der Epidermis, das nach unterschiedlich langer Zeit (Wochen bis Jahre) in die schnell wachsende, invasive Form eines bösartigen Tumors übergeht. Das Spinaliom wächst destruierend (zerstörend) und metastasiert auf dem Lymph- und Blutweg. Im Bereich der Schleimhäute ist das Spinaliom der am häufigsten vorkommende bösartige Tumor.

Epidemiologie:

- Männer erkranken 2-5x häufiger als Frauen.
- Erkrankungsgipfel zwischen 70-80 Jahren

Ät.:

- Sonnenexposition: In sonnenreichen Gebieten sind Spinaliome häufiger als in sonnenarmen.
- genetische Faktoren: Gefährdet sind nordische und irische Rassen: Menschen mit wenig pigmentierter Haut, mit blonden und rötlichen Haaren und blauen bis blaugrünen Augen ("Kelten").
- krebsauslösende Giftstoffe ("kanzerogene Noxen"): UV-Licht, Röntgenstrahlen, Lippenkarzinom bei Pfeifenrauchern, Peniskarzinom bei Vorhautverengung (erschwerte Reinigung mit Ansammlung von karzinogenem Smegma), industrielle Schadstoffe (Teer, Mineralöle, Arsen).
- veränderte oder vorgeschädigte Haut

Kl.:

- Sitz:
  - auf veränderter Haut (Narben, Lupus erythematodes, Strahlenschäden, Ekzem)
  - im Bereich sonnenexponierter Haut (im unteren Teil des Gesichtes)
  - im Bereich der Schleimhäute (Schleimhaut = Tunica mucosa = die das Innere von Hohlorganen auskleidende Schicht), z. B. Zungenkarzinom: Zungenrand oder Zungenspitze (oft auf dem Boden von Leukoplakien (Krebsvorstufen)
  - an den Übergangsschleimhäuten(Lippen, Penis, Vulva, Anal- und Perianalkarzinom)
- zunächst wenig auffällig: fest und breit aufsitzende, hautfarbene bis gelbbräunliche Hyperkeratose, wenig erhabene Plaques (= plattenartige Hautveränderung)
- später: Entzündungsreaktion mit schnell wachsendem, nicht schmerzhaften Tumor, leicht verletzlich, evtl. geschwürig zerfallend, manchmal lassen sich gelbliche Hornmassen entleeren

Dg.:

Anamnese, Klinik, Zytologie, Probeexzision mit histologischer Untersuchung

Th.:

- Chirurgie: radikale chirurgische Entfernung der Tumormassen weit im gesunden Gewebe
- Strahlentherapie: nur bei älteren und schwer operablen Patienten mit kleineren oder früh diagnostizierten Spinaliomen
- Chemotherapie: nur bei metastasierendem u./o. inoperablen Spinaliom und als ergänzende Maßnahme bei nicht sicher im Gesunden entfernten Tumoren

Prognose:

Die Fünf-Jahre-Überlebensrate liegt bei ca. 80 %. Die Prognose der Spinaliome an der Haut-Schleimhaut-Grenze, der Zunge und im Bereich des Ösophagus ist jedoch deutlich schlechter.

MELANOM

Def.:

Hochgradig bösartiger Tumor, der von den melaninbildenden Zellen (Melanozyten) ausgeht. Da die Melanozyten nicht im Zellverband wachsen, sondern sich nach der Zellteilung in Einzelzellen trennen, metastasiert das Melanom sehr frühzeitig auf dem Lymph- und Blutweg in alle Organsysteme.

Epidemiologie:

Die Erkrankungshäufigkeit hat in den letzten Jahrzehnten kontinuierlich zugenommen (z. Zt. 7 bis 8 pro 100 000 Einwohner). Frauen erkranken 2x häufiger als Männer.

Ät. und Pathogenese:

- im einzelnen unbekannt. Eine Rolle spielen:
- Genetische Disposition: lichtempfindliche Haut ist ein genetischer Faktor, durch den es leichter zur Entwicklung eines bösartigen Melanoms kommt ("prädisponierender Faktor"). Zudem kommen ca. 10% der Melanome familiär gehäuft vor (autosomal dominant vererbtes Syndrom der dysplastischen Nävi).
- UV-Bestrahlung (pathogenetischer Faktor). Sie kann nicht alleinige Ursache sein: maligne Melanome kommen auch an nicht sonnenexponierter Haut und an Schleimhäuten vor, ihre Zahl hat auch dort kontinuierlich zugenommen.
- Entwicklung aus seit Jahren vorbestehenden Nävuszellnävi ("Leberflecken") ca. 60%, auf gesunder Haut (20%), auf dem Boden einer melanotischen Krebsvorstufe ("Präkanzerose"), Lentigo maligna, in weiteren 20% der Fälle

Klassifizierung:

Klinisch und histologisch lassen sich folgende 5 Melanomtypen unterscheiden:

1. noduläres malignes Melanom (NM; auch: knotiges Melanom, noduläres Melanom). 16% d. F. Altersgipfel zwischen 20-40 J. Starke Blutungsneigung. Schnelles Wachstum in die Tiefe ("vertikal") mit Metastasenbildung. Schlechteste Prognose von allen Melanomen.
2. superfiziell spreitendes malignes Melanom (SSM; auch: pagetoides malignes Melanom). 70% d. F. Altersgipfel 40-60 J. Relativ langsames Wachstum in die Breite ("horizontal"). Im Frühstadium erkannt hat es eine gute Prognose (späte Metastasierung)

3. Lentigo-maligna-Melanom (LMM). 5% d. F. Entwickelt sich auf dem Boden einer vorbestehenden Krebsvorstufe, der Lentigo maligna. Diese kann Jahre bis Jahrzehnte bestehen, bevor sie in die maligne Wachstumsform übergeht. Altersgipfel > 60 J. Bevorzugte Lokalisationen sind die sonnenexponierten Areale der Haut (Gesicht, Hals, Hände, Arme und Unterschenkel).
4. Akrolentiginöses malignes Melanom (ALM; auch: akral lokalisiertes malignes Melanom). Die Melanome entwickeln sich hier im Bereich der Finger, der Handinnenflächen und Fußsohlen oder im Bereich der Schleimhäute und Übergangsschleimhäute (Mund-, Genital-, Anal- und Darmschleimhaut. Sie werden meist spät erkannt und haben meist eine schlechte Prognose. In unseren Breiten eher selten, bei dunkelhäutigen und orientalischen Völkern dagegen der häufigste Melanomtyp.
5. Amelanotisches malignes Melanom (AMM); manchmal fehlt malignen Melanomen vom primär nodulären Typ die Fähigkeit Melaninpigment zu bilden. Das AMM ist schwer zu diagnostizieren! Die Diagnose kann letzlich nur histologisch gestellt werden.
6. Aderhautmelanom im Bereich des hinteren Augenabschnittes

Kl.:

- Verdächtig sind alle Hautareale, die jucken, bluten, tumorös wachsen oder sich anderweitig verändern.
- braun-blauschwarze Flecken oder Tumoren, die früh metastasieren
- variables Aussehen durch sekundäre Veränderungen wie: Erosion, geschwüriger Zerfall (Ulzeration), Naevi mit verschiedener Pigmentierung, unscharfe Abgrenzung, oder rötlichem Rand
- Farbe, Form und Größe der Hauttumoren können völlig unterschiedlich sein
- bevorzugter Sitz: Bereich des Rückens, der Brust und der Extremitäten; bei LMM (Lentigo maligna Melanomen) im Gesicht, an Hals, Armen und Unterschenkeln
- Sonderform des amelanotischen malignen Melanoms: vollkommen pigmentfreie Tumoren, bevorzugt an den Extremitäten (auch die Metastasen sind pigmentfrei)

Dg.:

Anamnese, Klinik. Operation, histologischer Aufarbeitung (evtl. Schnellschnitt) des Präparates.

Merke: Aus Hautveränderungen, bei denen differentialdiagnostisch ein Melanom in Betracht kommt, sollte nie eine Probeexzision entnommen werden, da dadurch eine Metastasierung ausgelöst werden könnte. Deshalb sofort diagnostische Operation und histologische Aufarbeitung des Operationspräparates zur Diagnosestellung, zur Stadieneinteilung und zur Festlegung der prognostisch sehr wichtigen Tumoreindringtiefe.

Stadieneinteilung beim maligen Melanom (Stadien TNM I-III):

- Stadium I Primärtumor ohne nachweisbare regionale Lymphknotenbeteiligung
- Stadium II Primärtumor mit Nachweis von regionalen Metastasen
- Stadium III Primärtumor mit hämatogenen oder lymphogenen Fernmetastasen

Bei positivem histologischen Befund: Labor, Röntgendiagnostik, Sonografie, Computertomografie, evtl. Lymphografie zum Ausschluß von Metastasen in Lymphknoten, Lunge, Leber, Herz, Gehirn und Knochen bzw. zur Stadieneinteilung.

Th.:

Therapie je nach Stadium (Lymphknotenbefall, Metastasierung) und Tumoreindringtiefe.

- Chirurgie: Zunächst sofortige und vollständige operative Ausschneidung des verdächtigen Gewebes mit mindestens 1 cm Sicherheitsabstand nach allen Seiten. Bei eindeutiger histologischer Diagnose eines malignen Melanoms mit einer Tumordicke von ≥ 0,75 mm Eindringtiefe Nachoperation mit einem Sicherheitsabstand von jetzt 3-5 cm (neuere Untersuchungen zeigen, daß die Prognose auch bei einem Sicherheitsabstand von nur 2-3 cm nicht wesentlich schlechter ist). Bei Befall einer Extremität evtl. hypertherme Extremitätenperfusion mit gleichzeitiger Entfernung der Lymphknoten. (Die isolierte Extremität wird durch die Herz-Lungen-Maschine für eine Stunde vom Körperkreislauf abgetrennt, auf 41,5°C erwärmt und hochdosiert mit einem Chemotherapeutikum (Zytostatikum) durchströmt (perfundiert).
- Chemotherapie: nur lindernd, evtl. lebensverlängernd, nicht heilend ("palliativ")
- Strahlentherapie: wie Chemotherapie
- Adjuvante Immuntherapie: Unspezifische Immuntherapie, evtl. kombiniert mit Interferon. Eine individuell gezielte, melanomspezifische Immuntherapie ist Gegenstand intensiver Forschung.

Prognose:

5-Jahre-Überlebensrate:

Stadium I: 50-70%; Stadium II: 15-20%; Stadium III: 0%

Die individuelle Prognose für den einzelnen Patienten im Stadium I ist abhängig von Tumordicke und Tumoreindringtiefe. Prognostisch sehr günstig ist eine Tumordicke < 0,75 mm.

Melanome im Bereich der Extremitäten haben eine bessere Prognose als Tumoren im Kopf- oder Rumpfbereich. Wegen der meist späten Diagnosestellung sind Melanome im Anogentialbereich prognostisch besonders ungünstig.

ERKRANKUNGEN DER TALGDRÜSEN

SEBORRHOE

Def.:

Seborrhoe ist eine übermäßige Fettung der Haut, vornehmlich im Bereich des Kopfes, der eine Überfunktion der Talgdrüsen zugrunde liegt.

Die hormonelle Steuerung der Talgdrüsen wird vor allem durch Androgene (und Gestagen) gesteuert, aber auch durch die Hypophysenhormone ACTH, TSH und MSH stimuliert.

Seborrhoe kann selbständig auftreten oder als Bestandteil einer Akne vulgaris.

Bei M.-Parkinson-Erkrankung gilt Seborrhoe als charakteristisches Symptom („Salbengesicht").

Th.:

Bei Frauen ist eine Anti-Androgen- bzw. Östrogentherapie möglich. Auf Grund der feminisierenden Wirkung muß beim Mann jedoch darauf verzichtet werden; hier stehen lediglich aromatische Retinoide zur Hemmung der Talgproduktion zur Verfügung.

SEBOSTASE

Def.:

Unter Sebostase versteht man die mangelhafte Fettung der Haut, die durch unzureichende Talgproduktion bedingt sein kann (z. B. altersbedingte Talgdrüseninvolution) oder durch zu häufiges Waschen verursacht wird. Als Teilsymptom anderer Dermatosen kann Sebostase auftreten bei Atopischem Ekzem, Neurodermitis u. a.

Klinisch zeigt sich eine Sebostase ekzemähnlich, da die Austrocknung (Xerodermie) die Irritabilität erhöht. Die Haut zeigt sich schuppend und juckt.

Th.:

häufiges Fetten der Haut. Vermeiden zu häufigen Waschens und Verzicht auf Seifen! Keine Feuchtigkeitscremes, da es durch den hohen Wasseranteil zu starker Verdunstung und dadurch zu noch mehr Austrocknung kommt!

AKNE

Def.:

krankhafte Veränderung der Talgdrüsen, die durch eine Behinderung des Talgabflusses bei gleichzeitig vermehrter Talgproduktion bedingt ist. Prädilektionsstellen sind die „T-Zone" (Stirn, Nase, Kinn) und die „vordere und hintere Schweißrinne" (Brustausschnitt, Rücken)

Ät.:

- hormonell bedingt: Pubertät (Androgene, Gestagen)
- Umwelteinflüße, Kontakt mit Ölen, Fetten, chlorierten Kohlewasserstoffen
- Medikamente
- erbliche Disposition

Man unterscheidet entsprechend der Ursachen endogen und exogen bedingte Akne.

Endogen-bedingte Akne:

ACNE VULGARIS

Def.:

häufige multifaktorelle Erkrankung besonders talgdrüsenreicher Hautregionen mit Komedonen, Papeln, Pusteln und Knoten, die vor allem in der Pubertät auftritt und bis ins 3. Lebensjahrzehnt reicht.

Kl.:

- offene Komdedonen: Follikelöffnung erweitert mit schwarzem Pfropf aus Talg und Hornlamellen, geschlossene Komedonen als weißliches Knötchen (Acne comedonica)
- papulo-pustulöse Effloreszenzen durch Entzündung (Acne papulopustulosa)
- schwere Verlaufsform mit phlegmonöser Ausbreitung in die Umgebung und in die Tiefe, heilt unter Narbenbildung ab (Acne conglobata).

Phlegmonöse Prozesse führen zur sog. Keloid-Akne mit hypertrophischen Narben.

Kompl.:

Follikuläres Okklusionssyndrom: ausgedehnte phlegmonöse Infiltrate im Inguinal- und Perianalbereich durch kommunizierende Abszesse; operative Entfernung und Transplantation werden notwendig!

Acne neonatorum

Durch noch vorhandene mütterliche androgene Hormone kann es in den ersten Wochen nach der Geburt zur Pustelbildung im Gesicht kommen.

Zahlreiche weitere Sonderformen sind möglich.

EXOGEN BEDINGTE AKNE

Akneformen, die medikamentös oder durch Kontakt mit komedogenen Stoffen ausgelöst werden.

- medikamentös:
  - Antibiotika
  - Tuberkulostatika
  - Vitamine
  - Brom, Jod und Fluormedikation
  - Antikonvulsiva (Antiepileptika) können Akneschübe auslösen
  - Steroidakne : ca. 2 Wochen nach Glukokortikoid oder ACTH-Gabe können am Stamm Papeln auftreten; reversibel nach Absetzen
- Chemikalien-induziert:
  - Chlor-, Öl-, Teer- und DDT-Akne
  - Pomadenakne: zuviel Hautcremes führen zur Verstopfung der Talgdrüsen
- durch Schwitzen (führt zu vermehrter Staphylococcus aureus-Vegetation der Haut), evtl. auch durch Kombination mit Sonnencreme provoziert (Acne tropica, auch: Mallorca Akne, Acne aestivalis)

Dg.:

Anamnese, Klinik

Th:

Noxen eliminieren, Medikamente reduzieren, absetzen oder wechseln, Arbeitsgewohnheiten ändern (Vermeidung von Kontaktakne), schonende Hautreinigung mit alkalifreien Detergentien (sog. Syndets), Gesichtsdampfbäder, heiße Kompressen, Peeling, Schälungen (Höhensonne, lokale Vitamin-A-Säure-Applikation), sachkundige Komedonenentfernung, Benzylperoxidpräparate (5-10%); bei Frauen Antiandrogenverabreichung möglich.

Bei sekundär-infizierten Akneformen lokale Antibiotika (Erythromycin) oder 20% Azelainsäure, in schweren Fällen systemische Tetrazyklin-Medikation, in ganz schweren Formen auch Sulfone und aromatische Retinoide (z. B. Acne conglobata in schwerer Form)

Psychologische Begleitbehandlung!

PAPULÖSE HAUTKRANKHEITEN ("KNÖTCHENFLECHTEN")

LICHEN RUBER PLANUS

auch: Knötchen- oder Juckflechte

Def.:

Lichen ruber planus ist eine relativ häufige, mit starkem Juckreiz einhergehende Erkrankung, die im mittleren Alter auftritt und mit langanhaltigen, fleckförmigen Restpigmentierungen einhergeht.

Ät.:

ungeklärt

Kl.:

- kleine, vieleckige Papeln (können auch anulär gebildet sein) mit plateauartiger, glänzend erscheinender Oberfläche
- feines, netzartiges Streifenmuster der Oberfläche ("Wickham-Streifen") durch durchscheinende Verdickung des Str. granulosum
- Plaque-Entstehung durch Konfluenz
- Papeln mit schuppendem oder warzenartigem Aussehen bei Lichen ruber verrucosis (erbsen- bis bohnengroße Knoten)

Dg.:

Anamnese, Klinik, Histologie

Th.:

lokal: Teerpräparate, Kortikosteroidsalben, Vitamin A-Säure, Pinselungen mit Cyclosporin

systemisch: Glukokortikoide, Retinoide, Photochemotherapie

GEFÄSSERKRANKUNGEN DER HAUT

M. RAYNAUD

Def.:

M. Raynaud ist eine anfallsweise symmetrisch auftretende Durchblutungsstörung der Finger oder Zehen, die durch schmerzhafte periphere Gefäßspasmen zustande kommt.

Ät.:

unbekannt, auslösender Faktor sind meist durch Kälte hervorgerufene Gefäßspasmen

Kl.:

Meist sind mehrere Finger oder Zehen betroffen:

- anfangs werden die Finger durch den arteriellen Gefäßspasmus weiß und steif
- danach entwickelt sich eine venöse Hyperämie, so daß sich die Finger zyanotisch dunkelblau-rot verfärben. Mit Abklingen dieses Zustandes kommt es zu
- reaktiver arterieller Hyperämie, die durch den hellroten Farbton erkennbar ist. Dauer und Häufigkeit der Anfälle sind verschieden.
- Bei langandauernder und häufiger Symptomatik kann es zu trophischen Veränderungen im Bereich der Endphalangen kommen:
  - atrophische Veränderungen am Knochen führen zu konischer Verkürzung der Finger
  - evtl. Nekrosen, die unter Narbenbildung abheilen
  - evtl. dystrophische Nagelveränderungen

Vom Raynaud-Syndrom spricht man, wenn die beschriebene Symptomatik in Zusammenhang mit anderen Krankheiten auftritt, z. B.:

- Progressive Sklerodermie
- Lupus erythematodes
- Dermatomyositis
- Gefäßerkrankungen wie Arteriosklerose, Thrombosen und Embolien
- Neurovaskuläre Kompression, z. B. Wirbelsäulenveränderungen
- Kryoglobulinämie (=Kälteagglutininkrankheit)
- Vergiftungen mit Schwermetallen, Mutterkorn, Alkaloiden, Pilzvergiftungen
- Vibrationstraumen (Preßlufthammer)

Dg.:

Anamnese, Klinik

Th.:

Schutz vor Kälte, Nikotinkarenz (wegen der Vasokonstriktion), warme Bäder, Massagen, Bewegungsübungen. Systemisch: Kalziumantagonisten.

VASCULITIS ALLERGICA TOXICA (RUITER)

auch: leukozytoklastische Vaskulitis, anaphylaktoide Purpura, Pupura Schoenlein-Henoch

Def.:

Immunkomplexablagerungen an den Venolen führen zu palpablen Petechien.

Ät.:

Eine durch Bakterien (Streptokokken) oder Viren (Hepatitis B-Virus) hervorgerufene Immunreaktion führt zur Anlagerung von Immunkomplexen an den Venolen (nach Coombs und Gell als Immunreaktion III bezeichnet). Durch Leukotaxis kommt es zur Einwanderung von Leukozyten in die Gefäßwand und deren Zerstörung.

Ät.:

Arzneimittel wie Chinin, Sulfonamide, Phenylbutazon und Antiboitika sind als Auslöser bekannt.

Kl.:

- dunkelrote, dicht angeordnete Petechien, geringfügig erhaben, entzündlich, schmerzhaft und konfluierend vorwiegend an unteren Extremitäten, Dichte distal zunehmend
- zentrale Nekrosen, Blasen und Ulzera können sich entwickeln
- analoge Veränderungen an inneren Organen sind möglich (Niere, Magen-Darm, Gelenke)

Dg.:

Anamnese, Klinik, Histologie, Labor (BSG erhöht, Leukozytose, zirkulierende Immunkomplexe), bei entsprechender Organbeteiligung evtl. Blutnachweis in Urin /Stuhl.

Th.:

ursächliche Faktoren beseitigen (Medikamente absetzen, Fokalherde wie z. B. Angina tonsillaris sanieren), Antihistaminika, systemische Glukokortikoidtherapie, in schwersten Fällen Immunsuppression, Plasmapherese (= Plasmaaustausch). Lokal: antimikrobielle und granulationsfördernde Salben.

Sonderformen:

Urtikariavaskulitis: überwiegend bei Frauen, juckende, schmerzhafte Quaddeln mit eingesprengten Purpuraflecken

Livedovaskulitis: bei Frauen vorkommende Erkrankung mit schmerzhaften, chronisch-rezidivierenden Ulzerationen im Knöchelbereich; häufig in Verbindung mit Lupus erythematodes.

- Psychogene Reaktionen (neurotische Reaktionen) sind im Unterschied dazu Störungen des Handelns, die bei akuten Belastungen (Arbeitsplatzverlust, Tod eines Partners) entstehen.
- Psychosomatische Störungen umfassen den Bereich diffuser körperlicher Mißempfindungen bis hin zu nachweisbaren organischen Befunden mit psychogener Beteiligung oder Verur-

LABOR

HÄMATOLOGIE

BLUTSENKUNGSGESCHWINDIGKEIT

HERSTELLUNG UND NORMALWERTE

Die BSG oder Blutkörperchensenkungsgeschwindigkeit ist ein unspezifischer Suchtest, der orientierend Hinweise auf das Bestehen einer Krankheit gibt.

Das Verhalten der BSG ist ein Zusammenwirken verschiedener Serumbestandteile und wird mitbestimmt durch die Masse der Erythrozyten. Mit zunehmendem Lebensalter steigt ihr Wert an und liegt bei Frauen generell höher. Nicht selten finden sich pathologisch erhöhte (reversible) BSG-Werte, ohne daß dafür ein Grund gefunden wird. Dies sollte bei der Beurteilung der Aussagekraft der BSG berücksichtigt werden.

Herstellung:

In eine 2 ml Spritze werden 0,4 ml 3,8%ige Natriumzitratlösung (evtl. auch EDTA) als Gerinnungshemmer und anschließend 1,6 ml Venenblut aufgezogen und durch Kippen (kein Schütteln) gemischt. Die Blutprobe wird in einem mit einer Millimetergraduierung versehenen Glas- oder Kunststoffröhrchen bis zur Höhe von 200 mm aufgezogen.

In senkrechter Position des Röhrchens wird die Sedimentation des Erythrozyten in mm/Std. nach einer und nach zwei Stunden abgelesen (Methode nach WESTERGREN).

Normalwerte:

Männer: 3-8 mm nach der 1. Stunde 5-18 mm nach der 2. Stunde

INTERPRETATION PATHOLOGISCHER WERTE

ERNIEDRIGUNG DER BLUTSENKUNG

Name der Krankheit	**Abklärende Untersuchungen** (Auszug)
Polyglobulie	Ursachenabklärung (Lunge, Herz., Hb): Anamnese, Klinik, Lungenfunktion, EKG, Labor wie bei Polycythaemia vera, Echokardiografie
Polycythaemia vera	großes Blutbild, Blutausstrich, Erythropoetin, alkalische Leukozytenphosphatase, Vitamin B12, Blutgase, Knochenmarksdiagnostik (typische Befund)
Sichelzellanämie	Hämolyse-Basisdiagnostik: großes Blutbild, Blutausstrich, Haptoglobin, indirektes Bilirubin, LDH, Retikulozyten, Urinstix (Bilirubin, Urobilinogen i. U). speziell: Blutausstrich unter Luftabschluß, Hämoglobinelektrophorese

BESCHLEUNIGUNG DER BLUTSENKUNG

MÄßIGE BESCHLEUNIGUNG (BIS 50 MM NACH DER 1. STUNDE)

Name der Krankheit	**Abklärende Untersuchungen** (Auszug)
Entzündliche Erkrankungen wie Nierenbeckenentzündung, Gallenblasenentzündung, Lues, Tuberkulose, oberflächliche Venenentzündung (Thrombophlebitis)	je nach Anamnese und Klinik: Leukozyten, großes Blutbild, Urinstix, Cholestastenzyme (gamma-GT); ggf. Tine-Test, Röntgen-Thorax, Abdominal- Sonografie, Lues-Serologie (TPHA u. a).
Myxödem	TSH, fT4, (TRH-Test), Schilddrüsensonografie
Akute Sarkoidose	Anamnese, Klinik, ACE, Facharzt: Röntgen-Thorax, (Kveim-Test), broncho-alveoläre Lavage, Leberbiopsie, Bronchoskopie, Mediastinoskopie
Schwangerschaft nach der 8. Woche	Anamnese, SS-Test
Postoperativ (nach einer Operation)	Anamnese
Magengeschwür (Ulcus ventriculi)	Anamnese, Klinik, Gastroskopie
Krampfaderleiden (Varikosis) u. a.	Anamnese, Klinik

STARKE BESCHLEUNIGUNG (ÜBER 50 MM NACH DER 1. STUNDE)

Name der Krankheit	**Abklärende Untersuchungen** (Auszug)
Nach Herz- und anderen Infarkten	Anamnese, Klinik, Leukozyten, LDH, (Herz: CK, GOT, LDH, Troponin), EKG, Echokardiografie u. a.
Chronische Leberkrankheit	GPT (GOT), γ-GT (AP), Bilirubin, CHE (PTZ = Quick, Albumin), Hepatitis-Serologie, gamma-Globuline, Immunglobuline (IgG, IgA, IgM), AMA, ANA, SMA, LMA, LymphknotenM, Anti-DNS-AK, Urinstix, Lebersonografie
Primär chronische Polyarthritis	Anamnese, Klinik, BSG, CRP, Rheumafaktoren, Blutbild (großes), GOT, GPT, gamma-GT, Kreatinin, Urinstix und Sediment u. evtl. fachärztl. vieles mehr
Malignome, Tumor mit Metastasen	Anamnese, Klinik, BSG, CRP, großes Blutbild, Urinstix, Blut im Stuhl, Serum-Eiweißelektrophorese, fachärztlich: Sono-Abdomen (Lebermetastasen), Rö-TX (Lungenmetastasen), Tumormarker u. a.
Akute bakterielle Infektionen	Anamnese, Klinik, BSG, CRP, großes Blutbild, Serum-Eiweißelektrophorese, Urinstix
Nekrosen	Anamnese, Klinik, BSG, Leukozyten, LDH
Hämolytische Anämie	Anamnese, Klinik, BSG, kleines Blutbild (HB, Ery, Hkt ↓), LDH ↑, Eisen ↑, indirektes Bilirubin ↑, Retikulozyten ↑, Haptoglobin ↓, Urinstix: Hämoglobinurie, Urobilinogenurie (bierbrauner Urin, kein Bilirubin, kein Schüttelschaum), Erythrozytenlebenszeit ↓

SEHR STARKE BESCHLEUNIGUNG
(ÜBER 100 MM NACH DER 1. STUNDE)

Name der Krankheit	**Abklärende Untersuchungen** (Auszug)
Multiples Myelom (Plasmozytom) bzw. Makroglobulinämie (Waldenström)	Anamnese, Klinik, BSG ↑↑↑ (Leitbefund! Vorsicht: bei Bence-Jones-Plasmozytom evtl. normal), großes Blutbild, Blutausstrich, Kreatinin ↑ (bei Nierenbeteiligung), Ca ↑, P ↑, AP ↑, Gesamteiweiß ↑, Serum-Eiweißelektrophorese (M-Gradient!), Immunelektrophorese, Urin-Eiweißelektrophorese (Bence-Jones-Proteinurie), Rö-Schädel ("Schrotschußschädel"), Knochenmarkspunktion
Rheumatisches Fieber	Anamnese, Klinik, BSG, Leukozyten, CRP, Antistreptolysin-O-Titer (= AST = ASO) ↑, Anti-DNAse-Titer ↑, Streptozymtest (ggf. Anti-Streptokinase-, Anti-Hyaluronidase-Titer); Rachenabstrich (Kultur-Nachweis von A-Streptokokken)
Hypernephrom (Nierentumor)	Anamnese, Klinik, BSG, kleines Blutbild, Kreatinin, (Harnstoff), Gesamteiweiß, Na, K, Urinstix, (Sediment); Sonografie d. Nieren

Kollagenosen	Anamnese, Klinik, BSG, großes Blutbild, je nach Verdacht z. T. umfangreiche weitere Labordiagnostik (vgl. Lehrbücher: rheumatoide Arthritis, Lupus erythematodes, Sklerodermie, Polymyositis, Dermatomyositis, Mixed-Connective-Tissue-Syndrom, Periarteriitis nodosa, Sjögren-Syndrom, Polymyalgia rheumatica)
M. Hodgkin (Lymphogranulomatose)	Anamnese, Klinik, BSG, großes Blutbild (Anämie, Eosinophilie in 30 % d. F., neutrophile Leukozytose, Lymphozytopenie)
Peritonitis (Bauchfellentzündung)	Anamnese, Klinik
Sepsis, nephrotisches Syndrom u. a.	Anamnese, Klinik Sepsis: BSG, Leukozytose, CRP ↑, wiederholte Blutkulturen (vor Antibiotikagabe) Nephrotisches Syndrom: BSG, Serumelektrophorese (Albumine ↓, γ-Globuline ↓, α_2- und β-Globuline ↑), Kreatinin, Harnstoff, Kreatinin-Clearance, Urinstix, Eiweiß im Urin quantitativ (> 3 g), spezifisches Gewicht ↑ (durch erhöhten Eiweißgehalt)

BLUTBILD

DEFINITIONEN

ROTES BLUTBILD

- Hämoglobin (Hb)
- Erythrozytenzahl (Ery)
- Hämatokrit (Hkt)
- Erythrozytenindizes
  - mittleres korpuskuläres Erythrozytenvolumen (MCV)
  - mittleres korpuskuläres Hämoglobin (MCH oder Hb_E)
  - mittlere korpuskuläre Hämoglobinkonzentration (MCHC)

KLEINES BLUTBILD

- Rotes Blutbild und zusätzlich
  - Leukozytenzahl
  - Thrombozytenzahl

GROẞES BLUTBILD

- Kleines Blutbild und zusätzlich
  - Differenzierung der Leukozyten (auch: "Blutausstrich", Differentialblutbild, siehe unten)

VERÄNDERUNGEN DES ROTEN BLUTBILDES

DEFINITIONEN

ERYTHROZYTEN (ROTE BLUTKÖRPERCHEN)
Normalwerte: weiblich 3,9-5,3 mio/µl; männlich 4,3-5,7 mio/µl.

Vor der Geburt werden die Erythrozyten im Dottersack und in der Leber gebildet, nach der Geburt vorwiegend im Knochenmark. Sie entstehen aus kernhaltigen Vorstufen. Nachdem sie den Kern abgegeben haben, erscheinen sie als Retikulozyten (Frühformen der Erythrozyten) im peripheren Blut. Lebensdauer: ca. 120 Tage. Ein Drittel des Erythrozyten besteht aus Hämoglobin, dem Blutfarbstoff der Erythrozyten, der für die Sauerstoff- und teilweise für die Kohlendioxidbindung verantwortlich ist.

- Polyglobulie = zuviel Erythrozyten, z. B. bei Sauerstoff (O_2)-Mangel
- Anämie (Blutarmut) = zuwenig Erythrozyten (verschiedene Anämieformen)

HÄMOGLOBIN (ROTER BLUTFARBSTOFF)
Normalwerte: weiblich 12-16 g/dl, männlich 13,5-17 g/dl.

Eigentlicher Sauerstoffträger. Bestandteil der Erythrozyten.

HÄMATOKRIT (HK)
Normalwerte: weiblich 37-48 %; männlich 40-52 %.

Prozentualer Anteil der zellulären Bestandteile am Blutvolumen, (Anteil Zellen zu Plasma).

Ab HK > 60 % kritischer Anstieg der Blutviskosität (Viskosität = "Zähigkeit") mit der Gefahr thromboembolischer Komplikationen.

ERYTHROZYTENINDIZES
Aus Hämatokrit, Hämoglobin und Erythrozytenzahl lassen sich drei Quotienten errechnen:

- MCH = Hb_E = Hämoglobingehalt eines Erythrozyten (Norm: 28-34 pg)
- MCV = Volumen des Einzelerythrozyten (Norm: weibl. 85-98 fl; männl. 84-98 fl)
- MCHC = Hämoglobinkonzentration eines Erythrozyten (Norm: 32-37 g/dl)

Diese Werte gestatten Aussagen über Größe, Volumen und Hämoglobingehalt des Einzelerythrozyten. So gibt der MCH-Wert (= mittlerer korpuskulärer Hämoglobingehalt) Aufschluß über die Hämoglobinbeladung des Einzelerythrozyten: zu wenig Hämoglobin (hypochrom), normaler Hämoglobingehalt (normochrom) und zu viel Hämoglobin (hyperchrom). Der MCV-Wert (= mittleres korpuskuläres Volumen) gibt Aufschluß über die Größe des Einzelerythrozyten: zu kleine, normale und zu große Erythrozyten: "mikro-, normo-, makrozytäre Erythrozyten". Sie sind wichtige Werte zur Differentialdiagnose der Anämien: z. B. makrozytäre, hyperchrome Anämie bzw. mikrozytäre, hypochrome Anämie.

RETIKULOZYTEN
Normalwerte: 3-15/1000 Erythrozyten (3-15 ‰)

Sie sind Frühformen der Erythrozyten (junge Erythrozyten). Die Zahl der Retikulozyten gibt Aufschluß über die Neubildungsrate der Erythrozyten im Knochenmark. Sie dient z. B. zur differentialdiagnostischen Unterscheidung von hyporegenerativen (= knochenmarksbedingt zu wenige Retikulozyten) und hyperregenerativen (= zu viele Retikulozyten durch verstärkten Erythrozytenabbau oder Hämolyse) Anämien.

DIAGNOSTISCHE PRINZIPIEN BEI VERDACHT AUF VERÄNDERUNGEN DES ROTEN BLUTBILDES

- Rotes Blutbild
- evtl. zusätzlich:
  - Blutsenkung (BSG)
  - Retikulozyten (als Absolutzahl pro µl oder korrigiert nach Hkt: Reti %=Reti x Hkt/45)
  - Ferritin (Eisen-Eiweißverbindung, wichtige Speicher- und Transportform des Eisens)
  - Serumeisen (Fe)
  - LDH (Laktatdehydrogenase, Enzym der Glykolyse ↑ bei Zellzerfall)
  - Haptoglobin (Glykoprotein, das Hämoglobin im Serum bindet)
  - indirektes Bilirubin
  - Blut im Stuhl
  - Urinstix
  - Blutausstrich (großes Blutbild, Differentialblutbild): Farbstoffgehalt und Größe der Erythrozyten, Anisozytose (= unterschiedlich große Erythrozyten), Poikilozytose (unterschiedlich gestaltete Erythrozyten), Formanomalien der Erythrozyten, Polychromasie (unterschiedliche Anfärbbarkeit der Erythrozyten), basophile Tüpfelung, Jolly-Körperchen (einzelner kleiner Kernrest im Erythrozyten), kernhaltige rote Vorstufen, Veränderungen der Leukozyten und Thrombozyten, Parasiten (z. B. Malariaerreger)
  - Knochenmarksdiagnostik

LEITKONSTELLATIONEN BEI VERDACHT AUF VERÄNDERUNGEN DES ROTEN BLUTBILDES

HYPOCHROME MIKROZYTÄRE ANÄMIEN

Hb ↓, Hkt ↓, Erythrozyten ↓, MCV ↓, MCH ↓

Eisenmangelanämie

- Ungenügende Eisenzufuhr
  - Diät (Schleim- und Breidiät bei Ulkuspatienten)
- Ungenügende Eisenresorption
  - nach Magenresektion oder Gastroenterostomie
  - Sub- oder Anazidität des Magensaftes
  - resorptionshemmende Stoffe (Zitronensäure, Milchsäure, Schleimstoffe)
  - Malassimilationssyndrom bei Sprue, Colitis, Enteritis u. ä.
  - chronische Durchfälle, Wurmbefall
- Vermehrter Eisenbedarf (oder Verbrauch)
  - Wachstumsalter, Schwangerschaft, Entbindung
  - gesteigerte Blutneubildung (z. B. bei Behandlung einer Vit-B12-Anämie in der Remission)
- Blutverlust (chronische Blutung)
  - aus dem Verdauungstrakt (Hämorrhoiden, Polypen, Tumor, Ulkus)
  - aus dem Genitaltrakt (Regelblutung)
  - aus dem Bronchialtrakt (Tbc, Tumor)
  - Hämaturie
  - häufiges Blutspenden
  - Nasenbluten
- "Innerer Eisenmangel" (merke: Ferritin ist hoch! Volle Eisenspeicher)
  - chronische Infekte (Tbc, Lues, Sepsis, Osteomyelitis)
  - Tumoren

Sideroachrestische Anämie

- vererbte Form (hautpsächlich Männer)
- symptomatische Form (Vit.-B1-, Vit.-B2- oder Vit.-B6-Mangel, Bleianämie, Eiweißmangel, Myxödem, Hypophysenvorderlappeninsuffizienz, Neoplasien, Thalassämie, Hämoblastosen, Tuberkulosebehandlung mit INH)

HYPERCHROME MAKROZYTÄRE ANÄMIEN

Hb ↓, Ery ↓, Hkt ↓, MCV ↑, MCH ↑

Vitamin-B12-Mangel

- <u>Ungenügende Zufuhr</u>
  - vegetarische Ernährung
  - chronischer Alkoholismus
  - Mangelernährung
- <u>Ungenügende Resorption</u>
  - Mangel an Intrinsic-Faktor
    - ⇒ Perniziöse Anämie
    - ⇒ Z. n. Gastrektomie (Entfernung des Magens)
    - ⇒ andere Läsionen der Magenschleimhaut
    - ⇒ Antikörper gegen Intrinsic-Faktor
  - Dünndarmerkrankungen des terminalen Ileums
    - ⇒ Zöliakie, Sprue
    - ⇒ Ileitis terminalis Crohn
    - ⇒ seltene Ursachen
  - Fischbandwurm im terminalen Ileum
- <u>Vermehrter Bedarf</u>
  - Hyperthyreose
  - fraglich: Wachstum, Schwangerschaft, bösartige Erkrankungen
- <u>Verwertungsstörungen</u>
  - Vitamin-B12-Mangel
  - Eiweißmangel
  - fraglich: Tumoren, Leber- und Nierenerkrankungen
  - erbliche oder erworbene Enzymdefekte
  - abnormale oder unzureichende Vitamin-B12-Proteinbildung

Folsäuremangel
im Prinzip wie Vitamin-B12 Mangel. Gestörte Verwertung bei Gabe bestimmer Medikamente (Folsäureantagonisten z. B. Methotrexat, Medikamente gegen Epilepsie)

NORMOCHROME NORMOZYTÄRE ANÄMIEN
Hb ↓, Ery ↓, Hkt ↓, MCV und MCH normal

Ursachen für normochrome normozytäre Anämien

- Akute Blutung (innere/äußere)
- Aplastische Anämie
  - angeboren
  - Infekte (Meningokokkensepsis)
  - Vergiftungen (Blei, Benzol, Medikamente u. a).
  - Strahlen
  - Autoimmunkrankheiten
  - Markverdrängung durch maligne Tumoren/Metastasen
  - chronische interstitielle Markentzündung
- Hämolytische Anämien
- Chronische Nierenleiden (renale Anämien)
- Eiweißmangel (Kwashiorkor)
- Hypothyreose

Abb. 18	Anämiearten	MCH	Anämien	Weiterführende Untersuchungen
Anämien	hyporegenerativ (Retikulozyten ↓)	hypochrom	Thalassämie	MCH, Ferritin, Hb-Elektrophorese
			Eisenmangel	MCH, Eisen, Ferritin, (Transferrin), Ursachenabklärung!
		normochrom	Chronische Erkrankung	Anamn., Eisen, Ferritin, (Transferrin), Knochenmark, Grundleiden
			KM-Infiltration	Diff.-BB, Leuko, Thrombo, Knochenmark, Ursachenabklärung
			Aplastische Anämie	Anamn., Leuko, Thrombo, Knochenmark
		hyperchrom	Perniziöse Anämie	MCH, Diff-BB, Leuko,Thrombo, LDH, Knochenmark
			Folsäuremangel	MCH, Folsäurespiegel, Knochenmark
	hyperregenerativ	extrakorpusk.	autoimmunhämolyt.	Grundkrankheit, Coombs-Test, Kälteagglutinine
			mechanisch	Anamn., Thrombo, Gerinnungsfakt., Fragmentozyten
			medikamentös, toxisch	Anamn., Coombs-Test, Heinz-Körper, Met-Hb, Kupfer, Blei u. a.
			Mikroorganismen	Dicker Tropfen und Diff.-BB (Malaria), Abklärung der Infektion
			Hyperspleniesyndrom	Milzgröße, Leuko, Thrombo, Isotopenmarkierung
		korpuskulär	Sphärozytose	Anamn. (Erbkr)., Diff-BB, MCH+MCV ↑, osmot. Resist ↓, Milz ↑
			Enzymdefekte	Anamn. (Erbkr)., Erythrozytenenzymstatus (Speziallaboratorien)
			Hämoglobinopathie	Anamn., Sichelzelltest, Diff-BB, Hb-Elektroph., instabiles Hb
			Hämoglobinurie, nächtl.	Anamn., Hämoglobin-,Hämosiderinurie, Säureserumtest, LDH

VERÄNDERUNGEN DES WEIßEN BLUTBILDES

DIFFERENTIALBLUTBILD

(auch: Blutausstrich, gefärbter Blutausstrich, Differenzierung der Leukozyten)

ALLGEMEINES

Das Differentialblutbild zeigt die Morphologie der Blutkörperchen und macht Phänomene sichtbar, die nicht allein durch Zählung oder Messung quantitativ erfaßbar sind.

So kommen Formvarianten der Erythrozyten ("Sichelzellen", "Kugelzellen" usw). und Besonderheiten der Thrombozyten zur Darstellung.

Im Vordergrund stehen jedoch die Leukozyten, welche in ihren Eigenarten differenzierbar werden und deren zahlenmäßige Anteile ermittelt werden können.

Leukozytenarten und Reifestadien lassen sich daraus bestimmen (siehe unten).

Die prozentualen Anteile dieser Leukozytenarten (Granulozyten, Lymphozyten, Monozyten) und Reifestadien helfen, Krankheiten zu differenzieren, zu definieren und prognostisch zu werten.

Die Granulozyten - eine der Unterformen der Leukozyten - enthalten unter dem Mikroskop sichtbare Körnchen = Granula in den Zellen. Aufgrund des Färbeverhaltens der Granula werden sie in

- neutrophile,
- eosinophile (rote) und
- basophile (dunkelblaue) Granulozyten unterteilt

Bei den neutrophilen Granulozyten werden verschiedene Reifestadien unterschieden: Im Blut finden sich normalerweise nur reife neutrophile Granulozyten:

- stabkernige (jugendliche = Frühformen)
- segmentkernige und
- übersegmentierte ("überalterte") neutrophile Granulozyten

Finden sich unreife neutrophile Granulozyten (Myeloblast, Promyelozyt, Myelozyt) des Knochenmarks im Blut, spricht man von einer pathologischen Linksverschiebung des Differentialblutbildes. Finden sich vermehrt stabkernige, jugendliche Formen oder Metamyelozyten, spricht man von reaktiver Linksverschiebung (z. B. bei bakteriellen Infektionen).

Die Lymphozyten (B- und T-Lymphozyten, vgl. oben) sind die Träger der spezifischen Abwehr, der zellulären (T-Lymphozyten) und humoralen (B-Lymphozyten) Immunität.

Die Monozyten sind große Freßzellen (Makrophagen). Sie sind wichtige Zellen der Abwehr in allen Phasen von Entzündungen und geben wesentliche Informationen an andere Abwehrzellen (vor allem Lymphozyten) weiter.

NORMWERTE IM DIFFERENTIALBLUTBILD

- Granulozyten
  - neutrophile 55-70 %
    - ⇒ stabkernige 3- 5 %
    - ⇒ segmentkernige 50-70 %
    - ⇒ übersegmentierte vereinzelt
  - eosinophile 2-4 %
  - basophile 0-1 %
- Lymphozyten 25-40 %
- Monozyten 2-6 %

Wenn man die verschiedenen Reifestadien der neutrophilen Granulozyten tabellarisch auf der Abszisse und die Häufigkeit des Vorkommens auf der Ordinate anordnet, so ergibt sich beim Gesunden eine "Normalverteilung", eine Normalkurve der Häufigkeitsverteilung.

Von einer Linksverschiebung spricht man, wenn Frühformen der neutrophilen Granulozyten (Stabkernige u.a). im Differentialblutbild verstärkt auftreten.

(Die Normalkurve der Häufigkeitsverteilung verschiebt sich nach links). Eine Linksverschiebung findet man bei vielen Infektionskrankheiten, Entzündungen und Eiterungen.

DEUTUNG EINIGER WICHTIGER PATHOLOGISCHER BEFUNDE

Eosinophilie = Vermehrung der Eosinophilen

- Wurmbefall
- allergische Krankheitsbilder (Heuschnupfen, Asthma)
- anaphylaktische Zustände
- Scharlach
- Lymphogranulomatose (M. Hodgkin)
- nach überstandenem Infekt ("Morgenröte der Genesung")
- nach bestimmten Medikamenten

<u>Eosinopenie</u> **= Verminderung der Eosinophilen**

- bei prognostisch ungünstig verlaufenden Krankheiten
- auf dem Höhepunkt schwerer Infektionen

<u>Lymphozytose</u> **= Vermehrung der Lymphozyten**

- bei einer Vielzahl von viralen und einigen bakteriellen Infektionen (Tbc, Lues, Pertussis, Typhus, Paratyphus, Brucellose u. a).
- chronisch lymphatische Leukämie
- M. Addison
- primär chronische Polyarthritis
- Hyperthyreose
- nach Einnahme bestimmter Medikamente

<u>Lympho(zyto)penie</u> **= Verminderung der Lymphozyten**

- Streßsituationen (Trauma, Schwangerschaft, starke Schmerzen)
- Miliartuberkulose
- Lymphogranulomatose (M. Hodgkin)
- M. Cushing
- Masern
- Scharlach

<u>Monozytose</u> **= Vermehrung der Monozyten**

- bei vielen Infektionskrankheiten (z. B. Mononukleose, akute Virushepatitis, Mumps, Listeriose, Windpocken, Rückfallfieber, Lues, Tbc, Endocarditis lenta, Brucellose, Malaria, Paratyphus u.a).
- Lymphogranulomatose (M. Hodgkin)
- Agranulozytose
- als reaktive Veränderung bei Entzündungen. (Bei Entzündungen unterscheidet man eine neutrophile "Kampfphase", eine monozytäre "Überwindungsphase" und eine lymphozytär-eosinophile "Heilungsphase".)

<u>Monozytopenie</u> **= Verminderung der Monozyten**

- ungünstiger Verlauf von Infektionskrankheiten (z. B. Miliar-Tbc)
- lymphatische Leukämie

VERÄNDERUNGEN DER THROMBOZYTEN

THROMBOZYTEN (BLUTPLÄTTCHEN)

Normalwerte: 150 000-300 000/µl

Merke:

Die Präzision der gerätetechnischen Thrombozytenzählung in Großlabors ist bei vielen gebräuchlichen Geräten noch unbefriedigend. Bei niedrigen Werten (< 20 000 /µl) sollte auf jeden Fall eine Kammerzählung durchgeführt werden.

<u>Thrombozytopenie</u> = Verminderung der Thrombozyten

- z. B. bei Knochenmarksschäden oder Knochenmarksverdrängung
- Mangel an Vitamin B12 u./o. Folsäure
- Splenomegalie (= Milzvergrößerung, dadurch vermehrter Abbau)
- M. Werlhof (thrombozytopenische Purpura, ITP)
- medikamenteninduziert
- u. v. m.

<u>Thrombozytose</u> = Vermehrung der Thrombozyten

- als Folge von akuten Blutungen
- als Folge von massiven Infektionen
- nach Entfernung der Milz (Splenektomie)
- bei Darmerkrankungen
- u. v. m.

DIAGNOSTISCHE PRINZIPIEN BEI VERDACHT AUF VERÄNDERUNGEN DER THROMBOZYTEN

- Thrombozytenzählung
- Blutungszeit (Stich in Fingerkuppe, in Glas mit warmem Wasser halten oder abtupfen)
- großes Blutbild (Blutausstrich)
- je nach Verdacht umfangreiche Zusatzuntersuchungen (Differentialdiagnose):
  - Thrombozyten-Antikörper (z. B. 90 % d. F. bei chron. ITP)
  - Knochenmarkspunktion mit -zytologie und -histologie (zur DD: akute Leukämie, , myelodysplastisches Syndrom, aplastisches Syndrom, megaloblastäre Anämie)
  - Leberwerte (γ-GT, GPT, CHE)

- Gesamteiweiß, Eiweiß- und Immuneelektrophorese (Thrombopenie bei monoklonaler Gammopathie und polyklonalen Hypergammaglobulinämien)
- Urinstatus
- Rheumaserologie (Thrombopenie bei Kollagenosen u. ä).
- Infektionsserologie (bei jugendlicher ITP: Hepatitis A und B, EBV, CMV, HIV, Masern, Mumps, Röteln, Toxoplasmose, evtl. Malaria)
- Vitamin B 12, Folsäure
- Hämolyseparameter
- Spezialuntersuchungen

VERÄNDERUNGEN DER BLUTGERINNUNG

BLUTSTILLUNG UND BLUTGERINNUNG

PRIMÄRE HÄMOSTASE = BLUTUNGSSTILLUNG

Funktion der Thrombozyten (Blutplättchen; s. oben).

Die Zeit zwischen Gefäßverletzung und erstem, durch Thrombozyten vermitteltem, noch nicht stabilem Wundverschluß, wird Blutungszeit genannt: Sie beträgt 2-3 min.

SEKUNDÄRE HÄMOSTASE = BLUTGERINNUNG

Funktion der Gerinnungsfaktoren.

Dauert 5-7 min.

Sie sorgt für den stabilen Verschluß des Gefäßdefektes durch Festigung der instabilen Thrombozytenaggregation und kommt durch Zusammenwirken der insgesamt 13 Gerinnungsfaktoren im Blut zustande (Gerinnungskaskade oder Gerinnungskette). Die Gerinnungskaskade kann durch 2 Mechanismen in Gang gesetzt werden: beim sog. "intrinsic system" erfolgt die Aktivierung durch im Blut vorhandene Faktoren, sobald diese Kontakt mit einer blutfremden Oberfläche (z. B. Verletzung), mit Kollagen oder mit der Basalmembran des verletzten Gefäßes haben. Beim "extrinsic system" erfolgt die Aktivierung durch ein Gewebelipid (Thromboplastin), welches bei der Gewebeläsion freigesetzt wird. Einzelne Gerinnungsfaktoren werden jeweils aktiviert und aktivieren dann ihrerseits den nächsten Gerinnungsfaktor ("Gerinnungskaskade"). Dabei zielen beide Systeme auf die Aktivierung des Fibrins.

HEMMUNG DER BLUTGERINNUNG

- Heparin: Wirkt als Gegenspieler des Thrombins und hemmt die Umwandlung von Fibrinogen zu Fibrin. Laborkontrolle mit TZ (Thrombinzeit, Plasma-Thrombin-Gerinnungszeit): 18-22 s
- Cumarin (Marcumar®): Wirkt als Gegenspieler von Vitamin K und hemmt die Vitamin-K-abhängigen Gerinnungsfaktoren (II, VII, IX, X). Laborkontrolle mit PTZ ("Quick").

DIAGNOSTISCHE PRINZIPIEN BEI VERDACHT AUF KOAGULOPATHIEN (GERINNUNGSSTÖRUNGEN)

- Screening bei Blutgerinnungsstörungen
  - BZ (Blutungszeit): Suchmethode zur Feststellung von Störungen im Gerinnungssystem u./o. der Thrombozytenfunktion. In jeder Praxis einfach durchzuführen: Einstich mit Lanzette in Fingerbeere, Dauer bis zum Blutungsstillstand wird registriert (120 - 300 s).
  - PTT (partielle Thromboplastinzeit): untersucht die Aktivität des endogenen Systems der Blutgerinnung mit den Faktoren II, V, VIII, IX, X, XI, XII und seiner Inhibitoren (Antithrombin III, Heparin, Fibrinogen bzw. Fibrinspaltprodukte)
  - PTZ (= Quick, Prothrombinzeit, Thromboplastinzeit): untersucht die Aktivität der Faktoren VII, X, V, II und I im Plasma
- zum Ausschluß einer Blutungstillungsstörung durch Thrombozytopathien/penien
  - Bestimmung der Thrombozytenzahl und der Blutungszeit
- Zusätzliche Untersuchungen
  - Antithrombin III (AT III)
  - Fibrinogen
  - Plasminogen, Antiplasmin
  - einzelne Gerinnungsfaktoren: z. B. VIII, IX (V, VII, X, XI)
  - Protein S, Protein C

NORMALWERTE DER BLUTGERINNUNG

BZ (Blutungszeit) :	120 - 300 s (Lanzettenverletzung)
Blutgerinnungszeit:	180 - 660 s (Lanzettenverletzung)
PTT:	25 - 38 s
PTZ ("Quick"):	70 - 125 %
Fibrinogen:	2 - 4 g/lTZ
(Thrombinzeit):	18 - 22 s

URINUNTERSUCHUNGEN

HARNANALYSE MIT TROCKENCHEMIE-TESTSTREIFEN

Der Harn- oder Urinstatus (Harnanalyse mit Trockenchemie-Teststreifen) gibt Auskunft über das Vorkommen folgender Substanzen im Urin:

- Nitrit
- pH
- Eiweiß (Proteinurie)
- Glukose (Glukosurie)
- Keton (Ketonurie)
- Urobilinogen (Urobilinogenurie)
- Bilirubin (Bilirubinurie)
- Blut
  - –Erythrozyten (Erythrozyturie)
  - –Hämoglobin (Hämoglobinurie), Myoglobin (Myoglobinurie)
- Leukozyten (Leukozyturie)
- Ascorbinsäure, (Vitamin C)

Krankheiten vieler Organsysteme lassen sich durch diese äußerst einfach und kostengünstig durchzuführende Untersuchung feststellen:

- Bei Erkrankungen der Niere und des Urogenitaltraktes finden sich Nitrit, Leukozyten, eventuell Eiweiß und eine Verschiebung des pH-Wertes im Urin.
- Bei Diabetes mellitus finden sich Glukose und eventuell Keton im Urin (ketoazidotisches Koma).
- Bei Erkrankungen der Leber sind Urobilinogen und Bilirubin nachweisbar.
- Erythrozyten und Hämoglobin finden sich bei Blutungen im Urogenitaltrakt (z. B. Nierentumor, Blasenpapillom, Nierensteine u. a).

Aufgrund der Wichtigkeit des Urinstreifen-Tests in der täglichen Praxis hier noch einige weiterführende Angaben:

DIFFERENTIALDIAGNOSTISCHE ANMERKUNGEN ZUM HARNSTREIFENTEST

LEUKOZYTEN (LEUKOZYTURIE)

- akute und chronische Pyelonephritis
- Zystitis, Urethritis
- Fehlbildungen im Urogenitaltrakt
- Steine in den ableitenden Harnwegen

(Bei diesen Krankheitsbildern lassen sich im Sediment dann meist auch Bakterien nachweisen: Es handelt sich also um eine Leukozyturie und Bakteriurie.) Lassen sich keine Bakterien im Sediment und der Urinkultur nachweisen, spricht man von einer "abakteriellen" Leukozyturie.

Bei abakteriellen Leukozyturien denke man an:

- abgeheilte Harnwegsinfekte
- Analgetika-Nephropathie
- Glomerulopathieen
- Intoxikationen
- Tumoren, Harntransportstörungen
- Infektionserreger, die auf Nährböden nicht anwachsen:
  - Trichomonaden
  - Gonokokken
  - Mykoplasmen
  - Viren
  - Mykosen
  - Bilharziose
  - Urogenitaltuberkulose

NITRIT

- bakterielle Harnwegsinfekte
- Pyelonephritiden (akute und chronische)

Prinzip:

Gilt als indirekter Nachweis von nitritbildenden Keimen (Bakterien) im Urin. Der häufigste Erreger von Harnwegsinfekten, E. coli, und die meisten anderen pathogenen Keime im Urogenitaltrakt reduzieren das im Harn vorhandene Nitrat zu Nitrit.

PH

- Harnwegsinfekt möglich (falls pH ganztätig alkalisch, also > 7-8)
- anhaltend saurer Harn (pH < 7): "relative Säurestarre", Harnsäuresteine?

EIWEIß

Renal-bedingte Proteinurien:

- Nephrose
- Glomerulonephritis
- Pyelonephritis
- Zystenniere
- Phenacetin-Nephropathie
- Gichtniere

Pathologisch-extrarenale Proteinurien:

- Koliken
- Infarkte
- Herzinsuffizienz (Stauungsalbuminurie)
- fieberhafte Zustände

Benigne-extrarenale Zustände

- bei Orthostase, Lordose, körperlicher Belastung (Sport), emotionalem Streß
- Unterkühlung, Überhitzung, Schwangerschaft

Gutartige, erhöhte Proteinurien bei Nierengesunden werden bevorzugt im Alter bis 30 Jahre beobachtet (90% der Proteinurien dieser Altersgruppe!)

GLUKOSE

- Diabetes mellitus
- Glukosurie bei Nierenschäden
- signifikant erniedrigte Nierenschwelle für Glukose (renale Glukosurie)
- alimentäre Glukosurie (auch beim Nierengesunden nach kohlenhydratreichen Mahlzeiten oder Glukosebelastung)

KETON

- Stoffwechseldekompensation bei Diabetes mellitus
- Hungerzustände (z. B. 0-Diät)
- Hyperemesis gravidarum (Schwangerschaftserbrechen)
- azetonämisches Erbrechen bei Kleinkindern
- fieberhafte Zustände

(wichtiger Wert zur Kontrolle der Blutzuckereinstellung beim jugendlichen und erwachsenen Diabetiker)

UROBILINOGEN

Die vermehrte Ausscheidung von Urobilinogen in Urin ist ein Befund, der in zweierlei Hinsicht Verdacht erwecken muß:

- Gestörte Leberfunktion
  - infolge einer primären Lebererkrankung
  - sekundär infolge einer Leberbeteiligung bei anderen Erkrankungen
- Gesteigerter Hämoglobinabbau
  - infolge einer primär hämolytischen Erkrankung
  - sekundär bei anderen Erkrankungen

VERMEHRUNG VON UROBILINOGEN IM URIN INFOLGE ÜBERLASTUNG DER FUNKTIONSKAPAZITÄT DER LEBER

- Vermehrter Hämoglobinabbau bei
  - hämolytischer Anämie
  - perniziöser Anämie
  - intravasaler Hämolyse (Intoxikationen, Transfusionszwischenfälle)
  - Polyzythämie
  - Resorption großer Blutextravasate
- Vermehrte Urobilinogenbildung im Darm bei erheblicher Obstipation, Enterocolitis, Ileus, verstärkten Gärungsprozessen.
- Vermehrte Urobilinogenbildung und -resorption bei Infektionen der Gallenwege (z. B. Cholangitis)

VERMEHRUNG VON UROBILINOGEN IM URIN INFOLGE EINSCHRÄNKUNG DER FUNKTIONSKAPAZITÄT DER LEBER

- schwerste Virushepatitiden
- chronische Hepatitis und Leberzirrhose
- toxische Leberschäden (Pilze, Alkohol usw).
- Stauungsleber
- Hypoxie der Leber (z. B. Anämie, CO-Vergiftung)
- Lebertumoren
- inkomplette Gallenwegsverschlüsse (mit Parenchymschaden)

VERMEHRUNG VON UROBILINOGEN DURCH UMGEHUNG DER LEBER

- Leberzirrhose mit portaler Hypertension
- Pfortaderthrombose
- Verschluß der V. hepatica

Merke: Gerade bei der Virushepatitis, der häufigsten meldepflichtigen Infektionskrankheit, ist eine Urobilinogenurie sehr oft anzutreffen, während das eigentliche Leitsymptom, der Ikterus, in der Mehrzahl der Fälle fehlt.

VERMINDERUNG/FEHLEN VON UROBILINOGEN IM HARN

- kompletter Verschluß des Ductus choledochus ohne Infektion der Gallenwege
- totales Versiegen der Gallenproduktion in der Leber (schwerste Hepatitiden, toxische Leberschäden)
- fehlende Darmflora (physiologisch bei Neugeborenen; selten bei intensiver Antibiotikatheraphie)

BILIRUBIN, BILIRUBINURIE

Beim Gesunden ist Bilirubin im Harn nicht nachweisbar. Normalerweise ist nur das direkte, konjugierte Bilirubin, welches in die Gallenwege ausgeschieden wird, wasserlöslich und damit über die Niere ausscheidbar. Das unkonjugierte, indirekte Bilirubin ist dagegen nicht über die Niere ausscheidbar.

Findet sich Bilirubin im Urin, ergeben sich folgende differentialdiagnostische Möglichkeiten:

- intrahepatischer und extrahepatischer Verschlußikterus
- Parenchymikterus (akute u. chronische Hepatitis) Leberzirrhose
- Rotor- und Dubin-Johnson-Syndrom (während ikterischer Phasen)

BLUT

HÄMATURIE

Hauptursachen einer Hämaturie, also einer Ausscheidung von Erythrozyten im Harn, sind Erkrankungen der Nieren und des Urogenitaltraktes sowie hämorrhagische Diathesen (Blutungsneigungen). Zu denken ist z. B. an:

- Nierensteine (Nephrolithiasis)
- Tumor (Nieren-, Blasen-, Harnleitertumor: Jede Hämaturie ist solange tumorverdächtig bis das Gegenteil bewiesen ist!)
- Glomerulonephritis, Pyelonephritis
- Hämorrhagische Diathesen (z. B. durch Therapie mit Gerinnungshemmern, bei Hämophilie, bei Thrombozytopenie)
- Sonstiges: Infektionen der Harnwege (Zystitis), Papillennekrose, Traumata der Nieren und Harnwege, Niereninfarkt, Nierenzyste, Gichtniere, Stauungsniere bei Rechtsherzinsuffizienz, Hypertonie mit Nierenbeteiligung, Diabetes mellitus, Lupus erythematodes u. v. m.

HÄMOGLOBINURIE UND MYOGLOBINURIE

Während bei einer Hämaturie intakte Erythrozyten ausgeschieden werden, enthält der Harn bei einer Hämoglobinurie freies Hämoglobin. Dieses erscheint im Urin, wenn ein Zerfall von Erythrozyten im Gefäßsystem (intravasal), in der Niere (intrarenal) oder im Urin selbst stattgefunden hat. Eine Myoglobinurie ist im allgemeinen auf eine Muskelverletzung oder eine Muskelnekrose zurückzuführen.

Als Ursachen einer Hämoglobinurie oder Myoglobinurie gelten:

- schwere hämolytische Anämien
- schwere Vergiftungen
- schwere Infektionskrankheiten
- Verbrennungen
- intensive körperliche Anstrengung (auch Training im Sport)
- Herzinfarkt
- Muskelverletzungen, progressive Muskelerkrankungen

Exkurs: Untersuchungsgang bei Hämaturie (vgl. Abb. nächste Seite)
Merke:
⇒ Jede Hämaturie ist solange das Symptom eines Blasen- oder Nierentumors, bis das Gegenteil bewiesen ist!
⇒ Bei Mikrohämaturie und schlechtem Allgemeinbefinden auch an eine subakute Endokarditis denken.

- Anamnese: Kolikschmerzen, Schmerzen beim Wasserlassen, Medikamente
- Urinstix (evtl. mikroskopische Sedimentanalyse)
- Zwei-Gläser-Probe: Der Patient entleert seinen Urin nacheinander in zwei Gläser.
- initiale Hämaturie: erste Portion verfärbt, zweite Portion klar (Harnröhrenpolyp, Prostataadenom)
- totale Hämaturie: beide Harnportionen sind rot gefärbt. Die Blutung stammt aus der Blase, den oberen Harnwegen oder der Niere. (Zystoskopie noch während der Blutung anstreben: Seitenlokalisation)
- Gerinnungsstatus: Thrombozytenzahl, Quick, Blutungs- und Gerinnungszeit (zum Ausschluß einer hämorrhagischen Diathese)
- Urethro-Zystoskopie: wichtigste (!) Einzeluntersuchung bei Hämaturie
- Röntgenuntersuchungen: Urogramm, Angiografie u. a.
- Nierenbiopsie (in seltenen Fällen)

ASCORBINSÄURE (VITAMIN C)

Bei hohem Ascorbinsäuregehalt des Harns (häufig!) kann es zu einem falsch-negativen Glukosenachweis kommen. Das Testfeld hilft diesen Fehler zu vermeiden.

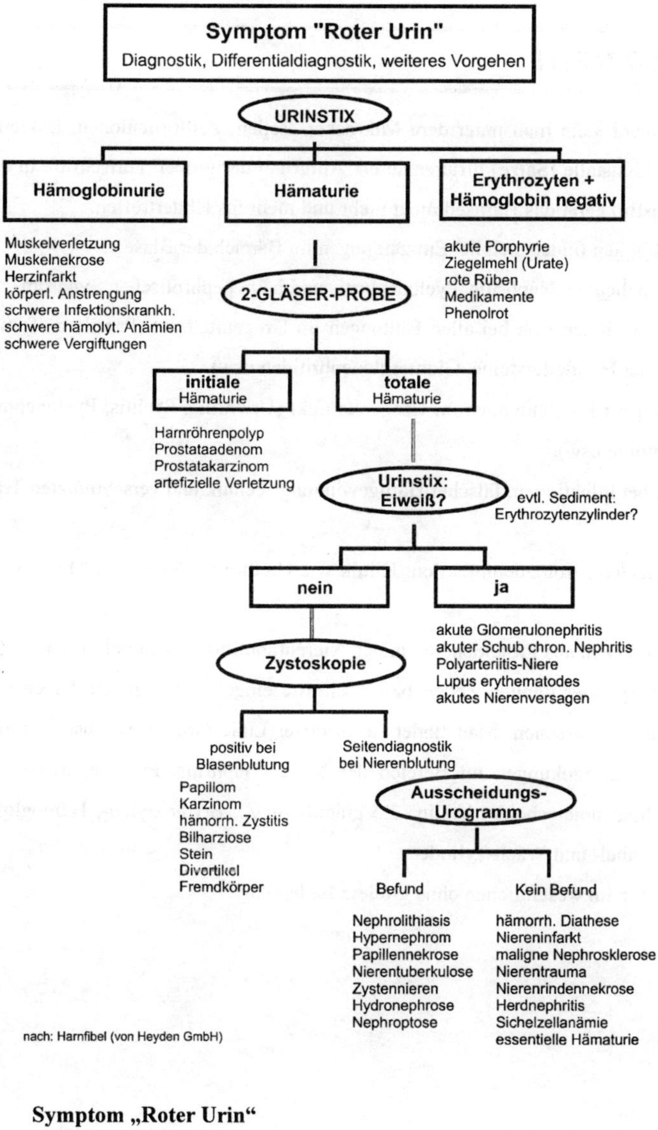

Abb. 19 Symptom „Roter Urin“

HARNSEDIMENT

Im Harnsediment kann man unter dem Mikroskop Zellen, Zellformationen, Bakterien, Trichomonaden und Kristalle (Salze) differenzieren. Aufgrund der großen Fortschritte in der Trockenchemie (Urinstix) gerät das Harnsediment mehr und mehr ins Hintertreffen.

- Plattenepithelien finden sich bei Entzündungen im Bereich der Blase.
- Nierenepithelien bei Nephritis, Pyelonephritis und beim nephrotischen Syndrom
- Erythrozyten finden sich bei allen Blutungen im Urogenitaltrakt (Papillom, Tumor, Trauma, Nieren- oder Harnleitersteine, Glomerulonephritiden usw).
- Leukozyten bei Entzündungen im Urogenitaltrakt (Urethritis, Pyelitis, Pyelonephritis, Prostatitis, Tumoren usw).
- Bakterien bei Infektionen, falscher Harngewinnungstechnik und verschmutzten Transportgefäßen
- Trichomonaden (Protozoeninfektion; Klinik wie Urethritis oder Zystitis, bisweilen symptomlos)
- Zylinder bestehen aus Proteinen, die in den Nierentubuli bzw. Sammelrohren ausgefallen sind. In einem Zylinder können Zellen bzw. Zellreste eingelagert sein. Sie haben walzen- bzw. bandförmiges Aussehen. Man findet sie in erster Linie (aber nicht ausschließlich) bei entzündlichen Erkrankungen im Bereich der Niere (Nephritis, Pyelonephritis, Glomerulonephritis). Man unterscheidet hyaline Z., granulierte Z., Erythrozyten-, Hämoglobin-, Leukozyten-, Epithel- und Wachszylinder.
- Kristalle sind im wesentlichen ohne größere Bedeutung.

STUHL (FÄZES)

STUHLTEST AUF OKKULTES BLUT

Okkult bedeutet soviel wie "heimlich, versteckt". Mit dieser Untersuchung ist es möglich, mit dem Auge nicht sichtbare Blutspuren ("Mikromelaena") zu erkennen. Dieser Test gehört heute zum Bestandteil der Krebsvorsorge. Blutungen aus dem Magen-Darm-Trakt (Dickdarmpolypen, Karzinome im Magen-Darm-Trakt, blutende Geschwüre usw). können mit diesem Test festgestellt werden. Ein positives Ergebnis sollte immer Anlaß für eine eingehende Untersuchung des Magen-Darm-Traktes (Magenspiegelung, Darmspiegelung) sein.

DURCHFÜHRUNG

Vor der Untersuchung sollte der Patient 2 Tage kein rohes Fleisch essen. Auch Zahnfleisch- oder Nasenbluten kann zu falsch positiven Ergebnissen führen. An drei aufeinanderfolgenden Tagen werden dann auf drei speziellen "Löschpapierbriefchen" kleine Stuhlproben aufgebracht. Der Test wird ausgewertet, indem auf die auf dem Löschpapier angetrocknete Stuhlprobe ein chemisches Reagenz ("Entwicklerlösung") getropft wird. Verfärbt sich das Testfeld charakteristisch blau, so ist damit Blut im Stuhl nachgewiesen. Ursachen können sein:

- Hämorrhoiden
- Dickdarmpolypen
- bösartige Tumoren im Magen-Darm-Trakt
- Divertikel im Darm
- Einrisse im Analbereich (Fissuren)
- entzündliche Dickdarmerkrankungen (M. Crohn, Colitis ulcerosa)
- stärkere Blutungen aus dem oberen Magen-Darm-Trakt

Zwei Drittel der Patienten mit Dickdarmkrebs haben ein positives Testergebnis. Ein Drittel der Dickdarmkarzinome bluten nicht. Diese Karzinome kann man mit dem Test nicht erfassen.

ORGANBEZOGENE LABORUNTERSUCHUNGEN

HERZ

HERZINFARKT

Selbstverständlich ist es ein Kunstfehler bei Verdacht auf Herzinfarkt in der Naturheilkunde-Praxis erst einmal Blut abzunehmen! Hier wäre unverzüglich der Notarzt zu informieren!

Labor bei V. auf akuten Herzinfarkt (in der Klinik!):

- CK (Creatinkinase) und CK-MB (herzmuskelspezifische CK)
- GOT (Verlaufskontrolle und Spätdiagnose)
- LDH (Verlaufskontrolle und Spätdiagnose)
- Troponin
- Natrium
- Kalium
- ggf. weitere Untersuchungen
  - Myoglobin
  - großes Blutbild
  - Glukose
  - Kalzium (Ca) und Magnesium (Mg)
  - Kreatinin
  - Entzündungsparameter (BSG, Leukozyten, CRP)
  - PTZ (Quick) und PTT, ggf. weitere Gerinnungsparameter (Lyse)

ENDOKARDITIS, MYOKARDITIS, PERIKARDITIS

Auch die Abklärung dieser Krankheitsbilder hat in der Klinik zu erfolgen.

Labor bei V. a. Entzündungen der Herzklappen, des Herzmuskels oder Herzbeutels: Spezifische Laborwerte fehlen!

- wiederholte Blutkulturen!
- Entzündungsparameter (BSG, Leukozyten, CRP)
- großes Blutbild (z. B. Eosinophilie bei Endokarditis Löffler)
- Natrium und Kalium
- Kreatinin
- Serum-Eiweißelektrophorese

- CK, CK-MB, GOT, LDH
- Urinstatus (Proteinurie und Mikrohämaturie bei Nierenbeteiligung)
- Herzmuskelantikörper (HMA)
- ASL-Titer (Antistreptolysin-O-Titer), Anti-DNAse-Titer

KARDIOMYOPATHIEN

Die Abklärung der Kardiomyopathien (CMP) ist aufwendig und Fachärzten und Kliniken vorbehalten (Auto-Antikörperbestimmung, Myokardbiopsie u. v. m).

GEFÄßE

HYPERTONIE

DIAGNOSTISCHE PRINZIPIEN

- Diagnose sichern
- Folgeschäden ausschließen oder sichern (Organschäden durch Bluthochdruck?)
- Gesamtrisikoprofil des Patienten bestimmen (Atheroskleroserisiken bestimmen)
- sekundäre Hypertonie ausschließen. Vor allem bei
  - mittelschwerer und schwerer Hypertonie (besonders bei jüngeren Patienten)
  - therapiemanifesten Hypertonien, plötzlicher Manifestation eines Hochdrucks
  - Bluthochdruck im jüngeren (< 30 Jahre) und fortgeschrittenen Lebensalter (> 50 Jahre)
  - hypokaliämischen Hypertonien (zunächst Diuretikagebrauch erfragen!)
  - klinischem Verdacht auf Hochdruckkrisen

Basis-Laborprogramm bei Bluthochdruck

- Natrium, Kalium
- Kreatinin
- Blutzucker
- Cholesterin
- Triglyzeride
- evtl. Harnsäure und Kalzium (Ca)
- Urinstatus (Proteinurie?, Glukose?)
- ggf. Phäochromozytom-Screening (großzügig! siehe unten)

Laboruntersuchungen zur Abklärung der arteriellen Hypertonie	
Bei Verdacht auf	**Laborwerte**
weitere Riskikofaktoren	Glukose/oGTT, Triglyzeride, Cholesterin, Harnsäure
Renoparenchymatöse Hypertonie (8-12% d. sekundären Hypertonien)	Kreatinin, Harnstoff, Urinstatus Ätiologische Abklärung (Glomerulonephritis, Pyelonephritis, Analgetika, Akutes Nierenversagen, hämolyt. uräm. Syndrom, Kollagenosen, hyperkalzämische Nephropathie, Zystennieren (Sonografie), diabetische Nephropathie u. a.
Renovaskuläre Hypertonie (1-4% aller Hypertonien)	Kreatinin, Harnstoff, Urinstatus Natrium, Kalium, (Captopriltest mit Reninbestimmung, Plasma-Reniniaktivität (PRA) oder Plasma-Reninkonzentration (PRC) evtl. seitengetrennte Reninbestimmung im Nierenvenenblut, Aldosteron Sonografie, i. v. Pyelogramm, Isotopennephrografie, i. v. DSA, Duplexsonografie der Nierenarterien)
Primärer Hyperaldosteronismus (Conn-Syndrom) 0,3-2,5 % aller Hypertonien	Natrium, Kalium, Aldosteron i. Serum oder Urin (nach 2 Std. Liegen), Metaboliten im Urin: Tetrahydroaldosteron, Aldosteron-18-Glukuronid, Renin: Plasma-Reninaktivität (PRA) oder Plasma-Reninkonzentration (PRC). Evtl. Säure-Basen-Satus, 18-OH-Desoxykortikosteron, Kortisol Sonografie, CT oder NMR, ^{131}I-Cholesterol-Szintigramm u. a.
Phäochromozytom	(Adrenalin, Noradrenalin i. Urin!), Vanillinmandelsäure im Urin Sonografie, CT, ^{131}I-Benzylguanidin-Szintigrafie
Schwangerschaftshypertonie	Natrium, Kalium, Kreatinin, Urinstatus, PTT, PTZ (Quick), Kl.: Blutbild, evtl. Hämolysewerte, GPT, γ-GT
Aortenisthmusstenose	Anamnese, Klinik!
Nebennierenrinden-Erkrankungen	<u>Cushing-Syndrom:</u> Anamnese, Klinik, (Hypertonie bei Hypokaliämie), Kalium, Glukose, oGTT Kortisol im Dexamethason-Kurztest, Kortisol im 24-h-Urin, Kortisol-Tagesprofil <u>Kongenitales adrenogenitales Syndrom:</u> Anamnese, Klinik, umfangreiche (teure) Hormonbestimmungen: Testosteron, Östradiol, Androstendion, Dehydroepiandrosteron, Prolaktin, LH, FSH, Sexualhormon-bindendes Globulin u. a.
Akromegalie/Gigantismus	Anamnese, Klinik, Glukose, oGTT, Growth-Hormon (= GH, = Wachstumsfaktor, = somatotropes Hormon)
Primärer Hyperparathyreoidismus	Anamnese, Klinik, Ca im Serum und Urin, Phosphat, intaktes Parathormon (PTH), Na, K, Kreatinin, alkalische Phosphatase und ggf. ätiologische Abklärung

Schilddrüsenerkrankungen	Anamnese, Klinik, TSH, fT4
Medikamenteninduzierte Hypertonie	Anamnese, Klinik (Antikonzeptiva, Anabolika, chron. Analgetikamißbrauch, trizyklische Antidepressiva, Lakritze, Biogastrone, Mineralo- u. Glukokortikoide Sympathikomimetika (Antiasthmatika, Nasen- u. Augentropfen), nichtsteroidale Antirheumatika u. a.
Neurofibromatose Recklinghausen	↑ Phäochromozytominzidenz vgl. dort
Multiple endokrine Adenomatose (MEA II)	↑ Phäochromozytominzidenz vgl. dort
Neurogene Hypertonie	Anamnese, Klinik (Enzephalitis, Hirndrucksteigerung, Sick-Sinus-Syndrom u. a).
Zerebrale Hyperkapnie	bei pulmonaler Hyperkapnie oder CO_2-Vergiftung

LEBER UND GALLENWEGE

SYNOPSE DER LABORPARAMETER DER LEBER

Laborwerte zur Untersuchung der Leber	
Leberzellschaden (Integrität der Leberzelle)	GPT, GOT, LDH, Fe (Eisen), Ferritin
Exkretionsfunktion der Leber: (↓ führt zu Gallestau = Cholestase)	γ-GT, AP (alkalische Phosphatase), Bilirubin
Syntheseleistung der Leberzellen	CHE, Albumin, Quick (Gerinnungfaktoren II, VII, IX, X), Fe, Cu
Mesenchymale Reaktionen der Leberzellen	γ-Globulin, Immunglobuline IgG, IgA, IgM
Leber-Serologie (bei Verdacht auf Infektionen oder Autoimmunphänomene)	Hepatitis-Viren (HAV, HBV, HCV, HDV, HEV) und eine Vielzahl anderer Antikörperbestimmungen bei V. a. Autoimmunphänomene u. ä: ANA, LMA (Leber-Membran-Autoantikörper), LymphknotenM (AK gegen mikrosomale Ag aus Leber und Niere), SLA (Auto-Antikörper gegen lösliches zytoplasmatisches Antigen der Leberzelle), SMA (Antikörper gegen glatte Muskulatur), AMA (Antimitochondrale Antikörper) u. a.

SINNVOLLE SCREENING-WERTE BEI V. A. LEBERZELLSCHADEN

- γ-GT: Hinweis auf Cholestase (Exkretionsfuntionsstörung der Leberzelle)
- GPT: Hinweis auf Leberzellschaden (Integritätsstörung der Leberzelle)
- CHE: Hinweis auf ↓ Stoffwechselleistung (Syntheseleistungsstörung der Leberzelle)
- großes Blutbild (Infektion?) , BSG

LEITKONSTELLATIONEN BEI IKTERUS ("GELBSUCHT")

Diagnose und Differentialdiagnose des Ikterus: Anamnese, Klinik, Labor

	prähepatisch (Hämolyse)	**intrahepatisch** Parenchymikterus	**posthepatisch** Verschlußikterus
Serum - indirektes Bilirubin - direktes Bilirubin	 ++ -	 + +	 (+) ++
Urin - Bilirubin - Urobilinogen	 - ++	 + +	 ++ -
Stuhl	dunkel	hell	hell
Zusätzliche Untersuchungsergebnisse	LDH ↑, Haptoglobin ↓, Retikulozytose	GPT ↑↑, GOT ↑	γ-GT ↑↑, AP ↑↑, LAP ↑↑
evtl. Virusserologie (Hepatitisviren), Sonografie, ERCP, Computertomogramm; evtl. Laparoskopie (Bauchspiegelung) mit Gewebeentnahme			

BAUCHSPEICHELDRÜSE (PANKREAS)

LABORDIAGNOSTIK BEI V. AUF BAUCHSPEICHELDRÜSENERKRANKUNGEN

- Lipase
- Amylase im Serum und im Urin
- Sonstiges
  - Kalzium (Ca) (Hinweis auf Schweregrad)
  - Natrium (Na), Kalium (K)
  - γ-GT, (evtl. AP) als Cholestasewerte
  - BSG, CRP (Hinweis auf Schweregrad, zeigt Nekrose)

- großes Blutbild (Infektionen: Mumps, Hepatitis, Salmonellose, Scharlach, Typhus u. a). Bei Alkoholismus als Ursache: MCV und MCH ↑ (ggf. CDT: Carbohydrate Deficient Transferrin als Marker für chronischen Alkoholkonsum)
- Kreatinin (Vorsicht: prärenales Nierenversagen durch Schock bei Pankreatitis)

• Bei Verdacht auf Pankreasinsuffizienz
  - Chymotrypsin im Stuhl, Stuhlgewicht, Fettausscheidung im Stuhl
  - Glukose (pankreopriver Diabetes mellitus) bzw. oGTT (oraler-Glukose-Toleranz-Test)
  - Pankreolauryl- und PABA-Test (fachärztlich)

NIERE

LABORDIAGNOSTIK BEI V. A. NIERENERKRANKUNGEN

UNTERSUCHUNGEN DES HARNS

Urinstix (Harnstreifentest, vgl. oben)

Urinsediment (vgl. oben)

Spezifisches Gewicht

Bestimmt wird das Gewichtsverhältnis von 1 l Urin zu 1 l Wasser. Die Höhe des spezifischen Gewichtes ist abhängig von der Anzahl und der Masse der Teilchen im Urin.

Zur Bestimmung des spezifischen Gewichtes bedient man sich eines geeichten Urometers. Das Urometer ist ein Glaskörper mit Skaleneinteilung von 1000-1040 am oberen und einem Gewicht am unteren Ende. Es wird in eine auf Zimmertemperatur abgekühlte Harnprobe getaucht. Das Gewicht zieht den Urometer im Harn soweit nach unten, bis sein Eigengewicht dem des verdrängten Harns entspricht. Die Eintauchtiefe der Skala markiert das spezifische Gewicht.

Normalwerte: 1001-1040. Aussagekraft des spezifischen Gewichtes:

Bei normaler Nierenfunktion ist das spezifische Gewicht weitgehend von der Flüssigkeitsbilanz abhängig.

- Bei reichlichem Wasserlassen (z. B. nach Biergenuß) ist das Harnvolumen groß, die Harnfarbe fast wasserhell und das spezifische Gewicht sehr nieder (um 1001).
- Im Durstzustand wird der spärlich fließende Urin dunkel-bernsteinfarben und das spezifische Gewicht ist hoch (maximal 1040).

Die klassische Ausnahme von dieser Regel ist der Diabetes mellitus: Trotz großer (osmotischer) Diurese und heller Harnfarbe ist das spezifische Gewicht hier hoch (z. B. 1028).

Unter definierten Bedingungen (Durstversuch nach Volhard) ist das spezifische Gewicht des Harns ein wertvolles Indiz für die Konzentrationsfähigkeit der Nieren. Das spezifische Gewicht im 12stündigem Durstversuch soll mindestens 1026 betragen. Eine Einschränkung der Konzentrationsfähigkeit findet sich bei allen fortgeschrittenen chronischen Nephropathien:

- Pyelonephritis
- interstitielle Nephritis
- Diabetes insipidus
- in der polyurischen Phase des akuten Nierenversagens

BLUTUNTERSUCHUNGEN BEI NIERENFUNKTIONSSTÖRUNGEN

Sinnvolle Laborparameter bei V. auf Nierenfunktionsstörungen sind:

Kreatinin	entsteht im Muskel durch Abbau von Kreatininphosphat, weitgehend nahrungsunabhängig, korreliert am besten mit der Nierenfunktion. Der Kreatininwert im Blut steigt jedoch erst an, wenn etwa 50 % der Nierenleistung ausgefallen sind!
Harnstoff	Endprodukt des Eiweißstoffwechsels. Eiweißzufuhr (Nahrung) erhöht die Harnstoffwerte. Erst wenn 75 % der Nierenfunktion ausgefallen sind, steigt der Harnstoffwert an.
Kalium	bei schweren Störungen der Nierenausscheidung kann Kalium im Blut erhöht sein

Merke:

Auch bei nur leichtem Anstieg von Kreatinin u./o. Harnstoff sind schon mindestens 50 % der Nierenfunktion ausgefallen!

Kreatinin-Clearance	Der Erfassung leichterer Einschränkungen der Nierenfunktion dient die Kreatinin-Clearance. Es werden benötigt: Die Kreatinin-Konzentration in einer bestimmten Menge Sammelurin, die Sammelzeit, Kreatinin im Blut, Körperoberfläche des Patienten. Die Kreatinin-Clearance errechnet sich wiefolgt: Harnmenge in einer bestimmten Sammelperiode mal Kreatininkonzentration im Harn mal 1,73, dividiert durch [Kreatinin im Blut mal Sammelzeit in Minuten mal Körperoberfläche des Patienten]. Ist die Kreatinin-Clearance erniedrigt ist eine eingeschränkte Nierentätigkeit nachgewiesen.

STOFFWECHSELERKRANKUNGEN

GLUKOSESTOFFWECHSEL

DIABETES MELLITUS

Laborparameter:

- oraler-Glukose-Toleranz-Test (oGTT: nur wenn Tagesprofil normwertig)
- Glukose im Serum (Tagesprofil, Nüchternwert nicht ausreichend)
- Säure-Basen-Haushalt
- HbA1/Fruktosamin
- Natrium, Kalium
- Gesamteiweiß
- kleines Blutbild (Exsikkose: Hkt ↑, unspezifische Leukozytose)
- Kreatinin
- Urinstix (Glukose im Urin, Ketonkörper, Proteinurie, Erythrozyten, Harnwegsinfekte sind häufig!)
- Mikroalbuminurie (Frühschaden an der Niere)
- Weitere Untersuchungen
  - ICA (Inselzellantikörper), ICSA (Inselzelloberflächenantikörper), IAA (Insulinautoantikörper)
  - oraler Glukose-Toleranz-Test (oGTT: nur wenn Werte im Normbereich)
  - C-Peptid
  - Insulin
  - HLA-Typisierung
  - Leberwerte (GPT, γ-GT: erhöht bei diabetischer Fettleber)
- Risikofaktorenabklärung
  - Cholesterin, HDL, Triglyzeride
  - Harnsäure
- ggf. ätiologische Abklärung der auslösenden Grunderkrankungen! ZNS-, Pankreas-, Lebererkrankungen, endokrinologische Erkrankungen (Hyperthyreose, M. Cushing, M. Conn, Phäochromozytom, Glukagonom, Somatostatinom, Akromegalie), Porphyrie, Medikamente u. a.

FETTSTOFFWECHSEL

- Cholesterin und HDL-Fraktion
- Triglyzeride
- ggf. weitere Risikofaktoren (Glukose, Harnsäure)

HYPERURIKÄMIE UND GICHT

- Harnsäure

Zunehmender Anstieg der Harnsäure im Blut (Hyperurämie) erhöht das Risiko für einen Gichtanfall und für Nierensteine (Harnsäuresteine der Niere).

Harnsäure ist das Endprodukt des Purinstoffwechsels im menschlichen Körper. Purine sind das Ausgangsmaterial für die Synthese der Nukleinsäuren RNS und DNS (der Träger der Erbinformationen).

Normwerte für Harnsäure: ca. 2,6 - 7 mg/dl

HORMONSYSTEM

HYPOPHYSE

umfangreiche und teure Hormonbestimmungen um partiellen oder kompletten Ausfall der Hypophysenhormone nachzuweisen (Klinik, Facharzt)

HYPOPHYSENVORDERLAPPEN-(HVL-)INSUFFIZIENZ

LH ↓, FSH ↓, Testosteron ↓, T3 und T4 und TSH ↓, Kortisol ↓ u. a.

NEBENNIERE

NEBENNIERENRINDENINSUFFIZIENZ

Hinweise können geben:

- Kalium ↑, Natrium → oder ↓
- Glukose ↓
- großes Blutbild: normochrome Anämie, Lymphozytose, Eosinophilie
- Beweise durch aufwendigere Diagnostik z. B.:
  - Kortisol Tagesprofil
  - Kortisol basal und im ACTH-Kurztest
  - Plasma-ACTH basal
  - Ausscheidung von Kortisol im 24-h-Urin

SCHILDDRÜSE

DIAGNOSTISCHE PRINZIPIEN

Allgemeines Screening:

- TSH
- fT4
- evtl. TRH-Test

Bei Verdacht auf M. Basedow zusätzlich:

- MAK (mikrosomale Antikörper)
- TRAK (Thyrotropin-Rezeptor-Antikörper)
- großes Blutbild

Bei Verdacht auf chronische Thyreoiditis (Hashimoto) zusätzlich:

- MAK
- TRAK

Bei Verdacht auf akute Thyreoiditis zusätzlich:

- großes Blutbild, BSG

Bei Verdacht auf Schilddrüsentumor zusätzlich:

- Kalzitonin
- CEA

MAGEN UND DARM

BLUT IM STUHL

siehe S. 355

GESETZESKUNDE

GRUNDLEGENDE GESETZLICHE BESTIMMUNGEN

Mit der Einführung des neuen Fragenkatalogs für die Heilpraktiker-Überprüfung (in Baden-Württemberg seit Mitte 1996) wird offensichtlich auf die gesetzlichen Grundlagen noch mehr Gewicht gelegt als bisher. Das Heilpraktikergesetz vom 17.2.1939 stellt als „ewiges Provisorium" weiterhin die wichtigste rechtliche Grundlage dar. Widerstände von allen Seiten verhindern es weiterhin, daß für den Heilpraktiker ein Berufsbild geschaffen wird. Der Schlüssel zum Recht des Heilpraktikers liegt deshalb weiter in der Formel: „Erlaubt ist, was nicht ausdrücklich verboten ist." Das gründliche Studium der verschiedenen Gesetze und Bestimmungen, die die Tätigkeit des Heilpraktikers einschränken, soll durch die folgende Zusammenstellung erleichtert werden. Nur die in Anführungszeichen gesetzten Passagen sind Original-Gesetzestexte.

RECHTLICHE GRUNDLAGEN DES HEILPRAKTIKERBERUFES

GESETZ ÜBER DIE BERUFSMÄßIGE AUSÜBUNG DER HEILKUNDE OHNE BESTALLUNG (HEILPRAKTIKERGESETZ - HPG)

vom 17.2.1939 (RGB1. I S. 251) geänd. d. Art. 53 des EGStGB vom 02.03.74 (BGBl. I S. 469)

„§ 1

(1) Wer die Heilkunde, ohne als Arzt bestallt zu sein, ausüben will, bedarf dazu der Erlaubnis.

(2) Ausübung der Heilkunde im Sinne dieses Gesetzes ist jede berufs- oder gewerbsmäßig vorgenommene Tätigkeit zur Feststellung, Heilung oder Linderung von Krankheiten, Leiden oder Körperschäden bei Menschen, auch wenn sie im Dienste von anderen ausgeübt wird.

(3) Wer die Heilkunde bisher berufsmäßig ausgeübt hat und weiterhin ausüben will, erhält die Erlaubnis nach Maßgabe der Durchführungsbestimmungen; er führt die Berufsbezeichnung »Heilpraktiker«.

§ 2

(1) Wer die Heilkunde, ohne als Arzt bestallt zu sein, bisher berufsmäßig nicht ausgeübt hat, kann eine Erlaubnis nach § 1 in Zukunft ... erhalten.

§ 3

Die Erlaubnis nach § 1 berechtigt nicht zur Ausübung der Heilkunde im Umherziehen.

§ 4

...

§ 5

Wer, ohne zur Ausübung des ärztlichen Berufs berechtigt zu sein und ohne eine Erlaubnis nach § 1 zu besitzen, die Heilkunde ausübt, wird mit Freiheitsstrafe bis zu einem Jahr oder mit Geldstrafe bestraft.

§ 5a

(1) Ordnungswidrig handelt, wer als Inhaber einer Erlaubnis nach § 1 die Heilkunde im Umherziehen ausübt.

(2) Die Ordnungswidrigkeit kann mit einer Geldbuße bis zu fünftausend Deutsche Mark geahndet werden.

§ 6

(1) Die Ausübung der Zahnheilkunde fällt nicht unter die Bestimmungen dieses Gesetzes.

§ 7

Der (Reichsminister des Innern) erläßt ... die zur Durchführung ... dieses Gesetzes erforderlichen Rechts- und Verwaltungsvorschriften.

§ 8

(1) Dieses Gesetz tritt am Tage nach der Verkündung in Kraft.

(2) Gleichzeitig treten § 56 a Abs. 1 Nr. 1 und § 148 Abs. 1 Nr. 7a der Reichsgewerbeordnung, soweit sie sich auf die Ausübung der Heilkunde im Sinne dieses Gesetzes beziehen, außer Kraft.“

Erläuterungen und Besonderheiten:

zu § 1: Die Ausübung der Heilkunde gilt als „berufs- oder gewerbsmäßig", wenn die Absicht zur Wiederholung besteht oder wenn sie zur wiederkehrenden oder dauernden Beschäftigung gemacht wird. Sie gilt als „berufsmäßig" auch dann, wenn sie ohne Bezahlung vorgenommen wird.

zu § 3: Es gilt z. B. als Heilkunde in Umherziehen, wenn Sie Heilbehandlungen in Räumen durchführen, die nur vorübergehend gemietet sind und sonst anderen Zwecken dienen. Das Gesetz fordert eine feste Niederlassung.

§ 6: siehe auch „Gesetz über die Ausübung der Zahnheilkunde"

Lernen Sie die Bezeichnung und das Datum sowie die § 1 (Abs. 1 u. 2), § 3, 5, 5a, 6 dieses Gesetzes auswendig! Prägen Sie sich die übrigen Bestimmungen so ein, daß Sie sie inhaltlich wiedergeben können

ERSTE DURCHFÜHRUNGSVERORDNUNG (DVO) ZUM GESETZ ÜBER DIE BERUFSMÄßIGE AUSÜBUNG DER HEILKUNDE OHNE BESTALLUNG

(v. 18.2.1939 (RGBl. I, S. 259), zuletzt geändert durch Art 1 der Verordnung v. 18.4.1975 (BGBl. I, S. 967)

(Auszug:)

„Aufgrund § 7 des Gesetzes über die berufsmäßige Ausübung der Heilkunde ohne Bestallung (Heilpraktikergesetz) vom 17. Februar 1939 (Reichsgesetzblatt 1 S. 251) wird verordnet:

§ 1

(zeitlich abgelaufen)

§ 2

(1) Die Erlaubnis wird nicht erteilt

a) wenn der Antragsteller das 25. Lebensjahr noch nicht vollendet hat,

b) wenn er nicht die deutsche Staatsangehörigkeit besitzt, [(unwirksam, Anmerkung vom Verfasser, s.u.)] .

c) ... (gestrichen)

d) wenn er nicht mindestens abgeschlossene Volksschulbildung nachweisen kann,

e) (außer Kraft)

f) wenn sich aus Tatsachen ergibt, daß ihm die ... sittliche Zuverlässigkeit fehlt, insbesondere, wenn schwere strafrechtliche oder sittliche Verfehlungen vorliegen,

g) wenn ihm infolge eines körperlichen Leidens oder wegen Schwäche seiner geistigen oder körperlichen Kräfte oder wegen einer Sucht die für die Berufsausübung erforderliche Eignung fehlt,

h) wenn mit Sicherheit anzunehmen ist, daß er die Heilkunde neben einem anderen Beruf ausüben wird, [(unwirksam, Anmerkung vom Verfasser, s.u.)]

i) wenn sich aus einer Überprüfung der Kenntnisse und Fähigkeiten des Antragstellers durch das Gesundheitsamt ergibt, daß die Ausübung der Heilkunde durch den Betreffenden eine Gefahr für die Volksgesundheit bedeuten würde.

(2) ...

§ 3

(1) Über den Antrag entscheidet die untere Verwaltungsbehörde im Benehmen mit dem Gesundheitsamt.

(2) Der Bescheid ist dem Antragsteller ... zuzustellen; das Gesundheitsamt erhält Abschrift des Bescheides. Der ablehnende Bescheid ist mit Gründen zu versehen.

(3) Gegen den Bescheid können der Antragsteller ... Beschwerde einlegen. Über diese entscheidet die höhere Verwaltungsbehörde nach Anhörung eines Gutachterausschusses (§ 4).

§ 4

(1) Der Gutachterausschuß besteht aus einem Vorsitzenden, der weder Arzt noch Heilpraktiker sein darf, aus zwei Ärzten sowie aus zwei Heilpraktikern. Die Mitglieder des Ausschusses werden vom Reichsminister des Innern ... für die Dauer von zwei Jahren berufen. Die Landesregierungen werden ermächtigt, durch Rechtsverordnung die zuständige Behörde abweichend von Satz 2 zu bestimmen. Sie können diese Ermächtigung auf oberste Landesbehörden übertragen.

(2) ...

...

§ 7

(1) Die Erlaubnis ist durch die höhere Verwaltungsbehörde zurückzunehmen, wenn nachträglich Tatsachen eintreten oder bekannt werden, die eine Versagung der Erlaubnis nach § 2 Abs.1 rechtfertigen würden. Die Landesregierungen werden ermächtigt, durch Rechtsverordnung die zuständige Behörde abweichend von Satz 1 zu bestimmen. Sie können diese Ermächtigung auf oberste Landesbehörden übertragen.

(2) ...

(3) Vor Zurücknahme der Erlaubnis nach Absatz 1 ist der Gutachterausschuß (§ 4) zu hören."

...

Erläuterungen und Besonderheiten:

zu § 2b: Nach neuer Rechtsprechung werden Ausländer zur Überprüfung zugelassen, wenn sie eine gültige Aufenthaltsgenehmigung besitzen (BVerfG 10.05.1988)

zu § 2h: aufgehoben durch das Bundesverwaltungsgericht (2.3.1967)

zu § 2g: Zum Nachweis ist ein ärztliches Attest erforderlich

zu § 3: Beachten Sie : Die Erlaubnis wird nicht vom prüfenden Gesundheitsamt, sondern von der unteren Verwaltungsbehörde erteilt. (Untere Verwaltungsbehörde ist in großen Kreisstädten die Stadtverwaltung, in Gemeinden mit staatlicher Polizeiverwaltung die staatliche Polizeibehörde, in Landkreisen das Landratsamt.) Die bestandene Prüfung ist also nicht gleichbedeutend mit der Erlaubnis zur Ausübung der Heilkunde. (Tip: Achten Sie bei Fragen zur Gesetzeskunde auf diese Feinheiten!)

Nach einem Urteil des Bundesverwaltungsgerichtes vom 24.1.1957 kann der/die Antragsteller/in die Überprüfung mehrmals wiederholen.

Die einzelnen Bundesländer haben zur Umsetzung der vorstehenden Bestimmungen ihrerseits Richtlinien und Durchführungsverordnungen erlassen.

Lernen Sie die Bezeichnung und das Datum der ersten DVO, sowie den Inhalt des § 2 auswendig!

GESETZLICHE GRENZEN DES HEILPRAKTIKERBERUFES

GESETZ ZUR VERHÜTUNG UND BEKÄMPFUNG ÜBERTRAGBARER KRANKHEITEN BEIM MENSCHEN (BUNDESSEUCHENGESETZ)

vom 18.07.1961 (BGBl. I, S. 1021), zuletzt geändert 01.07.1994 (BGBl I, Nr. 41, S. 1455)

Übersicht: Das Bundesseuchengesetz (BSeuchG) enthält

• Begriffsbestimmungen	§§ 1 und 2
• Meldepflicht	§§ 3 bis 9
• Vorschriften zur Verhütung übertragbarer Krankheiten	§§ 10 bis 29
• Vorschriften zur Bekämpfung übertragbarer Krankheiten	§§ 30 bis 43
• zusätzliche Vorschriften für Schulen und sonstige Gemeinschaftseinrichtungen	§§ 44 bis 48
• Entschädigungs- und Kostenregelungen	§§ 49 bis 62
• Straf- und Bußgeldvorschriften	§§ 63 bis 69

„§ 1

Übertragbare Krankheiten im Sinne dieses Gesetzes sind durch Krankheitserreger verursachte Krankheiten, die unmittelbar oder mittelbar auf den Menschen übertragen werden können.

§ 2

Im Sinnes dieses Gesetzes ist

1. krank eine Person, die an einer übertragbaren Krankheit erkrankt ist,
2. krankheitsverdächtig eine Person, bei der Erscheinungen bestehen, welche das Vorliegen einer bestimmten übertragbaren Krankheit vermuten lassen,
3. ansteckungsverdächtig eine Person, von der anzunehmen ist, daß sie Erreger einer übertragbaren Krankheit (Krankheitserreger) aufgenommen hat, ohne krank, krankheitsverdächtig oder Ausscheider zu sein,
4. Ausscheider eine Person, die Krankheitserreger ausscheidet, ohne krank oder krankheitsverdächtig zu sein,
5. ausscheidungsverdächtig eine Person, von der anzunehmen ist, daß sie Krankheitserreger ausscheidet, ohne krank oder krankheitsverdächtig zu sein."

§ 3

(listet die meldepflichtigen Infektionskrankheiten auf (Wortlaut: siehe Lehrbuch KW07, KW08). In der Heilpraktiker-Überprüfung müssen Sie in der Lage sein, diese Liste vollständig wiedergeben und die wichtigsten Daten der Krankheiten angeben zu können)

§ 4

Zur Meldung sind verpflichtet

1. der behandelnde oder sonst hinzugezogene Arzt
2. jede sonstige mit der Behandlung oder der Pflege des Betroffenen berufsmäßig beschäftigte Person
3. die hinzugezogene Hebamme
4. auf Seeschiffen der Kapitän
5. die Leiter von Pflegeanstalten, Justizvollzugsanstalten, Heimen, Lagern, Sammelunterkünften und ähnlichen Einrichtungen

In Krankenhäusern oder Entbindungsheimen ist für die Einhaltung der Meldepflicht nach Absatz 1 Nr. 1 der leitende Arzt, in Krankenhäusern mit mehreren selbständigen Abteilungen der leitende Abteilungsarzt, in Krankenhäusern ohne leitenden Arzt der behandelnde Arzt verantwortlich.

§ 5

Die Meldung ist dem für den Aufenthalt des Betroffenen zuständigen Gesundheitsamt unverzüglich, spätestens innerhalb 24 Stunden nach erlangter Kenntnis zu erstatten. Dieses hat für die Wohnung, bei mehreren Wohnungen das für die Hauptwohnung des betroffenen zuständige Gesundheitsamt unverzüglich zu benachrichtigen, wenn die Wohnung oder Hauptwohnung im Bereich eines anderen Gesundheitsamtes liegt.

§ 6

(1) Ausscheider nach §3 Abs. 4 haben jeden Wechsel der Wohnung und jeden Wechsel der Arbeitsstätte unverzüglich dem bisher zuständigen Gesundheitsamt anzuzeigen.

(2) Die in Absatz 1 genannten Ausscheider sind verpflichtet, bei jeder Aufnahme in ein Krankenhaus oder ein Entbindungsheim oder bei der Inanspruchnahme einer Hebamme dem behandelnden Arzt oder der Hebamme mitzuteilen, daß sie Ausscheider sind.

(3) ...

§ 8

Meldepflicht in besonderen Fällen

Wenn durch Krankheitserreger verursachte Erkrankungen in Krankenhäusern, Entbindungsheimen, Säuglingsheimen oder Einrichtungen zur vorübergehenden Unterbringung von Säuglingen nicht nur vereinzelt auftreten (Ausbruch), so sind diese Erkrankungen unverzüglich als Ausbruch zu melden, es sei denn, daß die Erkrankten schon vor der Aufnahme an diesen Krankheiten erkrankt oder dessen verdächtig waren. § 4 Abs. 2 ist entsprechend anzuwenden.

§ 30

(1) Die Behandlung von Personen, die an einer der in §§ 3,8 oder 45 genannten übertragbaren Krankheiten erkrankt oder dessen verdächtig sind, und die Behandlung von Ausscheidern ist im Rahmen der berufsmäßigen Ausübung der Heilkunde nur Ärzten, im Rahmen der berufsmäßigen Ausübung der Zahnheilkunde auch Zahnärzten gestattet. Satz 1 gilt entsprechend bei übertragbaren Krankheiten, die durch eine Rechtsverordnung aufgrund des § 7 in die Meldepflicht einbezogen sind.

(2) Stellt ein Heilpraktiker eine Erkrankung oder den Verdacht einer Erkrankung an einer übertragbaren Krankheit im Sinne des Absatzes 1 fest und wird daraufhin die Behandlung einem Arzt übertragen, so kann der Heilpraktiker bis zur Übernahme der Behandlung durch den Arzt Maßnahmen zur Linderung einleiten.

§ 37

(1) Die zuständige Behörde hat Personen, die an Cholera, Pocken oder an virusbedingtem hämorrhagischem Fieber erkrankt sind, unverzüglich in einem Krankenhaus oder einer für diese Krankheiten geeigneten Absonderungseinrichtung abzusondern. Sonstige Kranke sowie Krankheitsverdächtige, Ansteckungsverdächtige und Ausscheider können in einem Krankenhaus oder in sonst geeigneter Weise abgesondert werden, Ausscheider jedoch nur, wenn sie andere Schutzmaßnahmen nicht befolgen, befolgen könnten oder befolgen würden und dadurch ihre Umgebung gefährden.

(2) ..."

Indirekt ergibt sich aus dieser Vorschrift, daß die Meldung bei den genannten Erkrankungen nicht nur innerhalb 24 Stunden, sondern unverzüglich erfolgen muß. (Also: sofort zum Telefonhörer greifen!)

§ 45

(1) Lehrer, zur Vorbereitung auf den Beruf des Lehrers in Schulen tätige Personen, Schüler, Schulbedienstete und in Schulgebäuden wohnende Personen, die an ansteckender Borkenflechte (Impetigo contagiosa), Cholera, Diphtherie, Enteritis infectiosa, Keuchhusten, Krätze, Masern, Meningitis,/Encephalitis, Milzbrand, Mumps, Ornithose, Paratyphus, Pest, Pocken, Poliomyelitis, Q-Fieber, Röteln, Scharlach, Shigellenruhr, ansteckungsfähiger Tuberkulose der Atmungsorgane, Tularämie, Typhus abdominalis, virusbedingtem hämorrhagischem Fieber, Virushepatitis oder Windpocken erkrankt oder dessen verdächtig oder die verlaust sind, dürfen die dem Schulbetrieb dienenden Räume nicht betreten, Einrichtungen der Schule nicht benutzen und an Veranstaltungen der Schule nicht teilnehmen, bis nach dem Urteil des behandelnden Arztes oder des Gesundheitsamtes eine Weiterverbreitung der Krankheit oder der Verlausung durch sie nicht mehr zu befürchten ist.

(2) ...

Bitte beachten: Laut § 30 fallen alle in den §§ 3, 8, und 45 genannten Erkrankungen unter das Behandlungsverbot für HP. Also auch die nur in § 45 erwähnten: Borkenflechte (Impetigo contagiosa), Krätze, Mumps, Röteln, Windpocken sowie der Befall mit Läusen.

§ 67 *bestimmt, daß ein Verstoß gegen das Behandlungsverbot (§ 30) als Straftat geahndet wird.*

§ 69 *bestimmt u.a, daß das Nicht-Beachten einer Meldepflicht als Ordnungswidrigkeit geahndet wird.*

Weitere wichtige Bestimmungen des BSeuchG:

Zur Bekämpfung von Seuchen kann das Gesundheitsamt grundsätzlich

- öffentliche und private Einrichtungen betreten, untersuchen und ggf. schließen (§ 10, § 37)
- für einzelne Personen deren Untersuchung und ggf. Absonderung anordnen (§ 10). (Heilbehandlungen gegen den Willen des Betroffenen dürfen nicht angeordnet werden, § 34)
- Ausscheidern die Ausübung bestimmter Berufe untersagen (§ 17 u. 18, § 38)
- Impfungen anordnen (§ 14, 15, 16)
- Die durch diese Bestimmungen berührten Grundrechte gelten insoweit als eingeschränkt

Das Gesundheitsamt überwacht

- Personen, die mit dem Verkauf von Lebensmitteln zu tun haben (§§ 17, 18)
- die Trinkwasserqualität und die Abwasserbeseitigung (§§ 11, 12)
- Arbeiten mit Krankheitserregern (§§ 19-29)

Verkehr mit Lebensmitteln: (§§ 17, 18)

Personen, die

- an Cholera, Enteritis infectiosa, Paratyphus, Typhus abdominalis, Shigellenruhr oder Virushepatitis erkrankt oder dessen verdächtig sind
- an ansteckungsfähiger Tuberkulose der Atmungsorgane, an Scharlach oder infektiösen Hauterkrankungen erkrankt sind
- Choleravibrionen, Salmonellen oder Shigellen ausscheiden

dürfen beim gewerbsmäßigen Herstellen, Behandeln oder Handeln mit Lebensmitteln nicht tätig sein, wenn sie dabei mit denselben in Berührung kommen .

Sie dürfen in Küchen von Gaststätten, Kantinen, Krankenhäusern, Säuglings- und Kinderheimen oder anderen der Gemeinschaftsverpflegung dienenden Einrichtungen nicht tätig sein (§ 17).

Wer erstmals im Lebensmittelbereich tätig wird, muß durch ein Gesundheitszeugnis, das nicht älter als 6 Wochen sein darf, nachweisen, daß er/sie von den genannten Krankheiten frei ist. Innerhalb von vier Wochen nach Aufnahme der Tätigkeit ist durch Untersuchung einer Stuhlprobe zu überprüfen, ob die untersuchte Person auch weiterhin keine Salmonellen, Shigellen oder Choleravibrionen ausscheidet. Wiederholungsuntersuchungen können unter bestimmten Umständen angeordnet werden (§ 18).

Erläuterungen und Besonderheiten:

Allg.: Die Behandlung von Infektionskrankheiten ist den Heilpraktikern nicht grundsätzlich verboten! Das Behandlungsverbot betrifft nur die in den §§ 3, 8 und 45 genannten Erkrankungen.

zu § 3: Beachten Sie die Änderung des Bundesseuchengesetzes vom 01.07.94: Position 15 (neu): Meldepflicht bei Erkrankung und Tod an humanen spongiformen Enzephalopathien)

zu § 8: Beachte: Unter die Bestimmung des § 8 fallen alle Infektionskrankheiten!

Lernhinweis: Lernen Sie auswendig: §§ 1 und 2 (Definitionen), § 3 und § 4; prägen Sie sich den Inhalt der übrigen hier aufgeführten Paragraphen sorgfältig ein! Lernen Sie die wichtigen Daten der meldepflichtigen Infektionskrankheiten (§ 3) und der Erkrankungen, die nach § 45 zusätzlich unter das Behandlungsverbot für HP fallen.

VERORDNUNG ÜBER DIE BERICHTSPFLICHT FÜR HIV-BESTÄTIGUNGSTESTS

(Laborberichtsverordnung vom 18.12.87)

Die anonyme Meldepflicht betreffs positiver HIV-Tests betrifft nicht den Heilpraktiker, sondern den behandelnden oder sonst hinzugezogenen Arzt und die Leiter der entsprechenden Untersuchungsstellen (Labors).

GESETZ ZUR BEKÄMPFUNG DER GESCHLECHTSKRANKHEITEN

(vom 23.07.1953, zuletzt geändert durch Gesetz vom 12.09.1990)

Der für HP wichtigste § 9 lautet:

§ 9

(1) Die Untersuchung auf Geschlechtskrankheiten und Krankheiten und Leiden der Geschlechtsorgane sowie ihre Behandlung ist nur den in Deutschland bestallten oder zugelassenen Ärzten gestattet.

(2) Verboten ist:

1. Geschlechtskrankheiten anders als auf Grund eigener Untersuchungen zu behandeln (Fernbehandlung);
2. in Vorträgen, Schriften, Rundbriefen, Abbildungen und Darstellungen sowie durch Rundfunk oder Film Ratschläge zur Selbstbehandlung zu erteilen;
3. sich zu einer Behandlung von Geschlechtskrankheiten und Krankheiten oder Leiden der Geschlechtsorgane durch Vorträge, Verbreiten von Schriften, Briefen, Abbildungen oder Darstellungen sowie durch Rundfunk oder Film, wenn auch in verschleierter Weise, zu erbieten, soweit es sich dabei nicht um den üblichen Hinweis eines Arztes auf die Ausübung seines Berufes handelt

(3) Erlaubt sind Vorträge, Verbreitung von Schriften, Briefen oder Abbildungen, Filmen und Darstellungen, die der Aufklärung und Belehrung über Geschlechtskrankheiten, insbesondere über deren Erscheinungsformen, dienen, soweit sie nicht in Widerspruch zu Absatz 2, Nummern 2 und 3 stehen.

(4) Wer Geschlechtskranke oder Personen, die von Krankheiten oder Leiden der Geschlechtsorgane befallen sind, behandelt, ohne nach Absatz 1 hierzu berechtigt zu sein, oder wer gegen ein Verbot des Absatzes 2 verstößt, wird mit Freiheitsstrafe bis zu einem Jahr oder mit Geldstrafe bestraft.“

Kommentar:

- *Definitionen: Das Gesetzt unterscheidet*
  - *„Geschlechtskrankheiten“ (§ 1): das sind Syphilis, Tripper (Gonorrhoe), Weicher Schanker (Ulcus molle) und Lymphogranuloma inguinalis (Nicolas und Favre), unabhängig davon, an welchen Körperteilen die Krankheitserscheinungen auftreten.*
  - *alle übrigen Krankheiten oder Leiden der Geschlechtsorgane (§ 9, Abs. 4). Als Geschlechtsorgane gelten die der Fortpflanzung dienenden inneren und äußeren Organe (primäre Geschelchtsorgane). Die weibliche Brust ist in diese Definition nicht eingeschlossen (sie ist ein sekundäres Geschlechtsmerkmal).*
- *Untersuchung*
  - *Der Heilpraktiker darf die Geschlechtsorgane auch nicht untersuchen (§ 9, Abs. 1). Besteht der Verdacht auf eine Erkrankung in diesem Bereich, muß er also stets auf einen Arzt verweisen. Bei Verdacht auf eine Geschlechtskrankheit im Sinne des § 1: siehe unter Meldepflicht!*

    Wegen der Doppelfunktion bzw. der engen anatomischen Nachbarschaft zwischen den Geschlechtsorganen und den Harnwegen ist die Abgrenzung des Erlaubten nicht immer einfach. Achten Sie in der amtsärztlichen Überprüfung penibel auf den genauen Wortlaut der Fragen und auf eine klare Abgrenzung. Beispielsweise gehört die Prostata eindeutig zu den Geschlechtsorganen; die klinische Untersuchung dieses Organs - beispielsweise zur Abklärung des Symptoms „Harnträufeln“ - ist dem HP verboten!
  - *Denken Sie stets daran, daß der Verdacht auf Geschlechtskrankheiten (§ 1) und andere Krankheiten der Geschlechtsorgane auch bei der Untersuchung anderer Organe entstehen kann (Bsp.: Finden Sie Haut- oder Schleimhautzeichen der Syphilis, so dürfen Sie weder behandeln, noch weiter untersuchen. Gleiches gilt z. B. auch im Falle einer Chlamydien-Konjunktivitis (stets Verdacht auch auf Befall der Genitalregion) oder einer Herpes-Infektion im Bereich anderer Hautregionen (wenn die Erscheinungen auch im Bereich der Geschlechtsorgane bestehen).*
- *Besonderheiten bei Geschlechtskrankheiten im Sinne des § 1 (s.o.)*
  - *Verpflichtung des Patienten:*

    § 3 des Gesetzes verpflichtet jeden, der an einer Geschlechtskrankheit im Sinne des § 1 leidet oder dies annehmen muß, sich unverzüglich ärztlich untersuchen und gegebenenfalls behandeln zu lassen.

- *Meldepflicht:*
  Meldepflichtig ist der behandelnde oder sonst hinzugezogene Arzt. Für den Heilpraktiker gilt: Bei Verdacht auf eine Geschlechtskrankheit muß er den Patienten auf dessen gesetzliche Pflicht hinweisen, sich untersuchen zu lassen (§ 3) und sollte so weit wie möglich sicherstellen, daß der Patient dies auch tut.

- *Der Verstoß gegen das in diesem Gesetz verankerte Behandlungsverbot ist ein Straftatbestand.*

GESETZ ÜBER DIE AUSÜBUNG DER ZAHNHEILKUNDE

(vom 31.03.1952, zuletzt geändert durch Gesetz vom 23.03.1992)

Dieses Gesetz bestimmt, daß die Zahnheilkunde nur von Zahnärzten bzw. Ärzten ausgeübt werden darf (siehe auch § 6 des „Heilpraktikergesetzes"). Die in diesem Zusammenhang wichtigen Abschnitte lauten:

I. Die Approbation als Zahnarzt

§ 1

(1) Wer im Geltungsbereich dieses Gesetzes die Zahnheilkunde dauernd ausüben will, bedarf einer Approbation als Zahnarzt nach Maßgabe dieses Gesetzes oder als Arzt nach bundesgesetzlicher Bestimmung. Die Approbation berechtigt zur Führung der Bezeichnung als „Zahnarzt" oder „Zahnärztin". Die vorübergehende Ausübung der Zahnheilkunde bedarf einer jederzeit widerruflichen Erlaubnis.

(2) ...

(3) Ausübung der Zahnheilkunde ist die berufsmäßige auf zahnärztlich wissenschaftliche Erkenntnis gegründete Feststellung und Behandlung von Zahn-, Mund- und Kieferkrankheiten. Als Krankheit ist jede von der Norm abweichende Erscheinung im Bereich der Zähne, des Mundes und der Kiefer anzusehen, einschließlich der Anomalien der Zahnstellung und des Fehlens von Zähnen.

...

Kommentar:

- *Nach dem Buchstaben des Gesetzes besteht ein Behandlungsverbot also nicht nur in bezug auf die Zahnbehandlung im engeren Sinne, sondern auf sämtliche Erkrankungen im Bereich der Mundhöhle und des Kiefers (z. B. auch: habituelle Aphthen, Mundsoor, Zahnfleischentzündungen oder -reizungen, Verletzungen im Mund usw). Die anatomische Abgrenzung der Mundhöhle gegenüber dem Rachen (im Bereich des Schlundes) ist in den Lehrbüchern unterschiedlich beschrieben, so daß man die Auffassung vertreten kann, das Behandlungsverbot erstrecke sich noch auf die Gaumenmandeln. Beachten Sie diese „Feinheiten", wenn Sie sich bei entsprechenden Überprüfungsfragen „auf der sicheren Seite" bewegen möchten.*
- *Nicht verboten ist die <u>Untersuchung</u> dieses Organbereiches. Im Gegenteil: Die sorgfältige Untersuchung der Mundhöhle gehört als fester Beststandteil in den Routine-Untersuchungsgang. Die Befunde, die Sie dort erheben können, sind Gegenstand der amtsärztlichen Überprüfung.*

HEBAMMENGESETZ

(vom 04.06.95, zuletzt geändert durch Gesetz vom 23.03.92)

Dieses Gesetz bestimmt, was Geburtshilfe ist und wer sie leisten darf. Für Heilpraktiker fällt dieser Bereich demnach unter das Behandlungsverbot. Ausnahme: in Notfällen darf (und muß) der Heilpraktiker - bis zum Eintreffen des Arztes - im Rahmen seiner Möglichkeiten Hilfe leisten.

Der betreffende Abschnitt des Gesetzes lautet:

„...

§ 4

(1) Zur Leistung von Geburtshilfe sind, abgesehen von Notfällen, außer Ärztinnen und Ärzten nur Personen mit einer Erlaubnis zur Führung der Berufsbezeichnung „Hebamme" oder „Entbindungspfleger" sowie Dienstleistungserbringer im Sinne des § 1 Abs. 2 berechtigt. Die Ärztin und der Arzt sind verpflichtet, dafür Sorge zu tragen, daß bei einer Entbindung eine Hebamme oder ein Entbindungspfleger zugezogen wird.

(2) Geburtshilfe im Sinne des Absatzes 1 umfaßt Überwachung des Geburtsvorganges von Beginn der Wehen an, Hilfe bei der Geburt und Überwachung des Wochenbettverlaufs.

..."

EMBRYONENSCHUTZGESETZ

(vom 13.12.1990)

Dieses Gesetz bestimmt u. a.:

§ 9 Arztvorbehalt

Nur ein Arzt darf vornehmen:

1. die künstliche Befruchtung,
2. die Übertragung eines menschlichen Embryos auf eine Frau,
3. die Konservierung eines menschlichen Embryos sowie einer menschlichen Eizelle, in die bereits eine menschliche Samenzelle eingedrungen oder künstlich eingebracht worden ist."

Der Verstoß gegen diese Bestimmungen wird als Straftat geahndet.

GESETZ ÜBER DEN VERKEHR MIT ARZEIMITTELN (Arzneimittelgesetz)

(Gesetz zur Neuordnung des Arzneimittelrechts vom 24.08.1976, zuletzt geändert durch das fünfte Gesetz zur Änderung des AMG)

Das AMG ist ein umfassendes Gesetzeswerk (98 Paragraphen), das für Sicherheit, Qualität, Wirksamkeit und Unbedenklichkeit der Arzneimittel sorgen soll. Es enthält u. a. wichtige Begriffsbestimmungen, Ge- und Verbote, die den Handel mit Arzneimitteln betreffen (Kennzeichnungspflicht, Packungsbeilage), Bestimmungen über die Herstellung und Zulassung von Arzneimitteln und über Vertriebswege und die Abgabe an die Verbraucher.

Für die amtsärztlichen Überprüfung sind vor allem von Bedeutung:

- Verschreibungspflicht (§ 48)
- Verbot der Herstellung und Abgabe von Arzneimitteln (§ 13)

VERSCHREIBUNGSPFLICHT (§ 48)

- Arzneimittel sind entweder frei verkäuflich, apothekenpflichtig oder verschreibungspflichtig. Heilpraktiker sind nicht berechtigt, verschreibungspflichtige Mittel zu verordnen; wenn sie es dennoch tun, machen sie sich allerdings nicht strafbar: das Gesetz bestimmt, daß verschreibungspflichtige Mittel vom Apotheker nur gegen Vorlage eines ärztlichen Rezepts abgegeben werden dürfen (§48). Strafbar macht sich also nicht der Heilpraktiker, der ein verschreibungspflichtiges Mittel verordnet, sondern der Apotheker, der es daraufhin abgibt.
- Grundsätzlich sind alle verschreibungspflichtigen Arzneimittel frei ab der homöopathischen Verdünnung D4.

- Verschreibungspflichtige Mittel sind in der Roten Liste mit dem Kürzel Rp gekennzeichnet

Über die Verschreibungspflicht der im Handel befindlichen Arzneimittel geben Auskunft:

1. Rote Liste (Hrsg. Bundesverband der Pharmazeutischen Industrie e.V. (BPI), Frankfurt/M.)
2. Die Liste/Pharmaindex (hrsg. Von der I.M.P. Verlagsgesellschaft mbH, Neu-Isenburg)
3. Scribas-Tabelle (hrsg. Vom Deutschen Apotheker-Verlag, Stuttgart)

HERSTELLUNG UND ABGABE VON ARZNEIMITTELN (§ 13)

- Die Herstellung von Arzneimitteln zum Zweck der Abgabe bedarf einer Erlaubnis (§ 13). Der Heilpraktiker darf demnach grundsätzlich keine Arzneimittel herstellen.
- Der Heilpraktiker darf Arzneimittel - sofern sie nicht verschreibungspflichtig sind - dem Patienten in der Praxis verabreichen; er darf sie aber darüberhinaus nicht abgeben (z. B. mit nach Hause geben.) Das gilt sowohl für apothekenpflichtige wie auch für frei verkäufliche Arzneimittel. (Nach § 50 ist die Erlaubnis zum „Inverkehrbringen" von Arzneimitteln - abgesehen von Ausnahmen - an den Nachweis einer besonderen Sachkenntnis gebunden.)

GESETZ ÜBER DEN VERKEHR MIT BETÄUBUNGSMITTELN

(Betäubungsmittelgesetz vom 28.07.81, zuletzt geändert durch 3. BtMÄndV vom 28.02.91)

- Wegen der besonderen Gesundheitsgefahren, die von bestimmten Arzneimitteln und Suchtstoffen ausgehen, wurde mit dem Betäubungsmittelgesetz die Möglichkeit für eine stärkere Kontrolle geschaffen. Die betreffenden Stoffe werden durch Verordnung festgelegt und - geordnet nach verschiedenen Klassen - in der Anlage zum Gesetz aufgeführt. Sämtliche im Betäubungsmittelgesetz aufgeführten Stoffe und Arzneimittel dürfen vom Heilpraktiker nicht verordnet werden. Stellt er dennoch ein entsprechendes Rezept aus, macht er sich bereits dadurch strafbar! (§ 29 Abs. 6a)
- Nur bei zwei Stoffen existiert eine Ausnahme: Heilpraktiker dürfen Opium (Mohnsaft) ab der D6 und Papaver somniferum (Mohn) ab der D4 verordnen.
- Keine Ausnahme gibt es bei dem in der Homöopathie verwendeten Cannabis (Marihuana). Auch in hohen Verdünnungsgraden, die rechnerisch keine Substanz mehr enthalten, fällt es unter das Verbot der Verschreibung.
- Die Arzneimittel, die lt. BTM-Gestz nicht vom HP verordnet werden dürfen, sind in der Roten Liste mit dem Kürzel „Btm" gekennzeichnet.

SCHUTZIMPFUNGEN

Entgegen anderslautenden Interpretationen sind wir der Auffassung, daß dem Heilpraktiker das Impfen an sich gesetzlich nicht verboten ist. Es gehört allerdings aus verschiedenen Gründen nicht zu seinen Aufgaben; auch gibt es bestimmte Fälle, in denen das Behandlungsverbot greift.

- Impfstoffe sind in der Regel verschreibungspflichtig und stehen dem Heilpraktiker schon deshalb nicht zur Verfügung.
- Bei bestimmten meldepflichtigen Erkrankungen (nach dem Bundesseuchengesetz) ist die Impfung nicht Vorsorge sondern Behandlung (z. B. Tetanus-Impfung nach einer Verletzung, Tollwut-Impfung nach Berühren eines tollwutkranken Tieres). Damit fällt die Impfung unter das Behandlungsverbot für Heilpraktiker.
- Das Bundesseuchengesetz regelt diejenigen Schutzimpfungen, die vom Bundesgesundheitsminister oder von Landesregierungen vorgeschrieben oder empfohlen werden (§§ 14-16). Diese Impfungen werden vom Arzt vorgenommen, der auch die Impfbescheinigung ausstellt. Auch diese Bestimmungen schränken das Impfen durch Heilpraktiker ein, ohne ein ausdrückliches Verbot aufzustellen.
- Das Gesetz über die Pockenschutzimpfung (vom 18.05.76) bestimmte u. a., daß Pockenschutzimpfungen und Nachschau nur von Ärzten durchgeführt werden durfte. Mit Gesetz vom 24.11.82 wurde dieses Gesetz zum 01.07.83 aufgehoben und hat heute keine Bedeutung mehr. (Die Pocken sind weltweit ausgerottet.)

RÖNTGENVERORDNUNG (RÖV)

(Verordnung üb. d. Schutz v. Schäden d. Röntgenstrahlen v. 08.01.87, zuletzt geändert d. VO v. 19.12.90)

Die Röntgenverordnung regelt den Betrieb bestimmter Röntgeneinrichtungen und Störstrahler.

§ 23 der VO legt fest, welche Personen zur Anwendung berechtigt sind. Heilpraktiker gehören nicht dazu, die Anwendung von Röntgenstrahlen ist ihnen damit verboten.

Es gibt eine Ausnahme (§ 23 Abs.5): Personen, die zur Ausübung der Heilkunde berechtigt sind und bereits vor dem Inkrafttreten der RöV (am 1.1.88) berechtigt waren, dürfen dann Röntgenstrahlen anwenden, wenn sie vor dem 1.1.88 die erforderliche Fachkunde durch eine entsprechende Prüfung nachgewiesen haben.

LEICHENSCHAU UND BESTATTUNGSWESEN

(3. Durchführungsverordnung zum Gesetz über die Vereinheitlichung des Gesundheitswesens v. 30.03.35)

In § 72 der DVO ist festgelegt:

„... Insbesondere hat das Gesundheitsamt auf die sorgfältige Ausstellung der Totenscheine durch die Ärzte zu achten.“

Leichenbeförderung: In § 73 (2) der DVO ist geregelt, daß vor der Ausstellung eines Leichenpasses durch den Amtsarzt der zuletzt behandelnde Arzt angehört wird. Dem Heilpraktiker ist es demnach nicht gestattet, den Totenschein auszustellen oder an der Ausstellung eines Leichenpasses mitzuwirken. Ohnehin stehen ihm die speziellen amtlichen Formulare nicht zur Verfügung. Allgemein gilt, daß Heilpraktiker keine amtlichen Tätigkeiten durchführen oder amtliche Formulare ausstellen.

BLUTPROBEN UND KÖRPERLICHE UNTERSUCHUNGEN BEI STRAFBAREN HANDLUNGEN

(Strafprozeßordnung vom 01.02.1877 zuletzt geändert am 28.02.1992)

Die Strafprozeßordnung enthält in den §§ 81a und 81c Bestimmungen, unter welchen Umständen bei Beschuldigten und anderen Personen, im Zusammenhang mit einer Straftat, Blutproben entnommen und körperliche Untersuchungen vorgenommen werden dürfen. Dort ist festgelegt, daß diese Maßnahmen nur von Ärzten durchgeführt werden dürfen. (Es gilt dasgleiche wie bei der Leichenschau: Keine Vornahme von amtlichen Handlungen durch den Heilpraktiker.)

WEITERE GESETZE UND BESTIMMUNGEN

V. SOZIALGESETZBUCH (SGB V.)

(vom 20.12.1988 (BGBl S. 2477)

Früher war hier die Reichsversicherungsordnung (RVO) maßgebend: Im Rahmen der Sozialversicherung regelte die RVO die Kranken-, Renten-, Unfall- und Knappschaftsversicherung.

Seit dem Inkrafttreten der Gesundheitsreformgesetze (01.01.1989) sind diese Bereiche nun durch das V. Sozialgesetzbuch geregelt. Der Inhalt ist derselbe geblieben: Die §§ 15 und 27 bestimmen, daß medizinische Behandlung im Sinne dieses Gesetzes nur durch Ärzte und Zahnärzte geleistet wird. Daraus folgt grundsätzlich, daß Heilpraktiker ihre Leistungen nicht mit den gesetzlichen Krankenkassen abrechnen können.

- Nur in einzelnen Ausnahmefällen konnten Patienten eine nachträgliche Erstattung der Heilpraktiker-Kosten gegenüber den gesetzlichen Krankenkassen auf dem Rechtsweg durchsetzen
- Erstattungen der HP-Kosten im Rahmen von Kulanzregelungen kommen vor, eröffnen aber keinen weitergehenden Rechtsanspruch.
- Private Krankenkassen (je nach Vertragsbedingungen) sowie die Beihilfe für Beamte und Angestellte im öffentlichen Dienst erstatten bestimmte Leistungen von Heilpraktikern teilweise oder ganz.

MEDIZINISCHE LEISTUNGEN ZUR REHABILITATION

(Gesetz über die Angleichung der Leistungen zur Rehabilitation v. 07.08.74)

Dieses Gesetz regelt Leistungen zur Rehabilitation körperlich, geistig oder seelisch behinderter Menschen. § 10 bestimmt - analog zum V. Sozialgesetzbuch -, daß die medizinischen Leistungen nur ärztliche bzw. zahnärztliche Behandlung umfassen. Kostenerstattungen für Heilpraktikerbehandlungen kommen also nicht in Betracht.

WERBUNG

Heilpraktikern ist - wie Ärzten - grundsätzlich jegliche öffentliche Werbung untersagt. Dieses Werbeverbot ist nicht eigentlich gesetzlich normiert, wird aber aus verschiedenen Gesetzen, im Zusammenhang mit der höchstrichterlichen Rechtsprechung, eindeutig abgeleitet. Ausnahmen vom Werbeverbot - z. B. Zeitungsinserate bei Umzug oder vorübergehender Abwesenheit - unterliegen strengen Maßstäben.

GESETZ ÜBER DIE WERBUNG AUF DEM GEBIET DES HEILWESENS

(vom 11.07.65, zuletzt geändert am 11.04.90)

Dieses Gesetz findet Anwendung auf die Werbung 1. für Arzneimittel, 2. für andere Mittel, Verfahren, Behandlungen und Gegenstände, soweit sich die Werbeaussage auf die Erkennung, Beseitigung oder Linderung von Krankheiten ... bezieht. Es bestimmt unter anderem:

- Unzulässigkeit von irreführender Werbung durch falsche Angaben (§ 3)
  Der Verstoß wird als Straftat verfolgt; alle anderen Verstöße gegen dieses Gesetz sind Ordnungswidrigkeiten.
- Verbot der Werbung für Fernbehandlung (§ 9):
  „Unzulässig ist eine Werbung für die Erkennung oder Behandlung von Krankheiten, Leiden, Körperschäden oder krankhaften Beschwerden, die nicht auf eigener Wahrnehmung an dem zu behandelnden Menschen oder Tier beruht (Fernbehandlung)."
- außerhalb von Fachkreisen darf für Arzneimittel, Verfahren, Behandlungen usw. nur sehr eingeschränkt geworben werden (§ 11). (siehe unten: Werbung durch Vorträge ...)

GESETZ GEGEN DEN UNLAUTEREN WETTBEWERB („UWG")

(vom 07.06.1909, zuletzt geändert durch Gesetz vom 17.12.1990)

„§ 1 Generalklausel

Wer im geschäftlichen Verkehr zu Zwecken des Wettbewerbs Handlungen vornimmt, die gegen die guten Sitten verstoßen, kann auf Unterlassung und Schadenersatz in Anspruch genommen werden. ... „

Kommentar:

Die engen Vorschriften darüber, mit welchen Mitteln der Heilpraktiker öffentlich auf sich aufmerksam machen darf, fußen auf dieser Generalklausel (§ 1 UWG) und der Rechtsprechung des BGH und anderer Gerichte.

Danach werden die Heilpraktiker bezüglich des Werbeverbots den Ärzten gleichgestellt. Ausnahmen beziehen sich nur auf die erlaubte Information z. B. über die Neu-Eröffnung einer Heilpraxis, über Umzug oder über vorübergehende Abwesenheiten von mehr als 1 Woche Dauer. Die

Maßgaben für die erlaubte Information haben ihren Niederschlag in der Berufsordnung für Heilpraktiker gefunden (s.u.). Demnach gilt:

- *Das Praxisschild des Heilpraktikers ist in unaufdringlicher Form zu gestalten und soll ca. 35 x 50 cm nicht überschreiten.*
  Zulässige Angaben sind der Name und die Berufsbezeichnung „Heilpraktiker/in" sowie Sprechzeiten, Fernsprechnummer, Stockwerk, Privatadresse; daneben kann eine Bezeichnung wie „Naturheilpraxis" und die Nennung von höchstens drei Therapieverfahren stehen.
- *Auch die Angaben auf Drucksachen und Stempeln sollten diesen Rahmen nicht überschreiten*
- *Die Eintragung in Verzeichnisse (z. B. Branchenfernsprechbuch) sollen ebenfalls diesen Maßgaben entsprechen. Über den kostenlosen Eintrag hinaus sollen nicht mehr als fünf Zeilen Information hinzugefügt werden.*
- *Zeitungs-Inserate sind nur in Tageszeitungen (nicht in reinen Anzeigenblättern) zulässig und dürfen keinen unsachgemäß werbenden Charakter aufweisen. Sie sollen ebenfalls auf die oben genannten Angaben beschränkt sein und es soll ihnen jeweils ein besonderer Anlaß zugrunde liegen (Neuniederlassung, Umzug, längere Abwesenheit - mind. eine Woche - , Änderung der Telefonnummer).*
  Anzeigen sollen nur im Einzugsbereich des Niederlassungsortes erscheinen; insgesamt drei Anzeigen innerhalb der ersten drei Monate nach Niederlassung sind zulässig, bzw. je eine Anzeige vor und nach einer Abwesenheit.
  Anzeigen sollen das Format 60 mm hoch (einspaltig) bzw. 30 mm hoch (zweispaltig) nicht überschreiten.

<u>Berufsbezeichnungen und akademische Grade</u>:

- *Die Berufsbezeichnung lautet „Heilpraktiker" oder „Heilpraktikerin" (§ 1, Abs. 3 HPG). Andere Berufsbezeichnungen wie „Psychotherapeut", „Homöopath" o.ö. sind unzulässig. (Zulässig ist dagegen die Angabe von bis zu drei Verfahren - s.o. - z. B. „Psychotherapie".)*
- *Akademische Grade (z. B. „Dr.") dürfen nur in Verbindung mit der Fakultätsbezeichnung verwendet werden, da sonst die Gefahr der Irreführung besteht. (Eine Dr. phil. darf also nicht schreiben: Dr. Frieda Müller, Heilpraktikerin, sondern: Dr. phil. Frieda Müller, Heilpraktikerin.)*
  Akademische Grade, die im Ausland erworben wurden, dürfen nur angeführt werden, wenn die Genehmigung des zuständigen Ministeriums vorliegt. Ihre ausländische Herkunft muß erkennbar sein.

„Werbung“ durch öffentliche Vorträge, Veröffentlichung von Artikeln u.ä.

- *Es ist dem Heilpraktiker unbenommen, seinen Bekanntheitsgrad zu erhöhen, indem er Artikel für Fach- und andere Zeitschriften schreibt. Es verstößt aber gegen die guten Sitten im Wettbewerb (§ 1 UWG), wenn er dabei ausdrücklich für seine Praxis wirbt, z. B. indem er seine Praxisadresse angibt.*
- *Im übrigen dürfen bei öffentlichen Vorträgen keine Ratschläge für die Selbstbehandlung von Erkrankungen oder Leiden der Geschlechtsorgane gegeben werden (siehe Gesetz zur Bekämpfung der Geschlechtskrankheiten).*
- *Spricht der HP in öffentlichen Vorträgen über bestimmte Arzneimittel, Verfahren, Behandlungen u.ä., muß er die klaren Einschränkungen durch § 11 des Gesetzes über die Werbung auf dem Gebiet des Heilwesens beachten: Verboten ist z. B. eine Werbung*
  - *mit Gutachten, Zeugnissen, wissenschaftlichen oder fachlichen Veröffentlichungen*
  - *mit der Wiedergabe von Krankengeschichten sowie mit Hinweisen darauf*
  - *mit angsterregenden Werbeaussagen*
  - *mit der Anleitung, Krankheiten selbst zu erkennen und zu behandeln*
  - *mit Äußerungen Dritter, insbesondere mit Dank-, Anerkennungs- oder Empfehlungsschreiben, oder mit Hinweis auf solche Äußerungen*
  - *und ähnliches mehr*

EICHBESTIMMUNGEN / MEDIZINGERÄTEVERORDNUNG

Gesetz über das Meß- und Eichwesen (Eichgesetz vom 11.07.69 in der Fassung vom 23.03.92); Eichverordnung (vom 12.08.1988), Gesetz über Einheiten im Meßwesen (vom 02.07.1969).
Neu ab 01.01.1995: Gesetz über den Verkehr mit Medizinprodukten (Medizinproduktegesetz - MPG) BGBl. 1994 - I, Seiten 1963-1984; in Vorbereitung: Verordnung über das Betreiben und Anwenden von Medizinprodukten mit Meßfunktion (Betreiberverordnung medizinischer Meßgeräte - BetrVmedM)

Bestimmte Geräte in der Heilpraktiker-Praxis unterliegen der gesetzlichen Eichpflicht (§ 3 Eichgesetz bzw. § 1 Eichverordnung) und müssen stets einen gültigen Eichstempel tragen; darunter fallen z.B. Blut- und Augendruckmeßgeräte, Thermometer und Personenwaagen. Der Verstoß gegen die Eichpflicht wird als Ordnungswidrigkeit geahndet (§ 19 Eichgesetz).

Mit dem Medizinproduktegesetz von 1994 gelten europaweit neue Regelungen: die Eichung wird bei medizinischen Meßgeräten durch die Konformitätskontrolle (CE-Zeichen) ersetzt. Geräte mit dem CE-Zeichen müssen nicht mehr geeicht werden, unterliegen aber ebenfalls regelmäßigen Kontrollen, die von den Eichämtern, aber auch von anderen Stellen (private Wartungsdienste, Gerätehersteller) vorgenommen werden. Die Verordnung, in der die Fristen für die Kontrolluntersuchungen festgelegt werden, ist derzeit in Vorbereitung (Betreiberverordnung med. Meßgeräte). Für Blutdruckgeräte ist - wie bisher - ein Rhythmus von zwei Jahren vorgesehen.

Übergangsregelungen:

Bis zum 13.06.1998 dürfen noch medizinische Meßgeräte ohne CE-Zeichen in den Verkehr gebracht beziehungsweise benutzt werden; sie unterliegen wie bisher der Eichpflicht nach dem Eichgesetz (s.o). Ab 14.6.1998 wird das CE-Zeichen zwingend verlangt.

VERORDNUNG ÜBER DIE SICHERHEIT MEDIZINISCH-TECHNISCHER GERÄTE

(Medizingeräteverordnung - MedGV vom 13.06.1984)

Die Verordnung teilt medizinisch-technische Geräte in 4 Gruppen ein und legt u.a. fest, welchen Anforderungen die Geräte entsprechen müssen. Sind in einer Heilpraktiker-Praxis entsprechende Geräte vorhanden, muß ein Bestandsverzeichnis geführt werden (§ 12) und die Geräte dürfen nur von entsprechend geschultem Personal betrieben werden (§ 6).

HYGIENE

(Ba-Wü: VO d. Landesregierung z. Verhütung übertragbarer Krankheiten = Hygieneverordnung v. 19.10.1987)

Maßgaben für grundlegende hygienische Vorkehrungen enthalten:

- „Richtlinien für die Ausführung von Injektionen, Blutentnahmen, Sterilisation“ (Bundesgesundheitsblatt Nr. 16 vom 09.08.1974) ?
- „Richtlinie für Krankenhaushygiene und Infektionsprävention“ (hrsg. vom Bundesgesundheitsamt Berlin)

Im übrigen sind Heilpraktiker an die Hygieneverordnung des jeweiligen Bundeslandes gebunden, in dem sie praktizieren.

ABFALLBESEITIGUNG

(Abfallbeseitigungsgesetz v. 07.06.1972; Abfallgesetz v. 27.08.1986; Richtlinien und Merkblätter)

Heilpraktiker sind an die Richtlinien gebunden, die für den medizinischen Bereich erlassen wurden:

1. Zentralstelle für Abfallbeseitigung: ZfA-Merkblatt Nr. 8: „Die Beseitigung von Abfällen aus Krankenhäusern, Arztpraxen und sonstigen Einrichtungen des medizinischen Bereichs".
2. Anlage zu Ziffer 6.8. der „Richtlinie für die Erkennung, Verhütung und Bekämpfung von Krankenhausinfektionen": Anforderungen der Hygiene an die Abfallentsorgung (Bundesgesundheitsblatt 1983).
3. Länder-Arbeitsgemeinschaft Abfall: „Merkblatt über die Vermeidung und Entsorgung von Abfällen aus öffentlichen und privaten Einrichtungen des Gesundheitsdienstes".

RECHTLICHE RAHMENBEDINGUNGEN, BERUFSORDNUNG

BEHANDLUNGSVERTRAG, GEBÜHRENORDNUNG, SCHWEIGEPFLICHT, BEHANDLUNGSPFLICHT

BEHANDLUNGSVERTRAG

Wenn ein Patient sich in die Behandlung des Heilpraktikers begibt, gehen beide (stillschweigend) einen Vertrag nach bürgerlichem Recht ein (Dienstvertrag gemäß § 611 BGB). Es gelten damit auch die Kündigungsregeln des BGB (§§ 621 bis 627).

GEBÜHRENORDNUNG

Die Gebührenordnung für Heilpraktiker (GebüH) ist nicht bindend. Sie wurde aufgrund einer Umfrage der Verbände unter den praktizierenden Heilpraktikern erstellt. Es steht dem HP frei, mit seinen Patienten andere Behandlungs-Gebühren zu vereinbaren. Tut er dies nicht, gilt stillschweigend die „übliche" Vergütung (nach GebüH) als vereinbart.

SCHWEIGEPFLICHT

Die „Berufsordnung" (BOH) für Heilpraktiker enthält zwar Bestimmungen zur Schweigepflicht. Da die BOH aber rechtlich nicht bindend ist, ist die Schweigepflicht lediglich zivilrechtlich geregelt. (§ 3 StGB: Verletzung von Privatgeheimnissen.) In der Praxis und in der gängigen Rechtsprechung läuft das auf eine Schweigepflicht hinaus, wie sie in der BOH formuliert ist:
Danach hat der HP Schweigen zu bewahren über die persönlichen Dinge, die ihm in Ausübung seines Berufes anvertraut oder zugänglich gemacht werden. Sie gilt auch gegenüber Familienangehörigen des Patienten (Ausnahme: Fälle, in denen die Art der Erkrankung oder der Behandlung eine Mitteilung an Angehörige notwendig macht). Der Patient kann den HP von der Schweigepflicht gegenüber bestimmten Personen oder Institutionen entbinden. Auch Mitarbeiter und Praxishilfen unterliegen der Schweigepflicht. Der HP hat sie über diesen Punkt zu belehren.

BEHANDLUNGSPFLICHT

Der Heilpraktiker darf die Behandlung eines Patienten ablehnen (kein Kurierzwang). Für das Abbrechen einer bereits begonnenen Behandlung gelten die Bestimmungen des Bürgerlichen Gesetzbuches über die Kündigung eines Dienstvertrages. Eine rechtlich bindende Pflicht zur Behandlung besteht bei Notfällen (gemäß § 323c StGB: Unterlassene Hilfeleistung).

SORGFALTSPFLICHT, AUFKLÄRUNGSPFLICHT, FORTBILDUNGSPFLICHT

SORGFALTSPFLICHT UND FORTBILDUNGSPFLICHT

Die Rechtsprechung des Bundesgerichtshofs (BGH, hier: Urteil vom 29.01.1991) verlangt vom Heilpraktiker eine „arztgleiche" Sorgfalt. Er ist verpflichtet, sich ausreichende Sachkunde über die von ihm angewandten Behandlungsweisen einschließlich ihrer Risiken anzueignen und sich entsprechend zu verhalten. In jedem Einzelfall hat er zu prüfen, ob seine Fähigkeiten und Kenntnisse ausreichen, eine Diagnose zu stellen und eine sachgemäße Heilbehandlung einzuleiten.
Die Sorgfaltspflicht hat auch Auswirkungen auf die Frage der Fortbildung: Der HP ist verpflichtet, sich über die Fortschritte der Heilkunde und auch über anderweitig gewonnene Erkenntnisse betreffs Nutzen und Risiken der von ihm angewendeten Heilverfahren zu unterrichten. Der Besuch von Fortbildungsveranstaltungen und die regelmäßige Lektüre von Fachzeitschriften auf dem entsprechenden Gebiet wird vom Gericht gefordert.

AUFKLÄRUNGSPFLICHT

Krankenbehandlung ohne die Einwilligung des Patienten ist eine Körperverletzung. Die Einwilligung geschieht normalerweise stillschweigend, indem sich der Patient hilfesuchend an den HP wendet. Wenn diese Einwilligung rechtlich gültig sein soll, setzt sie aber voraus, daß der Patient vor Beginn der Behandlung aufgeklärt wird. Die Aufklärung bezieht sich auf die Mitteilung der Diagnose, auf Risiken und Belastungen, die sich aus der vorgeschlagenen Behandlung ergeben könnten und auf die wahrscheinlichen Ergebnisse der Behandlung. (Merke: Heilungsversprechen sind nicht zulässig!) Zur eigenen Rechtssicherheit sollte der HP in den Krankenakten notieren, wann er über was aufgeklärt hat.

Die Pflicht zur Aufklärung ist da begrenzt, wo der Patient durch eine unsensible Aufklärung gefährdet werden könnte (z. B. Suizidgefahr bei der Mitteilung einer schlechten Prognose).

HAFTPFLICHT

Der HP haftet (gemäß §§ 276, 277, 278, 823, 826, 827, 831 BGB) für Schäden, die ein von ihm behandelter Patient durch seine Tätigkeit erleidet. Dies gilt sowohl für vorsätzlich, als auch für fahrlässig verursachte Schäden und solche, die von „Erfüllungsgehilfen" (z. B. Praxis-Assistenten, sonstiges Praxis-Personal) verursacht werden. Auch für Schäden durch Unterlassen (z. B. von rechtzeitigen Untersuchungen, die angezeigt gewesen wären) haftet er.

Daraus ergibt sich, daß der Heilpraktiker vor Aufnahme seiner Tätigkeit eine Haftpflichtversicherung abschließen muß. Die Verpflichtung dazu ist zwar in keinem Gesetz ausdrücklich formuliert, sie ergibt sich aber indirekt aus der Sorgfaltspflicht.

BERUFSORDNUNG; BERUFSVERBÄNDE

Die Berufsordnungen der Heilpraktiker haben Satzungscharakter: sie sind nur für die Mitglieder des jeweiligen Verbandes gültig. Eine allgemeine rechtliche Verbindlichkeit besitzen sie nicht; der/die einzelne HP kann im übrigen frei entscheiden, ob er/sie sich einem Berufsverband anschließen möchte oder nicht.

Vier große HP-Verbände haben eine gemeinsam erstellte Berufsordnung (von 1988) ratifiziert. Die dort niedergelegten Bestimmungen entsprechen weitgehend den gesetzlichen Vorgaben.

PRAXISERÖFFNUNG, STEUERRECHT USW.

- Will sich der HP niederlassen, muß er dies dem Gesundheitsamt mitteilen (§ 2 der 3. DVO zum Gesetz über die Vereinheitlichung des Gesundheitswesens).
- Des weiteren muß er dem zuständigen Finanzamt die Niederlassung anzeigen. Einer Gewerbeanmeldung bedarf es nicht, weil der Heilpraktiker zu den freien Berufen zählt. (Entsprechend unterliegen die Einkünfte auch nicht der Gewerbesteuer.)
- Der HP ist verpflichtet, über seine Einnahmen (sinnvollerweise natürlich auch über die Ausgaben!) Buch zu führen und eine Steuererklärung fristgemäß abzugeben. Das Finanzamt berechnet danach die Höhe der Einkommensteuer.
- Heilpraktiker sind nach § 4 Abs. 14 UStG von der Mehrwertsteuer befreit (allerdings nur betreffs der Umsätze der eigentlichen Heilpraxis).
- Mit der Praxiseröffnung entsteht eine Mitgliedschaft in der Berufsgenossenschaft für Gesundheitsdienst und Wohlfahrtspflege (Pappelallee 35-37, 22089 Hamburg). Beitragspflichtig ist der HP für alle Arbeitskräfte, die für die Praxis arbeiten (Sprechstundenhilfe, Putzfrau, Assistenten usw). Der/die HP selbst kann sich evtl. freiwillig bei der Berufsgenossenschaft (BG) versichern.
- Krankenakten müssen über mindestens 10 Jahre aufbewahrt werden.

LITERATURVERZEICHNIS

Allgemein

Pschyrembel (1993): Klinisches Wörterbuch. Berlin, New York: Walter de Gruyter
Schäffler, A., Schmidt, S. (Hrsg.) (1994): Mensch, Körper, Krankheit. Neckarsulm, Stuttgart: Jungjohann

Kapitel Neurologie

Delank H.-W. (1994): Neurologie. Stuttgart: Enke
Masuhr Karl, F. (1989): Neurologie. Stuttgart: Duale Reihe, Hippokrates
Poeck, K. (1994): Neurologie. Wien, New York: Springer

Kapitel Psychiatrie

Bleuler, E. (1983): Lehrbuch der Psychiatrie. Wien, New York: Springer
Ciompi, L. (1982): Affektlogik. Stuttgart: Klett-Cotta
Dörner, K., Plog, U. (1996): Irren ist menschlich. Bonn: Psychiatrie
Elbert, T., Rockstroh, B. (1993): Psychopharmakologie. Göttingen: Hofgrefe
Finzen, A. (1995): Medikamentenbehandlung bei psychischen Störungen. Bonn: Psychiatrie
Hoffmann, S., Hochapfel, G. (1992): Einführung i. d. Neurosenlehre und psychosomat. Medizin. UTB Schattauer
Huber, G. (1994): Psychiatrie. Stuttgart, New York: Schattauer
Hutterer-Kirsch, R. (Hrsg.) (1994): Psychotherapie mit psychotischen Menschen. Wien, New York: Springer
Laplanche, J., Pontalis, J. (1972): Das Vokabular der Psychoanalyse. Suhrkamp
Lieb, K., Brunnhuber, S. (1993): Psychiatrie. München: Mediscript
Möller, H., Laux, G., Deister, A. (1996). Stuttgart: Hippokrates
Scharfetter, C. (1990): Schizophrene Menschen. München: Urban & Schwarzenberg
Tölle, R. (1994): Psychiatrie. Springer

Kapitel Auge

Leydhecker, W., Grehn, F. (1993): Augenheilkunde. Berlin, Heidelberg, New York: Springer

Kapitel Dermatologie

Jung, E. G. (1991): Dermatologie. Stuttgart: Duale Reihe, Hippokrates
Mach, K. (1995): Dermatologie. Stuttgart: Enke

Kapitel HNO

Bönninghaus, A.-G. (1993): Hals-Nasen-Ohrenheilkunde. Berlin, Heidelberg, New York: Springer
Grevers, G. (Hrsg) (1993): Hals-Nasen-Ohrenheilkunde. Neckarsulm, Stuttgart: Jungjohann
Oeken, F.-W. (1994): Hals-, Nasen- und Ohrenheilkunde. Zwickau: Verlag Wissenschaftliche Skripten

Kapitel Orthopädie

Bullough u. Vigorita (19 87): Orthopädische Krankheitsbilder. Stuttgart: Thieme
Cotta, H., Puhl, Wolfhart (1993): Orthopädie. Stuttgart: Thieme
Niethard, F. U., Pfeil, J. (1992): Orthopädie. Stuttgart: Duale Reihe, Hippokrates
Reichelt, A. (1993): Orthopädie. Stuttgart: Enke
Winkel, Vleeming, Fisher u.a. (1992): Nichtoperative Orthopädie (Teil 4,1). Stuttgart: Fischer

Kapitel Labor

Harnuntersuchung mit Teststreifen. Boehringer Mannheim GmbH
Kleines Vademecum haematologicum Nordmark (1980). Nordmark-Werke GmbH Hamburg
Thomas, L.: Labor und Diagnose. Marburg/Lahn: Die medizinische Verlagsgesellschaft
Woschnagg, H., Exel, W. (1991): Mein Befund. Laboruntersuchungen verständlich gemacht. Wien: Ueberreuter

Kapitel Gesetzeskunde

Liebau K. F. (1995): Berufskunde für Heilpraktiker. München: Pflaum Verlag
Rommelfanger, P. (1993): Gesetzeskunde. Fürth: Ardea
Scharl H. (1993): Gesetzeskunde für Heilpraktiker. München: Verlag Müller & Steinicke
Rabe F. (Hrsg.) (1978): Gerichtsentscheidungen z. Recht d. Ausübung der Heilkunde ... München:Pflaum-Verlag

A

B

C

D

H

I

J

K

L

M

O

P

Q

R

S